联合国教科文组织
《人类非物质文化遗产代表作名录》
中医针灸传承保护丛书

经穴内涵

主编　陈滢如

程　凯

杨金生

中国中医药出版社

·北京·

U0335083

针灸传扬

金生博士存

程莘农敬

国医大师、中国工程院院士
程莘农教授题词

経內內涵

容铁题词

孙序

正本清源，源清流自畅；求真务实，实录文必珍！故将中医经典理论原则与临床实践治养典型案例进行梳理、整合、研究以启迪广大执业者，既是中医药学界的历史使命，又是中医药出版界的责任担当。《中医针灸传承保护丛书》的陆续问世，就是中医学者和专业出版者共同执行历史使命、履行责任担当的结晶。

中医，是中华民族原创的以阴阳平衡、天人合一的基本理论为指导，以望闻问切"四诊"为主要手段采集临床资料，通过四诊合参，运用辨证论治诊断疾病及其证候，采用天然药物组方或采用非药物疗法，实施预防、治疗、保健的医学行为主体；中医药学，是一门具有人文特性的自然科学，是中华民族医药学行为人在认识自然、认识生命、防治疾病、健身延年与卫生保健活动中原创、应用、传承、发展的医药学体系。而中医针灸，无疑是中医的具有代表性的非药物疗法；针灸学是中医药学的重要组成部分。

《针灸大成》曰："夫医乃人之司命，非志士而莫为；针乃理之渊微，须至人之指教。先究其病源，后攻其穴道，随手见功，应针取效。方知玄里之玄，始达妙中之妙。"自《黄帝内经》肇始，数千年来历代针灸医家精诚治学，辨病证、析病因、究病机、明经络、选穴位、探手法、观疗效，不断传承针灸理论，不断丰富针灸技术，针灸著作层出不穷，针灸技术屡有创新。近现代以来，历经中国针灸学者共同探索，将针灸技术更予以规范化、标准化。三百多年来，特别是自 20 世纪 80 年代以来，针灸逐步走出国门，走向世界，走进了人类医疗保健领域，逐渐赢得五洲四海的认同与欢迎，各个国家的人民群众经过临床体验认识到针灸是致力于人类医疗保健的成本低、疗效高、创伤小、副作用少的具有中医优势、中国特色的医疗技术之精华。因之，"针灸"，于 2006 年由国务院公布为我国第一批《国家级非物质文化遗产名录》；"中医针灸"于 2010 年入选联合国教科文组织《人类非物质文化遗产代表作名录》。

如何使之"方知玄里之玄，始达妙中之妙"？这就需要沉潜于中医针灸典籍大海中深入探讨，秉持尊重历史、尊重文化、尊重原创的原则，认真厘清思想、厘清方法、厘清经验。为此，杨金生、王莹莹两位专家矢志不渝、克难前行，围绕《人类非物质文化遗产代表作名录》"中医针灸"项目的传承与保护，从中医针灸的历史渊源和基本内容、代表性传承人学术思想和临床经验、中医药文化与养生保健、经络腧穴的传统文化内涵和具体应用以及中医针灸的代表性流派和传承等方面，阐述"中医针灸"的理论体系、丰富多彩的治疗技法、异彩纷呈的各家流派和深厚的文化内涵，主持编写了《中医针灸传承保护丛书》，溯源头、明原理、究方法、谈养生、论治疗、辑经验、述流派，形成《中医针灸》《传承集粹》《文化养生》《经穴内涵》《代表流派》等系列著作，由中国中医药出版社出版发行，实乃值得广大中医工作者和中医爱好者研读与珍藏之针灸著作之精品。尤其杨金生教授，有志于中医针灸的传承与保护工作，自 2005 年以来，一直负责和参与针灸的申遗和保护工作，承担了文化部、国家中医药管理局等多项非遗研究课题，开展传承和保护工作，对非物质文化遗产的传承和保护有着较深的理解和经验，担任中国中医科学院针灸研究所副所长，兼任中国针灸学会秘书长、世界针灸学会联合会司库以来，在全世界范围内，每年组织中医针灸申遗纪念和世界针灸周系列宣传活动，如"相约北京——中医针灸展""首届皇甫谧故里拜祖大典""中医针灸澳洲展"等，对中医针灸的宣传普及，凝聚行业共识，提高民众的认知度，做出了卓有成效的工作。

习近平总书记明确指出："中医药学是中国古代科学的瑰宝，也是打开中华文明宝库的钥匙，要切实把中医药这一祖先留给我们的宝贵财富继承好、发展好、利用好，在建设健康中国、实现中国梦的伟大征程中谱写新的篇章。"国务院发布了《中医药发展战略规划纲要 (2016—2030 年)》，这就标志着发展中医药事业纳入了国家战略，标志着发展中医药事业步入了快车道，让我们中医人团结奋进，保护人类非物质文化遗产，继承好、发展好、利用好，发挥中医药的特色优势，在实现中华民族伟大复兴的"中国梦"的征程中，贡献中医人的智慧和力量！

是，为之序。

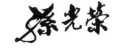

2016 年 12 月 19 日于北京

孙光荣，第二届国医大师，北京中医药大学中医药文化研究院院长，中医药现代远程教育创始人之一。现任中央保健专家组成员，国家中医药管理局改革与发展专家委员会委员、全国中医药文化建设与科普专家委员会委员、中医药继续教育委员会委员，中华中医药学会常务理事、学术委员会副主任委员等。

王序

　　联合国教科文组织设立《人类非物质文化遗产代表作名录》，其目的就是要确保非物质文化遗产在全世界的重要地位，保护文化的多样性。所谓"人类非物质文化遗产"是指历史悠久、具有独特的文化价值和民族价值的文化遗产，它是一种荣誉性的称号，能够把某一个国家或地区的文化上升为全人类的文化遗产，彰显遗产持有者的国际地位，是国家在政治、经济、军事以外寻求大国地位的一种诉求方式。保护非物质文化遗产是国家文化发展战略的重要内容，也是实施国家文化战略的重要途径和方式。

　　2006 年 5 月 20 日，国务院公布了我国第一批《国家级非物质文化遗产名录》，包括民间文学、民间音乐、民间舞蹈、传统戏剧、曲艺、杂技与竞技、民间美术、传统手工技艺、传统医药、民俗10 个门类，共 518 个项目。其中传统医药作为第 9 大类进入国家名录，包括"中医生命与疾病认知方法""中医诊法""中药炮制技术""中医传统制剂方法""针灸""中医正骨疗法""同仁堂中医药文化""胡庆余堂中药文化""藏医药"共 9 个项目。这不仅是我国文化事业的一件大事，凸显我国非物质文化遗产保护工作的里程碑意义，更是我国中医药事业的一件大事，昭示中医学是具有自然科学和人文科学双重属性的传统医学。

　　文化，主要是文字、语言和风俗、教化。千百年来，中医药文化同儒家文化、道家文化和佛教文化一起，共同构成中华民族传统文化的主体。中医药承载并丰富了中华文化，是非物质文化遗产的典型代表。针灸是中医药的重要组成部分，也是中医药走向世界的先导。中医针灸是在中国起源、形成、发展起来的一个具有悠久历史，带有鲜明中国文化特质并代代相传的传统医学知识体系，闪烁着中华民族关于人、自然界和宇宙关系的认知实践的智慧光芒，有着深厚的传统文化底蕴，是中华文化的重要组成部分，是人类非物质文化遗产中不可或缺的一部分。

　　按照联合国教科文组织的《保护非物质文化遗产公约》中的表述，非物质文化遗产分为：口头传说和表述，表演艺术，社会风俗、礼仪、节庆，传统的手工艺技能，有关自然界和宇宙的知识及实践5大类。2010年11月16日，由中国申报的"中医针灸"项目正式通过联合国教科文组织保护非物质文化遗产政府间委员会审议，被列入《人类非物质文化遗产代表作名录》，"中医针灸"属于"有关自然界和宇宙的知识及实践"领域。

中医针灸以天人合一的整体观为基础，以经络腧穴理论为指导，运用针具与艾叶等主要工具和材料，通过刺入或熏灼身体特定部位，以调节人体平衡状态而达到保健和治疗的目的，为中华民族的健康繁衍发挥了巨大的作用，凝聚着中华民族的智慧和创造力，是人类有关自然界和宇宙的知识及实践总结，目前不仅在中国广泛应用，并流传于世界许多国家和地区，已成为我国具有世界影响的文化标志之一。但随着现代科学技术方法的引入，针灸传统技法却越来越少地被现代针灸医生所运用，各种散落在民间的家传针刺技法、绝技也大多后继乏人，逐渐濒临失传、绝迹的危险⋯⋯中医针灸成功申遗，是对中国传统医学的认可，有利于促进"中医针灸"的传承、保护和发展，提高国际社会对中华民族优秀传统文化的关注和认识，增进中国传统文化与世界其他文化间的对话与交流，保护文化多样性。

针灸入选国家级"非物质文化遗产名录"近10年了，国家中医药管理局在有关部门的大力支持下，进一步落实《国务院关于扶持和促进中医药事业发展的若干意见》中对中医非物质文化遗产保护工作提出的规划，"做好中医药非物质文化遗产保护传承工作，加大对列入国家级非物质文化遗产名录项目的保护力度，为国家级非物质文化遗产中医药项目代表性传承人创造良好传习条件"。2007 年以来，国家中医药管理局把文化与中医医疗、保健、教育、科研、产业共同列入中医药"六位一体"全面发展的战略规划中，大力推动中医药文化建设，不断发展中医药文化产业。发掘了博物馆、文化节等一大批中医药文化资源，创作了科学准确、通俗易懂、贴近生活的中医药文化科普著作，打造了数字出版、移动多媒体、动漫等新兴文化影视作品，并依据《中国公民中医养生保健素养》开展健康教育，将中医药知识纳入基础教育，同时借助海外中国文化中心、中医孔子学院和侨团组织等平台，推动中医药文化国际传播，尤其是发布了首批 64 家全国中医药学术流派传承工作室建设单位，旨在发掘整理的基础上，培育一批特色优势明显、学术影响较大、临床疗效显著、传承梯队完备、辐射功能较强、资源横向整合的中医学术流派传承群体，进一步展现中医药学术流派传承工作的影响力和重要性。在总体掌握现代条件下中医药文化传承规律的基础上，遵循正确的保护理念和保护原则，使中医药传承整理和保护传扬工作取得了长足的进步，充分发挥非物质文化遗产在实现我国文化发展战略中的重要作用。

中医药是中华民族的传统医药，强调整体把握健康状态，注重个体化，突出治未病，临床疗效确切，治疗方式灵活，养生保健作用突出，是我国独特的卫生资源、潜力巨大的经济资源、具有原创优势的科技资源、优秀的文化资源和生态资源，在经济社会发展的全局中有着重要的意义。中国针灸学会和中国中医科学院针灸研究所作为"中医针灸"非物质文化遗产的保护单位，近几年做了大量工作，不仅通过组织"相约北京——中医针灸展""祭拜针灸鼻祖皇甫谧""中医药文化和养生保健展览"等大型海内外文化科普宣传活动，提高中医针灸的认知度；同时积极开展针灸代表性传承人的流派渊源梳理、学术思想凝练、临床经验总结、医德医风弘扬等传承工作，保护针灸流派的多样性，并取得了可喜的成就。

非物质文化遗产代表性传承人的主要工作首先是传承，传承是为了更好地创新。传承是非物质文化遗产保护的核心和宗旨，中医药非物质文化遗产是一种富含生命气息的活态文化，其传承和保护必须随着新的历史条件和新的社会语境的出现，不断创新和发展。对程莘农、王雪苔、贺普仁、郭诚杰、张缙等5位针灸代表性传承人的学术思想和临床经验进行系统总结和创新，不仅是中医针灸传承和保护的需要，也是指导针灸医疗实践和引领中医药走向世界的需要。

杨金生、王莹莹两位博士，有志于中医针灸的传承与保护工作，自2005年以来一直负责和参与针灸的申遗和保护项目，对非物质文化遗产的传承和保护有着较深的理解和经验。他们领衔编著的《中医针灸传承保护丛书》，不仅用通俗的语言诠释中医针灸的文化内涵和科学价值，全面反映中医针灸非物质文化遗产传承保护工作的全貌；同时客观总结和提炼了中医针灸代表性传承人的学术思想、学术成果、临床经验、教书育人和医德医风等，这也是对联合国教科文组织承诺的工作内容之一，对于"中医针灸"项目的传承保护具有重大意义。该丛书内容集学术性、知识性与实用性于一体，是迄今国内第一套完整系统地介绍中医针灸代表性传承人学术思想和临证经验的典籍。在是书即将付梓之时，愿略数语以为序，祝愿他们在非物质文化遗产中医针灸的传承和保护上，取得更优异的成绩、做出更突出的贡献。

国家卫生和计划生育委员会副主任
国家中医药管理局局长

王国强

2015 年 5 月 6 日

刘序

　　中医药承载并丰富了中华文化，是非物质文化遗产的典型代表，针灸是中医药的重要组成部分，也是中医药走向世界的先导。中医针灸是在中国起源、形成、发展起来的，具有悠久历史，是中华民族关于人、自然界和宇宙关系的认知智慧和实践，有着深厚的传统文化底蕴，是中华文化的重要组成部分，是人类非物质文化遗产中不可或缺的一部分。

　　联合国教科文组织设立《人类非物质文化遗产代表作名录》，其目的就是要确保非物质文化遗产在全世界的重要地位，保护文化的多样性。我国于 2004 年加入《保护非物质文化遗产公约》，2006 年 5 月 20 日，国务院公布了我国第一批《国家级非物质文化遗产名录》，传统医药作为第 9 大类进入国家名录，包括"中医生命与疾病认知方法""中医诊法""中药炮制技术""中医传统制剂方法""针灸""中医正骨疗法""同仁堂中医药文化""胡庆余堂中药文化""藏医药"共 9 个项目，这不仅是我国文化事业的一件大事，凸显我国非物质文化遗产保护工作的里程碑意义，更是我国中医药事业的一件大事，这也说明中医学是具有自然科学和人文科学双重属性结合的传统医学。2010 年 11 月 16 日，由中国针灸学会、中国中医科学院针灸研究所组织，代表我国申报的"中医针灸"项目正式通过联合国教科文组织保护非物质文化遗产政府间委员会审议，入选《人类非物质文化遗产代表作名录》。

　　中医针灸申遗成功是对中国古代传统医学的肯定，更是对中医针灸工作者的鞭策。目前，我国中医药发展迅速，尤其是针灸临床服务量逐年增长，研究质量也不断提高，针灸标准化研究成果显著，这些都对针灸现代化与国际化起到了重要作用。2014年世界针灸学会联合会调研结果显示："183个国家和地区有针灸应用，20多个国家有相关立法，59个国家和地区承认针灸合法地位。"这些数据说明中医针灸已经走向了国际，已经成为"世界针灸"，针灸是中医开启世界之门的敲门砖，可以成为中医药走向世界的助推器，以针带医、以针带药、以针带服务，推动中医药走出去，以中医针灸带动中华文化走向世界。

可以看出，中医针灸是鲜活的，是一个活态的非物质文化遗产，对它最好的保护就是在实践中发挥它的最大作用。随着2015年屠呦呦荣获诺贝尔生理学或医学奖，中医药在世界掀起新的热潮，推动中医药走向世界得到中国政府重视，我们倍受鼓舞。同时，我们也清醒地看到针灸发展面临严重的挑战，在中国国内，针灸服务模式不能满足临床的需求，一些针灸理论脱离临床实际，临床研究缺乏客观评价，基础研究成果未能转化，人才结构欠合理；在国际上，针灸发展面临着对传统针灸理论的挑战，发展的异化和去中国化，以及针灸立法的双刃剑，甚至国外学者对针刺疗法的起源、机制、效果提出异议等。如何发挥中医针灸的作用？我们行业人要创新发展针灸的理论体系、改变以疗法分科的服务模式、开展大样本临床验证性研究、加强针灸技师的培养，通过构建新的以穴位刺激为核心的体表医学体系，推动针灸未来进入家庭、进入社区，不仅在国内的健康服务业，也在国外的健康管理、研发产业中发挥重要作用和影响，使中医针灸在中医药医疗、保健、教育、科研、产业、文化和对外合作与交流这七个方面"七位一体"全面发展中发挥更大的作用。

随着我国政府文化遗产保护工作的加强，中国针灸学会作为国家级非物质文化遗产"针灸"项目和世界非物质文化遗产"中医针灸"项目的传承保护单位，在中医针灸的非物质文化遗产保护工作方面做了大量工作，并取得了可观的成就。如每年组织开展全国大学生针灸操作技能大赛、全国中青年针灸推拿学术研讨会、中医针灸临床特色疗法交流，以增强中青年人才的培养，增加中医针灸的代际传承能力；举办"国际针灸学术研讨会"、中国针灸学会学术年会等，加强中医针灸的学术交流；并开展了针灸鼻祖皇甫谧的祭拜与认同，以提升认知，凝聚行业共识。此外，每年还开展中医针灸申遗成功和"世界针灸周"的各种宣传纪念活动，如"中医药文化与养生保健巴黎展""中医针灸澳洲展""相约北京——中医针灸展"等，提高了针灸的国内外知名度。世界针灸学会联合会作为与世界卫生组织建立正式工作关系的非政府性针灸团体的国际联合组织，对于促进中医针灸学科发展，提升中医药在海外的接受度和影响力也具有重要的作用，如开展了"'一带一路'针灸风采行"、建设中医针灸专科和传承基地等活动，有力地宣传和促进了中医针灸的国际交流。

杨金生、王莹莹二位博士，有志于中医针灸的传承与保护工作，自 2005 年以来一直负责和参与针灸的申遗和保护项目，对非物质文化遗产的传承和保护有着较深的理解和经验，在文化部、国家中医药管理局、世界针灸学会联合会、中国针灸学会、中国中医科学院针灸研究所等多家单位的支持和课题资助下，他们组织编写了《中医针灸传承保护丛书》，包括：《中医针灸》《传承集粹》《文化养生》《经穴内涵》和《代表流派》。这不仅有助于提升中医针灸的认知度，也是我们对联合国教科文组织承诺的工作内容之一，对于"中医针灸"项目的传承保护具有重大意义。《中医针灸传承保护丛书》阐述历史悠久的中华文化和中医药传承记忆、独具特色的中医药文化和中医药认知智慧、科学实用中医药养生理念和保健常用技术，以及常见病自我养生调理的方法，是一套集文化性、知识性与实用性于一体的全面介绍中医药文化的书籍。在是书即将付梓之时，愿略数语以为序，勉励他们在非物质文化遗产中医针灸的传承和保护上，取得更加辉煌的成绩。

世界针灸学会联合会主席
中国针灸学会会长
中国中医科学院首席科学家

刘保延

2017 年 2 月 18 日

前言

　　中华文化源远流长，中华医药博大精深。中国作为世界文明古国之一，在人类发展的漫漫历史长河中，形成和积淀了独具特色的中国传统文化。中医药文化是关于人与自然及生命与健康、疾病的独特认知智慧与结晶，是人类灿烂文明的重要组成部分，为人类的生存繁衍做出了重大贡献。中医药不仅是我国独特的医疗卫生资源、潜力巨大的经济资源、具有原创优势的科技资源，而且是重要的生态资源和优秀的文化资源。中医药以其独特的民族性、地域性、传承性、包容性和认同感在世界文化中独树一帜，成为中华文化走向世界的名片和向导。

　　联合国教科文组织设立《人类非物质文化遗产代表作名录》，其目的就是要确保文化特性、激发创造力和保护文化多样性，确保不同文化相互包容、相互尊重和协调发展，确保非物质文化遗产在国际社会的重要地位。所谓"人类非物质文化遗产"是指历史悠久、具有独特的文化价值和民族价值的文化遗产，它是一种荣誉性的称号，能够把某一个国家或地区的文化上升为全人类的文化遗产，彰显遗产持有者的国际地位，是国家在政治、经济、军事以外寻求大国地位的一种诉求方式。申报《人类非物质文化遗产代表作名录》不仅能被世界瞩目，还能被更好地保护传承。

中医药文化就是中华民族千百年来的医药保健的具体实践，是人们的情感认同和行为习惯的智慧结晶，它同儒家文化、道家文化和佛教文化一起，共同构成中华民族传统文化的主体。文化不简单是文字、语言和风俗、教化，更是一个国家和民族的灵魂。保护非物质文化遗产，是国家文化发展战略的重要内容，也是实施国家文化战略的重要途径和实施方式。2006 年 5 月 20 日，国务院公布了我国第一批《国家级非物质文化遗产名录》，包括民间文学、民间音乐、民间舞蹈、传统戏剧、曲艺、杂技与竞技、民间美术、传统手工技艺、传统医药、民俗 10 个门类，共 518 个项目。其中传统医药作为第九大类进入国家名录，包括"中医生命与疾病认知方法""中医诊法""中药炮制技术""中医传统制剂方法""针灸""中医正骨疗法""同仁堂中医药文化""胡庆余堂中药文化""藏医药"共 9 个项目，这不仅是我国文化事业的一件大事，凸显我国非物质文化遗产保护工作的里程碑意义，更是我国中医药事业的一件大事，昭示中医学是具有自然科学和人文科学双重属性的传统医学。由中国针灸学会和中国中医科学院针灸研究所联合申报的针灸项目成功入选。为有效保护和传承国家非物质文化遗产，鼓励和支持项目代表性传承人开展传承教习活动，针灸项目评选出了2位代表性传承人，分别为王雪苔和贺普仁，列入第一批国家级非物质文化遗产项目代表性传承人名单。

按照联合国教科文组织的《保护非物质文化遗产公约》中的表述，非物质文化遗产分为口头传说和表述，表演艺术，社会风俗、礼仪、节庆，传统的手工艺技能，有关自然界和宇宙的知识及实践5大类。2010年11月16日，由中国申报的"中医针灸"项目正式通过联合国教科文组织保护非物质文化遗产政府间委员会审议，被列入《人类非物质文化遗产代表作名录》，"中医针灸"属于"有关自然界和宇宙的知识及实践"领域。按照《保护非物质文化遗产公约》和《申报指南》的要求，中国推荐了程莘农、贺普仁、郭诚杰、张缙4位为传承人代表。中医药承载并丰富了中华文化，是非物质文化遗产的典型代表，针灸是中医药的重要组成部分。中医针灸是在中国起源、形成、发展起来的一个具有悠久历史，带有鲜明中国文化特质并代代相传的传统医学知识体系，闪烁着中华民族关于人、自然界和宇宙关系的认知实践的智慧光芒，有着深厚的传统文化底蕴，是中华文化的重要组成部分，是人类非物质文化遗产中不可或缺的一部分。

传承是根，创新是魂，传承是非物质文化遗产保护的基本特点，而传承人是非物质文化遗产保护与传承的重要组成部分，是非物质文化遗产保护的核心载体。传承人担负着非物质文化遗产的保护与传播的权利与义务，在非物质文化遗产传承保护中充分发挥这一群体的作用至关重要。传承也是中医学术发展的规律，创新是维系中医学术发展的生命力。"中医针灸"的代表性传承人，或为国医大师、国医名师，或为国家级著名中医药专家，是将中医理论与当今临床实践相结合的典范，是中医学术和临床发展较高水平的代表。对传承人的学术思想和临证经验进行传承，不仅有助于推动中医针灸科学的思维、方法和工具的创新，也是中医药人才培养的重要途径。

　　中国针灸学会和中国中医科学院针灸研究所作为国家级非物质文化遗产"针灸"项目和人类非物质文化遗产"中医针灸"项目的传承保护单位，积极开展中医针灸传承保护工作，因此组织参加针灸申遗工作的专家团队和代表性传承人的学术继承人团队，联合编写了《中医针灸传承保护丛书》，包括《中医针灸》《传承集粹》《文化养生》《经穴内涵》《代表流派》等系列著作，以期推进对中医针灸非物质文化遗产的传承与保护。

　　为保持丛书的完整性，全面诠释中医针灸的文化内涵和学术特色，各分册将从不同角度进行描述，内容上各册之间略有交叉，以便读者全面理解和把握。

《中医针灸》主要介绍了中医针灸的历史渊源、传承发展、基本理论、器具模型、技术方法以及申遗和保护等内容，全面展示中医针灸的发展概况和基本内容。

《传承集粹》主要介绍了代表性传承人的学术思想、学术成果、临床经验、教书育人和医德医风等，全面展示中医针灸传承人的医源、医理、医术、医德和医脉。

《文化养生》主要介绍了历史悠久的中华文化、独具特色的中医药文化、常用养生保健技术和方法，全面展示"天人合一"的中医药认知智慧和养生理念。

《经穴内涵》主要介绍了经络穴位的起源演变、命名定位、功能作用以及经络挂图、针灸铜人、经穴歌诀等，全面展示经络穴位的文化内涵和传承印迹。

《代表流派》主要介绍了世界、国家、省级非物质文化遗产项目的代表性传承人以及国家级针灸学术流派和指导老师，全面展示针灸学术流派的认同感和归属感。

本书由文化和旅游部非物质文化遗产保护专项"中医针灸"项目和国家中医药管理局"中医药非物质文化遗产标准"课题资

助。本书在编写过程中，得到了文化和旅游部、国家中医药管理局、中国针灸学会、中国中医科学院针灸研究所和世界针灸学会联合会等单位的领导和专家的指导，在此对他们付出的辛苦劳动表示衷心的感谢。

仅以此书纪念"中医针灸"入选联合国教科文组织《人类非物质文化遗产代表作名录》！献给热爱健康、热爱中医针灸、热爱中华文化的人们！

《中医针灸传承保护丛书》编委会

2019 年 10 月于北京

目 录

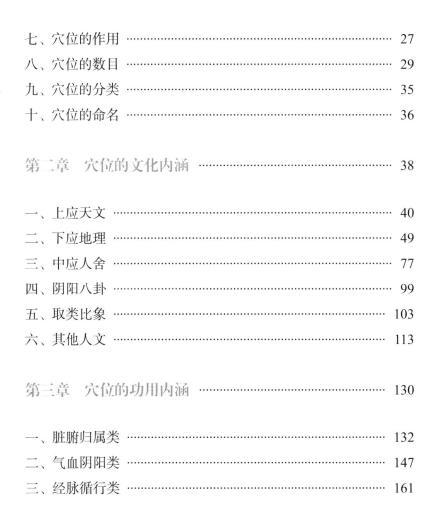

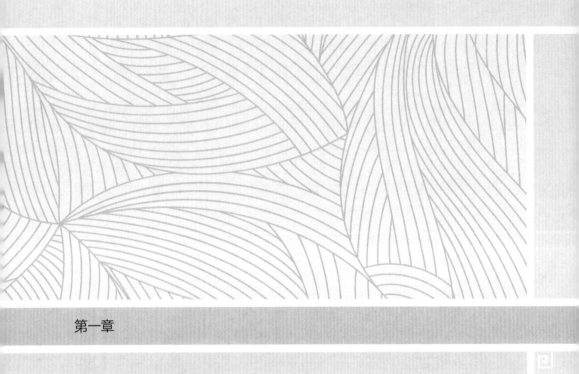

第一章

经穴的概述

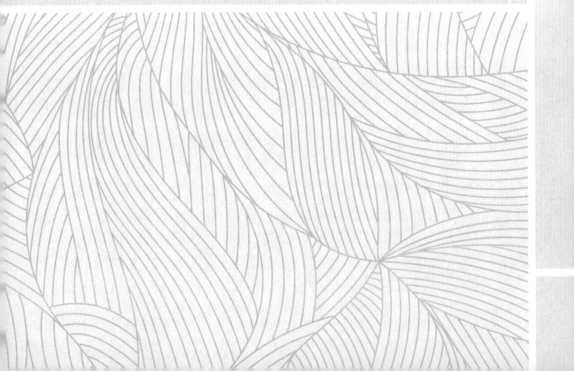

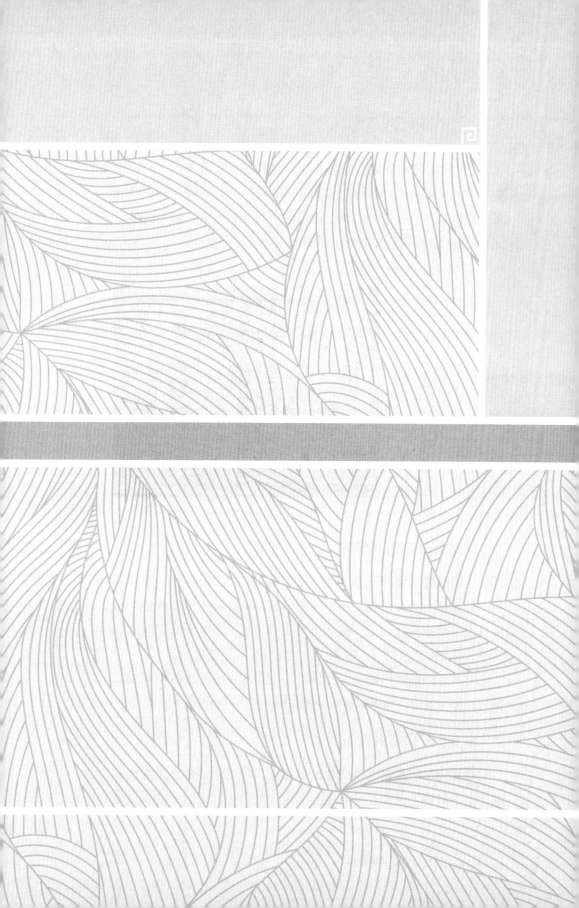

一、经络的发现

经络的起源和形成是人类在认识自我的漫长历程中，经过长期实践、反复验证、不断充实才臻于完善的。其中既有知识经验的积累和升华，也有文化和心理积淀的渗透和影响。它是在整个中医的基础上产生、发展的（图 1–1）。

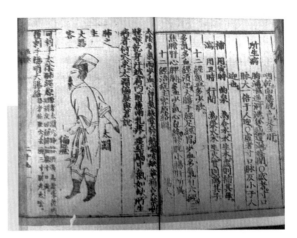

图 1–1 《针灸大成》书影，此图为该书主客原络图中的肺经、大肠经部分

1. 经络是怎么发现的

经络学说起源于先秦时期，在《史记》《吕氏春秋》及《庄子》等古籍中均有记载，而中国医学最早的典籍《黄帝内经》中更有大量篇幅专论经络。根据史料进行考证，不少学者认为经络学说的形成时期大约是在公元前 4 世纪到公元前 2 世纪。

关于经络是如何起源与形成的，依据现存的医史资料尚难以确考。迄今为止，尚未取得一致的认识。

观点一：由点到线

即经络可能是在发现穴位的基础上，以点连线逐步发展而来的。上古时期，人们在日常生活和生产过程中，每因劳动或其他原因，身体的某一部位被石块、树枝刺破，或为火所灼伤时，身体其他部位所患的病痛却随之清除或减轻。经过无数次反复、长期不断的体验，古人逐步从中发现和认识到石刺、火灼某些部位可以治病。随着人类社会的发展和技术进步，尤其是青铜器或铁器的使用，金属针具代替了骨质和石质针具，金属针具针韧而尖，能在人体部位进行较深的刺激，并逐步摸索出这些具有治疗作用的部位 / 点，进而发现并确定"穴名"。

在日常的部位 / 穴位刺激过程中，古人发现当刺激某一穴位会出现感觉传导，该传导有一定的路线，而且具有相似治疗作用的穴位往往排列在同一感传线路上，这就促使人们认识到穴位不是孤立的，是相互联系的，而这条感传线就是穴位的穿引线，于是，点连成线，逐渐形成了经络的循行路线。

观点二：由线到点

即在先发现经络的基础上逐步发现穴位。 经络的发现可能是源于古人做气功导引时"内景返观"的特异感觉。气功导引是古代的养生保健功法之一。气功在上古时代已蔚然成风，在战国时代已趋成熟。在练功过程中，逐渐地觉察到气感可贯流躯干一周（即任督二脉，气功理论中称为"小周天"），并能使其他路线相继通行，产生健体延年和治病祛邪的作用。随着气功导引入静状态下对人体传导路线的感觉逐步积累，促使古人对全身主要经络的分布有了一定的体会和认识，为经络学说的形成奠定了基础。

如近代出土的《行气玉佩铭》，仅短短45个字却形象地描述了气功的经脉感传现象。铭文中提到呼吸深沉使气蓄积（于丹田），会出现气的上下运行，后人称这种现象为"小周天"。而在帛书《足臂十一脉灸经》中，一幅绘有各种姿势的导引图与记载十一脉的文字连在一起，这说明导引、行气与经络的关系是很密切的。故明代大医药家李时珍在《奇经八脉考》中认为"内景隧道，惟反观者能照察之"，即是指练功者所体验到的经脉感传路线。

1973年长沙马王堆3号汉墓出土的《足臂十一脉灸经》和《阴阳十一脉灸经》，是我国现存最早的针灸经络文献，书中记载了十一条经脉的循行、病候和治疗。书中记录的治疗部位主要是位于腕踝关节附近，与经脉名称同名的经脉穴和其他一些无穴名的部位。从内容来看，经脉的名称、经脉的循行和病候等，比穴位内容更为系统、全面，这一现象表明，至少在汉代以前，穴位的理论体系并未形成，而对经脉的认识已颇成系统。证明了经络的发现可能并不晚于穴位，但经络学说在形成、修正和完善的过程中，穴位理论以及针刺穴位引发的感传现象对其起着校正和充实的作用。

观点三：对人体解剖的认识

即对人体解剖的认识是经络理论最初的模型。 古人对经脉的发现也能源于对人体解剖的认识。在生产劳动和生活实践中，人体总难免破伤出血，破伤出血的部位又多发生在体表显露的血管部位，于是"血存在于血管中"的概念便产生了。从"脉"字的本意来看，脉也就是血管。《说文解字》释"脈（脉）"为"血理分衺行体者"。早期的针刺治疗除"以痛为腧"外，还以"取血"（刺出血）为重要方法，该方法就是寻找瘀血、充血的部位针刺出血。古代文献中就有"见血立已"的记载。

古人在描述经脉时常常用江河水流来作比喻，其实也反映了对脉与血关系的认识。古人又通过脉的搏动获知血在脉中是运行不息的。进而推断认为推动血液流动的动力是"气"，这种气又被称为"血气""经气""脉气"。古人将针刺后出现的特异感应称为"气行""得气"，将穴位称为"脉气所发"，都是来源于对"气"的认识和理解。古人将"气"和"脉"相提并论，就说明已将脉作为气和血的通路，这时"脉"的概念已从血管向经脉发展。

此外，对筋等的形态学认识也可能是经络学说形成的基础。古代医家在解剖中除了发现血管之外，还发现了一些条索状结构，同时在临床实践中，针刺脉管仅会出血而不会"得气"，只有针刺到条索状的组织结构时，才能"得气"，还发现条索状组织是连接各内脏器官的主要形态结构，并且它们还延伸到四肢末端，故《黄帝内经》有时称其经络为"经脉"，有时又称其为"筋脉"。

由此可见，对于经脉线路认识的一个重要方面，是基于对血脉、筋等系统的部分认识。然而，仅仅依据古人粗浅的解剖知识，并未能完全弄清血管、结缔组织的全部，于是古代医家又结合了针灸临床实践中发现的经脉病候、脉动现象、针刺感传线路及针刺的医疗效果，去修正、补充已知的血脉、筋走向，使它延伸向特殊的治疗点。

2. 经络相关的概念

基本名词的出现反映了古人认识经络的过程，这些名词的出现，其实是分析了各种各样气血运行的通道，强调了气血与经脉的密切关系，有助于理解经络形成的认识过程。

脉

"脉"是针灸学中最基本的名词，中国古代医学"脉"的概念并无确定之义，但从古"脉"字的结构和使用可以看出，古人将人体形态结构连贯或具有传导、联络功能的系统用"脉"来表示。《说文解字》中解释为："血理分衺行体者。"所谓血理是指血管显现于外的纹路，纹理；分衺是指向外散开；行体者则是指斜行分布于体表。合起来说明脉的意思是指人体的血如同水流，并有分支。"脉"又写为"脈"，从字形上去看，"脉"字由"月"与"永"两部分构成。"永"表义；"月"在古代有两层意思，一是指血肉，二是指水，而水属于阴。随着古人对于人体组织认识的深入和表述的完善，在早期"脉"的基础上又衍生出一些人体组织词语，如"筋脉""血脉"等。早期文献《管子·水地》云："水者，地之血气也，如筋脉之通流者也。"这也是将"筋脉"与自然界水流相类比。合起来我们可以理解为脉是身体血肉的一部分，与水流有关系。早期的医学文献"脉"字囊括了后世的"血脉"和"经脉"两大体系的内容，随着中医学的发展，人们对人体生理病理的认识不断深化，可能认识到"血脉"和"经脉"是有差别的相对独立的结构系统，"脉"与"经络"概念的开始分离。"经络"概念可能是刘向时代的用语，此时已经认识到"经络"不等同于"血脉"，因此"经络"的概念渐渐形成。

经、络

"经""络"名词的出现晚于"脉"，它是对脉进一步的分析。"经"，原意是"纵丝"，是直行主线的意思；络，则是网络的意思。《灵枢·脉度》："经脉为里，支而横者为络，络之别者为孙。"经和络都是偏旁从"糸"的形声字。"糸"原意是指各种纺织物品。所以我们可以知道经络呈现网状结构，如同各种丝织品的相互交织。经字的半边是"巠"，而《说文解字》对"巠"的解释为："水脉也，从巛在一下；一，地也。"所以"经"字是指低下的水脉，从其字源上我们也可以推测出来。《汉书·艺文志》："医经者，原人血脉、经落（络）、骨髓、阴阳、表里，以起百病之本……"该书首次将"经络"二字连在一起出现。

经络

经络的概念是在"脉"的基础上演变的。早期的"脉"与血密切关联，相关出土文物的发现填补充实了对经脉的认识。1973年，湖南长沙马王堆3号汉墓（据考证，墓葬年代为公元前168年）出土了大批文物文献，其中与"脉"相关的医学文献内容经文物整理小组命名为《足臂十一脉灸经》（以下简称《足臂》）、《阴阳十一脉灸经》[以下简称《阴阳》（甲本、乙本）]、《脉法》、《阴阳脉死候》。1983年湖北江陵张家山247号汉墓（据考证，不晚于公元前186年）亦出土了竹简医学文献《脉书》（竹简原有题名），其中即有《阴阳》（丙本）、《脉法》、《阴阳脉死候》及少数其他相关记载。表明这种有关"脉"的认识在当时已颇为流行，广为接受。

论及经与络者，《史记·扁鹊仓公列传》载扁鹊论"尸厥"病机时谈到"夫以阳入阴中，动胃缠缘，中经维络……是以阳脉下遂，阴脉上争……上有绝阳之路，下有破阴之纽"，即有

"经""络""阳脉""阴脉"的概念。此将"经""络"二字分提并论。《说苑》载："俞跗之为医也，搦脑髓、束肓莫、炊灼九窍而定经络，死人复为生人，故曰俞跗"。在此"经络"作为一词提出。

经隧

经脉、络脉，简称为经络，在《素问·调经论》中对此就有较为集中的论述。《调经论》中还提到了"经隧"一词，描述"五脏之道皆出于经隧，以行血气；血气不和，百病乃变化而生，是故守经隧焉"，意思是说人体以五脏为中心，他们之间的相互联系是通过经脉这个通道来完成的，经脉的作用是运行气血到身体的各个部分，当人体气血不调和，就会发生许多疾病，所以诊断治疗都应当以经脉为依据。

血气

早在春秋战国时期，古人就已把"血气"看成人体生命的主要特征。《论语·季氏》中讲到人的一生分三个阶段：少年"血气未定"，壮年"血气方刚"，老年"血气既衰"。

天人相应，古人以自然界的水流比作人体内的"血气"，水应当流通，故人体内的"血气"也需要流通。《管子·水地》提到"水者地之血气，如筋脉之通流者也"，这里既提到"血气"又提到"筋脉"，并认为"筋脉"是流通"血气"的通道。

除了"血气"这一最基本的中医名词外，《吕氏春秋·达郁》论述："凡人三百六十节、九窍、五脏、六腑，肌肤欲其比也，血脉欲其通也……"提到了三百六十节、九窍等人体的一些其他基本名词，并提出"肌肤"指皮、肉，"血"与"脉"相联系等观点。

3. 经络学说的形成与演变

经脉数目的演变

早期的经脉其实只有十一条，马王堆汉墓出土了一系列经脉文献，主要为《足臂十一脉灸经》《阴阳十一脉灸经》《脉法》《阴阳脉死候》，其中只有"脉"而没有"经"和"络"。可见，经、络这两个名词的出现，要远比"脉"晚。换句话说，早期的经络雏形中，尚没有建立首尾相连、如环无端、表里相合、属络脏腑的完整经络体系，只停留在对临床现象较为直观、朴素的记述、认识和表达模式，尚处于经验积累、规律探索阶段。

更为关键的是，在这一时期受"天六地五"哲学思想的影响，脉的数量定为十一条，不仅马王堆帛书的《足臂》和《阴阳》这样记载，张家山简书《脉书》亦如是，而且在传世本《内经》中，也有不少篇章记述为十一脉。这并不意味着古人当时只发现了十一条脉，至少现存的文献还无法证实这一点，只是说明在那个历史阶段，十一脉说相当地流行。

十一脉说的形成与流行与当时盛行的"天六地五"密切相关。《国语·周语》中有："天六地五，数之常也。经之以天，纬之以地。"古人认为，人与天地相参也，与日月相应也，人是大自然的杰作，所以大自然也以"天六、地五"来设计人，来造人。于是天上有六气，"风、寒、暑、湿、燥、火"，为"天六"之说。地上有五行，"金、木、水、火、土"，为"地五"之说。古人还认为，"天在上为阳，地在下为阴"，所以阳性之物多模仿天而演出"六"；阴性之物多模仿地而演出"五"。腑为阳，人体有六腑之阳藏"胆、胃、大肠、小肠、膀胱、三焦"。脏为阴，人体有五脏之阴藏"心、肺、脾、肝、肾"。甚至在经脉本输数目上也同样能够看到"阴五阳六"的现象，即阴经各有井、荥、输、经、合五穴，而阳经于五输之外，另置一"原"穴凑成六穴，这并不是古人当时在四肢阴经只发现五穴，而在阳经发现六穴，这些现象都与"天六地五"这一神秘数字有关。

这种朴素而直观的记述，让我们可以感受到经络理论由简至繁的演变过程，特别是《阴阳》中保留下来的齿脉、肩脉、耳脉等名称，实际上是十一脉学说形成之前人们通过临床现象中脉的感传路线所做的一种早期直观命名，这一现象的痕迹在《灵枢》记录的手三阳经循行路线与病候中仍然可以清晰地看到。

如果说，经络学说是古人建立的一种认识人体、分析人体、治疗人体的医学模型，那么"十一脉学说"就是这一模型的雏形，"十二经脉学说"就是这一模型改进版。如果说，影响"十一脉学说"产生的是当时流行的"天六地五"的哲学思想，那么导致十一脉升级为十二脉的则是《内经》时期流行的"天人相应"哲学思想以及经脉循环学说。

此时的古人认为：天有十二月份，大地上有十二条河流，那么人就应有十二条经脉，如《灵枢·五乱》中有"经脉十二者，以应十二月"，《灵枢·邪客》中有"地有十二经水，人有十二经脉"，以经脉配十二月与十二经水，建立经脉连环，气血如水流一样在经脉内流淌，则经脉在数量上需满足十二条之数。同时，古人视"十二"为天之大数，不可变动，故经脉之数不足十二需要凑足，超出十二时又需去除而另立一说。这种现象并不独见于古代医籍，在汉代史籍中亦不少见。因此，至《内经》，经络系统的主体十二经脉已然形成。

经脉循行方向的演变

在形成时期较早的《灵枢·本神》《灵枢·经筋》《灵枢·根结》中，对于经脉的循行方向都是典型的自下而上的循行模式，这与马王堆帛书《足臂十一脉灸经》中记载的经脉循行方向相同，表明经脉自下而上走行的概念出现较早。至《阴阳十一脉灸经》时期，这种自下而上的循行方向逐渐消淡，个别的脉（肩脉和足太阴脉）出现相反的循行方向，即由躯干中心部向四肢末梢部的方向循行。

到《灵枢·经脉》时期，经脉循行方向则出现了更大的调整，在十二条经脉中，手三阳脉和足三阴脉仍为向心性的循行方向，而手三阴脉和足三阳脉都改为远心性的循行方向，由此，完成了十二经脉的循环流注。十二经脉的循环流注是为对应"十二消息卦"而形成的，"十二消息卦"将十二月与十二个表示阴阳之气依次消长的卦相配。若以经脉配十二消息卦，不仅要用周而复始的"十二"来取代原先天六地五的"十一"，而且必须使十二经之间形成相互衔接、首尾相连、如环无端的连接。

经脉流注

自从产生了"经脉"的概念之后，经脉循行从最初的"两点连一线"的最简单形式，到后来循行部位越来越具体，线路也不断延长。如果说这一漫长的过程反映的是事物由简单到复杂的量变过程的话，那么经脉循行方向从最初的由下而上的向心性流注到《灵枢·经脉》所建立的十二经脉阴阳相接、表里相贯、如环无端的"经脉连环"则是一种质变的过程。

古人推崇天人相应，通过对江河湖海、日月星辰等自然现象的观察，推测出人体的气血运行是循环的。早期文献中多以"十二"来表达前后衔接的循环现象，例如岁星纪年的十二次、十二宫；一年的十二月、十二节气、十二中气；计时的十二支、一日的十二时辰等。

"十二"作为天之大数，对于秦汉之际的中国政治、文化产生了极为深刻的影响，在天人相应思想的影响下，"天道周而复始"的循环论无疑会在医学思想中有所反映。人体的经脉之数也要与"十二"相合，正如《灵枢·经别》所说"余闻人之合于天道也，内有五脏，以应五音、五色、五时、五味、五味也；外有六腑，以应六律，六律建阴阳诸经而合之十二月、十二辰、十二节、十二经水、十二时、十二经脉者，此五脏六腑之所以就天道"。

如上文所述，以"十二消息卦"配十二经脉，不仅要用周而复始的"十二"来取代原先天六地五的"十一"，而且必须使十二经之间形成相互衔接、首尾相连、如环无端的连环，于是遂有《灵枢·经脉》等篇的十二经脉连环的出现。

经络学说与阴阳、脏腑、五行

阴阳，是中国古代哲学的一对范畴。它最初的含义是指日光的向背，向日为阳，背日为阴，后引申为气候的寒暖，方位的上下、左右、内外，运动状态的躁动和宁静等。因此，阴阳是对自然界相互关联的某些事物和现象对立双方的概括，即含有对立统一的概念。这个概念引入医学领域，即是将对人体具有推动、温煦、兴奋等作用的物质和功能，统属为阳；对于人体具有凝聚、滋润、抑制等作用的物质和功能，统属于阴。四肢内侧属阴，外侧属阳，脏为里、属阴，腑为表、属阳，所以阴经表示经脉分布于四肢内侧且属于脏，阳经表示经脉分布于四肢外侧且属于腑。

阴阳又可进一步分为三阴和三阳，其中，阴经可衍化为太阴、少阴和厥阴，阳经可衍化为阳明、太阳和少阳。阴阳的衍化主要表示阴阳气的多少差别。太，是大的意思，太阴，指阴气多；少阴，指阴气少；厥阴为阴中之绝阴，故厥有绝的意思，而绝有尽的意思，绝阴，指阴的尽头，亦即阴的最后阶段，所以，厥阴是阴气由多向少发展的最后阶段，是阴气最少的意思。太阳，指阳气多；少阳，即阳气少；阳明，是太阳、少阳两阳的相合，是阳气发展的最后、最高阶段，故阳气最盛。表里经脉是根据阴阳气的多少来配对的，阴气最多的太阴经和阳气最多的阳明经相配而互为表里，阴气最少的厥阴经和阳气最少的少阳经表里相合，阴阳气分别居中的少阴经和太阳经也表里配对。

经脉与人体内脏相互对应，经脉阴阳衍化名称所表示的阴阳气的多少，与经脉所属脏腑阴阳气的多少是一致的，因此经脉阴阳衍化名称与脏腑之间的配对是以脏腑阴阳气的多少为依据的。脏腑以脏为主，故脏腑与十二经脉的配对也以脏为主，脏有胸腔之脏和腹腔之脏的区别，故十二经脉也有手三阴经和足三阴经的相应区分。手之三阴经属胸内三脏——肺、心、心包；足之三阴经属腹内三脏——肝、脾、肾。

五行，是指金、木、水、火、土五类物质的运动。它是用来阐释事物之间相互关系的抽象概念，具有广泛的含义，并非仅指五种具体物质本身。凡具有生长、升发、条达、舒畅等作用或性质的事物，均归属于木；具有温热、升腾作用或性质的事物，均归属于火；具有承载、生化、受纳作用的事物，均归属于土；具有清洁、肃降、收敛等作用的事物，均归属于金；具有寒凉、滋润、向下运行的事物，均归属于水。五行学说用五行之间的生、克关系来阐释事物之间的相互关系，认为任何事物都不是孤立、静止的，而是在不断地相生、相克的运动中维持协调平衡的。《内经》中将五行学说应用于医学，形成了中医学的五行学说。五行与人体脏腑相对应，经络中的对应关系为木对肝经、火对心经、土对脾经、金对肺经、水对肾经。如肝经太旺的人平时都容易生气，因肝经主怒，因肝经要经过乳房，在女性就易得乳腺增生；木克土，若肝经有异常同时会影响脾经，又会出现腹胀等消化系统的症状或疾病。

二、经络的命名

经络是一个复合概念，它是经脉和络脉的总称，经脉又分为十二正经和奇经八脉。十二正经是人体上一些与身体长轴的朝向基本平行、纵贯全身的特殊路线，并且每一条均与一个脏腑相联系，其中有六条是阴经，手足各有三条，还有六条阳经，也是手足各三条。因此，每一条经的名字由三部分组成（即手足、阴阳和脏腑）。十二正经每一条都是左右对称分布，左右共 24 条。在针刺时为了区分左右，有时也会在经脉前加上左右。奇经八脉也具有"经"的特点，除了带脉环绕腰际之外，其他 7 条脉也像正经那样是与人体长轴基本平行的纵行路线，但它们不与脏腑直接相连接。另外，除了人体前正中线的任脉和后正中线的督脉上分布有穴位外，阴跷、阳跷、阴维、阳维及冲脉和带脉都没有单独的穴位分布。

经脉的命名是以阴阳为基础，结合循行部位（手足）、脏腑属络而定的。

古人为说明事物普遍存在着对立统一的两个方面，创立了阴阳。老子《道德经》中有"道生一、一生二、二生三、三生万物"，由于事物都存在着发生、发展、毁灭及盛衰消失等各个不同的变化阶段，因此根据阴阳气的多少，一阴一阳又可推衍为三阴三阳。阴可分为三阴：阴气最盛者为太阴，阴气稍少者为少阴，阴气最少者为厥阴；阳亦可分为三阳：阳气最盛者为阳明，阳气较盛者为太阳，阳气最少者为少阳。阴阳之间有对立统一的关系，因此三阴三阳之间据阳气的多少，也存在着相互对立的配偶关系。

经脉命名还要结合其循行的部位（手足）。手、足表示的是这条经脉是循行于上肢还是下肢，循行于上肢的称为手经，循行于下肢的称为足经。阴阳表示经脉的阴阳属性及阴阳气的多寡。循行于肢体外侧的称为阳经，循行于肢体内侧的称为阴经。根据阴阳气的多寡，阴阳又分为三阴三阳。

脏腑表示经脉的脏腑属性。五脏六腑中，五脏属阴，六腑属阳。六腑分别与 6 条阳经相对应，每条阳经归属到一个腑；五脏再加上心包分别与 6 条阴经相对应，每条阴经归属到一个脏。这样我们就有六脏、六腑分别和 6 条阴经和 6 条阳经相对应。

脏腑具体与十二经的对应关系：手太阴——肺，手厥阴——心包，手少阴——心；足太阴——脾，足少阴——肾，足厥阴——肝；手阳明——大肠，手少阳——三焦，手太阳——小肠；足阳明——胃，足少阳——胆，足太阳——膀胱。

因此，将手足、阴阳和脏腑三部分组合起来，就构成了经络的完整命名，如下：

手太阴肺经	手阳明大肠经
手厥阴心包经	手少阳三焦经
手少阴心经	手太阳小肠经
足太阴脾经	足阳明胃经
足厥阴肝经	足少阳胆经
足少阴肾经	足太阳膀胱经

经络实质上是指经脉与络脉相互联系、彼此衔接而构成体系。上述介绍的经脉是经络系统的主要组成部分，除此之外，还有奇经八脉，以及附属于十二经脉的十二经别、十二经筋、十二皮部、十五络脉，难以计数的浮络、孙络（图 1-2，图 1-3）。

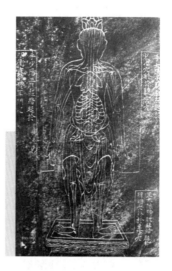

图1-2 1443年正统重刻《铜人腧穴针灸图经》石碑的经络图反面拓本

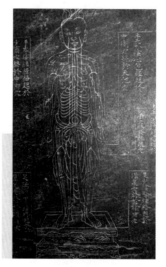

图1-3 1443年正统重刻《铜人腧穴针灸图经》石碑的经络图正面拓本

三、经络的分布

十二经脉在体表的分布具有一定的规律性。根据阴阳理论，阴主内，阳主外，按照人体直立掌心向内的姿势，阴经分布于四肢的内侧，阳经分布于四肢外侧。三阴三阳的具体分布是，太阴、阳明在四肢前缘，厥阴、少阳在四肢中间，少阴、太阳在四肢后缘。在头身部，太阳经在后面（背面），少阳经在侧面，阳明及三阴经在前面（腹面）。

十二经脉的循行不仅在体表，而且在体内脏腑组织之间亦有，这就是所谓的"内属于脏腑，外络于支节"。脏为阴，腑为阳，故阴经属脏络腑，阳经属腑络脏。这样每条经脉都与相表里的脏腑发生联系，三阴三阳的经脉之间也具有了表里之间的联系，称之为"表里经"。实际上，有的经脉不仅属络脏腑，还循行到某些脏腑，以增强关联。

另外，十二经脉的循行方向也遵循一定的规律。手三阴经循行从胸到手，然后手三阳经从手到头，足三阳经从头到足，足三阴经从足再回到胸腹部，如此十二经脉便完成了一个大循环。实际上，在这个大循环内还包含着三个小循环，也就是说每四条经脉依次循行后便又回到原来的起点，然后紧接着又开始下一个四条经脉的小循环，经过三个以后，便完成了所有十二条经脉的循行，从而构成了一个大的循环。

十二经脉的流注交接次序是从手太阴肺经开始，到足厥阴肝经结束（所谓"肺大胃脾心小肠，膀肾包焦胆肝脏"），然后转入下一个循环，如此往复，所谓"如环无端"。手太阴肺经起于中焦，中焦是脾胃生化之所，气血生化之源，通过手太阴肺经将气血输送至经脉之中，运行全身。

同时，十二经脉在体内与脏腑之间还有着密切的关系，这种经脉与脏腑之间明确的属络表里联系称为络属关系。

阴经属脏络腑；阳经属腑络脏；脏为阴主里，腑为阳主表，脏腑相表里。一经配一脏（腑），一脏配一腑，阴阳配对，这样就形成了脏腑阴阳经脉的属络表里关系。如手太阴肺经属肺络大肠，与手阳明大肠经相表里；手阳明大肠经属大肠络肺，与手太阴肺经相表里。余如此类推。

在体内，十二经脉除与脏腑有特定配属关系外，还与相关脏腑有联系；在头身，十二经脉还与其循行分布部位的组织器官有着密切的联络。临床上辨证分经、循经取穴，以此为依据。（见表1-1）。

表1-1　十二经脉与脏腑器官联络表

经脉名称	联络的脏腑	联络的器官
手太阴肺经	属肺，络大肠，环循胃口	喉咙
手阳明大肠经	属大肠，络肺	入下齿中，挟口、鼻
足阳明胃经	属胃，络脾	起于鼻，入上齿，环口挟唇，循喉咙
足太阴脾经	属脾，络胃，流注心中	挟咽，连舌本，散舌下
手少阴心经	属心，络小肠，上肺	挟咽，系目
手太阳小肠经	属小肠，络心，抵胃	循咽，至目内外眦，入耳中，抵鼻
足太阳膀胱经	属膀胱，络肾	起于目内眦，至耳上角，入络脑
足少阴肾经	属肾，络膀胱，上贯肝，入肺中，络心	循喉咙，挟舌本
手厥阴心包经	属心包，络三焦	
手少阳三焦经	属三焦，络心包	系耳后，出耳上角，入耳中，至目锐眦
足少阳胆经	属胆，络肝	起于目锐眦，下耳后，入耳中，出耳前
足厥阴肝经	属肝，络胆，挟胃，注肺	过阴器，连目系，环唇内

四、经络的组成

经络，"经"，有路径的含义，为直行的主干；"络"，有网络的含义，为侧行的分支。经络概指经脉和络脉，是人体气血运行的通路。其中经脉以上下纵行为主，是经络的主体部分；络脉从经脉中分出侧行，是经络的细小部分。《灵枢·脉度》指出："经脉为里，支而横者为络，络之别者为孙。"经络纵横交错，如同一巨大的网络遍布我们人体全身，将身体各部组织、器官联结成为一个有机的密不可分的整体。由经脉与络脉相互联系、彼此衔接而构成的体系称为经络系统，其中经脉包括十二正经、奇经八脉以及附属于十二经脉的十二经别、十二经筋、十二皮部，络脉包括十五络脉及难以计数的浮络和孙络等细小的络脉结构。

1. 十二经脉

十二经脉是经络系统的主干，又称为正经，即包含手足三阳经和手足三阴经，合称"十二经脉"，是人体气血运行的主要通道，对称地分布于人体的两侧。互为表里的两条经脉在四肢末端交接，并分别络属于互为表里的脏腑；且十二经脉中运行的气血是循环流注的，形成首尾相贯、如环无端的循环状态。

肺经

全称为手太阴肺经，起始于人体中焦，属肺脏、络大肠；在人体的外行线起始于侧胸上部，循行于上肢内侧前缘，终止于拇指桡侧端；其分支从腕后分出，终止于食指桡侧端。

当肺经发生疾病时，有脏腑病和经脉病之分。脏腑病的主要症状：咳喘，上气，烦心，肺胀满，小便数而欠；经脉病的主要症状：胸满，缺盆痛，臑臂内前廉痛厥，掌中热。

心包经

全称为手厥阴心包经，起始于胸中，属心包，络于上、中、下三焦；在人体的外行线从胸中分出，出胁部向上至腋窝下，沿上肢内侧中线入肘，过腕部，入掌中，沿小指桡侧至末端；另一分支从掌中分出，沿无名指尺侧至末端。

当心包经发生疾病时，主要表现为手心热，肘臂屈伸困难，腋下肿，胸胁胀闷，心痛，心烦，面红，目黄，喜怒无常等。

心经

全称为手少阴心经，起始于心中，属心、络小肠；在人体的外行线从心系出来，退回上行经过肺，向下浅出腋下，沿上肢内侧后缘，过肘中，经掌后进入掌中，沿小指桡侧至末端。

当心经发生疾病时，有脏腑病和经脉病之分，脏腑病的主要症状：心痛，嗌干，口渴；经脉病的主要症状：目黄，胁痛，臑臂内后廉痛厥，掌中热。

大肠经

全称为手阳明大肠经，起始于食指桡侧端，属大肠、络肺。

在人体的外行线起始于食指桡侧端，经过手背行于上肢伸侧前缘，上肩，至肩关节前缘，向后与督脉在大椎穴处相会，再向前下行入锁骨上窝，进入胸腔，其分支从锁骨上窝上行，经颈部至面颊，入下齿中，出夹口，左右交叉于人中，至对侧鼻翼旁。

当大肠经发生疾病时，主要表现为头、面、耳、鼻、喉部疾患及热病，如：口干，鼻塞，衄血，齿痛，颈肿，喉痹，肩前、臂及食指痛，肠绞痛，肠鸣、泄泻。

三焦经

全称为手少阳三焦经，起始于无名指末端，属三焦、络心包。在人体的外行线起于无名指末端，循两指之间至手腕，循臂外两骨之间，上肘，循上臂到肩；其分支，从膻中，上出缺盆，上项于耳后，直向上出耳上角，从耳后入耳中，循耳前，交面颊，至内眼角。

当本经发生疾病时，主要表现：耳聋，耳鸣，咽喉肿痛，汗出，腮肿，耳后、肩、肘、臂部本经脉过处疼痛等。

小肠经

全称为手太阳小肠经，起于手小指外侧末端，属小肠、络心。在人体的外行线起于小指外侧末端，沿着手掌边上行至腕关节，直行向上沿着前臂外侧后缘到达肘关节内侧，向上沿着上臂内侧后缘到达肩关节部，绕行于肩胛，与诸阳经交会于肩上至大椎穴处；其分支从缺盆穴处分出，沿颈侧向上达面颊，行至外眼角，折返进入耳中；另一分支从面颊部分出，上行至眼眶下方，抵达鼻旁，行至内眼角。

当本经发生疾病时，主要表现：小腹胀痛，痛连腰部，少腹痛牵引睾丸，咽痛，耳聋，目黄，颌颊部肿痛，肩臂外侧后缘疼痛，大便泄泻，或腹痛有燥屎，便闭不通等。

脾经

全称为足太阴脾经，起始于足大趾内侧端，属脾、络胃。在人体的外行线起于足大趾内侧末端，沿足内侧赤白肉际，上行过内踝的前缘，沿小腿内侧正中线上行，在内踝上8寸处，交出足厥阴肝经之前，上行沿大腿内侧前缘，进入腹部，属脾，络胃。

当本经发生疾病时，主要表现：腹胀，便溏，下痢，胃脘痛，嗳气，身重无力，舌根强痛，下肢内侧肿胀等。

肾经

全称为足少阴肾经，起始于足小指之下，属肾、络膀胱。在人体的外行线起于足小指之下，斜走足心，循内踝之后，别入足跟中，以上小腿，出腘窝内侧，上股内后侧，贯脊属肾，络膀胱。

当本经发生疾病时，主要表现：月经不调，阴挺，遗精，小便不利，水肿，便秘，泄泻等。

肝经

全称为足厥阴肝经，起于足大趾爪甲后丛毛处，属肝、络胆。在人体的外行线起于足大趾爪甲后丛毛处，沿足背内侧向上，经过内踝前1寸处，上行小腿内侧，至内踝上8寸处交出于足太阴脾经的后面，至膝内侧沿大腿内侧中线，进入阴毛中，环绕过生殖器，至小腹。

当本经发生疾病时，主要表现：腰痛不可以俯仰，胸胁胀满，少腹疼痛，疝气，颠顶痛，咽干，眩晕，口苦，情志抑郁或易怒。

胃经

全称为足阳明胃经，起始于鼻翼旁，属胃、络脾。在人体的外行线起于鼻翼旁，挟鼻上行，左右侧交会于鼻根部，旁行入目内眦，向下沿鼻柱外侧，入上齿中，还出挟口两旁，环绕嘴唇，在颏唇沟承浆穴处左右相交，退回沿下颌骨后下缘到大迎穴处，沿下颌角上行过耳前，沿发际，到额前；其分支从缺盆出体表，沿乳中线下行，挟脐两旁，下行至腹股沟外的气街穴；另一分支从腹部下行到气街穴，与直行之脉会合，而后下行大腿前侧，至膝膑沿下肢胫骨前缘下行至足背，入足第二趾外侧端。

当本经发生疾病时，主要表现：肠鸣腹胀，腹痛，胃痛，腹水，呕吐或消谷善饥，口渴，咽喉肿痛，鼻衄，胸部及膝膑等本经循行部位疼痛，热病，发狂、胃火等。

胆经

全称为足少阳胆经，起始于外眼角，属胆、络肝。在人体的外行线起于外眼角，向上到达额角，下行至耳后，外折向上行，经额部至眉上，复返向耳后，再沿颈部侧面行于手少阳三焦经之前，至肩上向下进入缺盆部；其分支从耳后分出，经手少阳的翳风穴进入耳中，过手太阳经的听宫穴，出走耳前，至眼外角的后方；其分支从缺盆分出，向下至腋窝，沿胸侧部，经过季胁，下行至髋关节部，再向下沿大腿外侧，出膝关节外侧，行于腓骨前面，直下至腓骨下段，再下到外踝的前面，沿足背部，进入足第四趾外侧端。

当本经发生疾病时，主要表现：头痛，额痛，目眩，目外眦痛，缺盆部肿痛，腋下肿痛，胸胁、股及下肢外侧痛，足小趾、次趾活动不利，口苦，胁肋疼痛，善叹气，恼怒，惊悸，虚怯，失眠。

膀胱经

全称为足太阳膀胱经，起始于内眼角，属膀胱、络肾。在人体的外行线起于内眼角上达额部，左右交会于头顶部；其分支从头顶部分别向后行至枕骨处，进入颅腔，络脑，回出分别下行到项部，下行交会于大椎穴，再分左右沿肩胛内侧，脊柱两旁，到达腰部，进入脊柱两旁的肌肉；其分支从腰部分出，沿脊柱两旁下行，穿过臀部，从大腿后侧外缘下行至腘窝中；另一分支从项分出下行，经肩胛内侧，下行至髀枢，经大腿后侧至腘窝中与前一支脉会合，然后下行穿过腓肠肌，出走于足外踝后，沿足背外侧缘至小趾外侧端。

当本经发生疾病时，主要表现：恶寒，发热，鼻塞，鼻衄，头痛，目痛，项背、腰、臀部及下肢后侧疼痛，足小趾麻木不用，少腹胀满，小便不利，遗尿。

2. 奇经八脉

奇经，是十二经以外的经脉。"奇"有"异"的意思，即奇特、奇异。奇经八脉，包括督脉、任脉、冲脉、带脉、阴维脉、阳维脉、阴跷脉、阳跷脉共八条，故称奇经八脉。

奇经八脉与十二正经不同，不直接隶属于十二脏腑，也无表里配偶关系，但与奇恒之腑（脑、髓、骨、脉、胆、女子胞）联系密切，故称"奇经"，也称"别道奇行"的经脉。奇经八脉中的督脉、任脉、冲脉皆起于胞中，同出于会阴，称为"一源三歧"。督脉可调节全身阳经脉气，故称"阳脉之海"；任脉可调节全身阴经脉气，故称"阴脉之海"；冲脉可涵蓄调节十二经气血，故称"十二经之海"，又称"血海"。

奇经八脉是十二经气血过多时满溢出来所行的通路，好像放水的支路一样，若比喻十二经脉为江河，奇经八脉则犹如湖泊。同时，奇经八脉的循行路线并不与十二经同，而是分道而行。虽然，奇经八脉是十二经以外的奇经，但十二经却都有一个穴位，作为与奇经八脉相联系的据点，进而产生相互联系。

奇经八脉除带脉横向循行外，均为纵向循行，纵横交错地循行分布于十二经脉之间。奇经八脉的主要作用体现在两方面：其一，沟通了十二经脉之间的联系，将部位相近、功能相似的经脉联系起来，起到统摄有关经脉气血、协调阴阳的作用；其二，对十二经脉气血有着蓄积和渗灌的调节作用。

奇经八脉具体的循行分布和功能见表 1–2。

表 1–2　奇经八脉循行分布和功能

脉　名	循行分布概况	功　能
任　脉	腹、胸、颏下正中，总任六阴经	调节全身阴经经气，故称"阴脉之海"
督　脉	腰、背、头面正中，总督六阳经	调节全身阳经经气，故称"阳脉之海"
带　脉	起于胁下，环腰一周，状如束带	约束纵行躯干的诸条经脉
冲　脉	与足少阴经相并上行，环绕口唇，且与任、督、足阳明等有联系	涵蓄十二经气血，故称"十二经之海"或"血海"

脉 名	循行分布概况	功 能
阴维脉	小腿内侧，并足太阴、厥阴上行至咽喉合于任脉	调节六阴经经气
阳维脉	足跗外侧，并足少阳经上行，至项后会合于督脉	调节六阳经经气
阴跷脉	足跟内侧，伴足少阴等经上行，至目内眦与阳跷脉会合	调节肢体运动，司眼睑开合
阳跷脉	足跟外侧，伴足太阳等经上行，至目内眦与阴跷脉会合	

3. 十二经别

经别，指别行的正经。十二经别，就是指附属于十二经脉的分支，是十二经脉别行分出，深入躯体深部，循行于胸、腹及头部的经脉，是十二经脉中最重要的支脉。其主要作用是加强表里经脉深部的联系，以补正经在体内外循环的不足。

十二经别的分布具有一定的特点，其从四肢肘膝关节上下的正经别出（称为离），经过躯干深入体腔与相关的脏腑联系（称为入），再浅出体表上行至头、项（称为出），在头项部，阳经经别合于本经经脉，阴经经别合于其相表里的阳经经脉（称为合），由此将十二经别汇合成六组，称为"六合"。

其中足太阳、足少阴经别从腘部分出，入走肾与膀胱，上出于项，合于足太阳膀胱经；足少阳、足厥阴经别从下肢分出，行至毛际入走肝胆，上系于目，合于足少阳胆经；足阳明、足太阴经别从髀部分出，入走脾胃，上出鼻頞，合于足阳明胃经；手太阳、手少阴经别从腋部分出，入走小肠与心，上出目内眦，合于手太阳小肠经；手少阳、手厥阴经别各从其正经分出，进入胸中，入走三焦和心包，上出耳后，合于手少阳三焦经；手阳明、手太阴经别各从正经分出，入走肺与大肠，上出缺盆，合于手阳明大肠经。

同时，阳经的经别在进入胸、腹之后都同其经脉所属络的脏腑发生联系，足三阳的经别还都经过心而上循头部；手三阴的经别从腋部进入内脏后，都经过喉咙而上达头面。

4. 十五络脉

十二经脉和任、督二脉各自别出一络，加上脾之大络，共计15条，称为十五络脉，分别以十五络所发出的穴位命名。

十二经的别络均从本经四肢肘膝关节以下的络穴分出，走向其相表里的经脉，即阴经别走于阳经，阳经别走于阴经，加强了十二经中表里两经的联系，沟通了表里两经的经气，补充了十二经脉循行的不足。

十二络脉由相应络穴分出后其分布特点为：①一支向下走向与本经脉阴阳表里相合的经脉，而达四肢末端，加强了阴阳经脉表里相合的关系；②另一支向上走在本经脉循行部位的浅层，可到达头面部，也可进入胸腹腔走在脏腑之间。

任脉、督脉的别络以及脾之大络主要分布在头身部。任脉的别脉从鸠尾分出后散布于腹部；督脉的别络从长强分出后散布于头，左右别走足太阳经；脾之大络从大包分出后散布于胸胁，分别沟通了腹、背和全身经气。此外，还有从络脉分出的浮行于浅表部位的浮络和细小的孙络，遍及全身，难以计数。

这样全身的浮络、孙络都归属于十五络脉，将气血运送到人体各个部位，既起到了网络周身、联系内外左右前后的作用，又可完成滋润荣养身体的正常生理功能。

5. 十二经筋

十二经筋，是十二经脉所联系的筋肉系统，是十二经脉之气结聚于筋肉关节的外周连属部分。"筋"，是肌肉的总称，《说文解字》解释作"肉之力也"，"力"是"筋也"，说明筋是能产生力量的肌肉；而"腱"是"筋本"，是筋附着于骨骼的部分。经筋的活动有赖于十二经脉气血的濡养和调节，全身筋肉按十二经脉分布划分为十二组肌肉群，以手足三阴三阳名之为十二经筋。具有联结肢体骨肉，维络周身，主司关节运动的作用。

十二经筋的分布具有一定的规律：十二经筋均起于四肢末端，上行于头面胸腹部。每遇到骨节部位则结于或聚于此，遇胸腹壁或入胸腹腔则散于或布于该部而成片，但与脏腑无属络关系。三阳经筋分布于项背和四肢外侧，三阴经筋分布于胸腹和四肢内侧。足三阳经筋起于足趾，循股外上行结于面；足三阴经筋起于足趾，循股内上行结于腹；手三阳经筋起于手指，循臑外上行结于头；手三阴经筋起于手指，循臑内上行结于胸。

6. 十二皮部

皮部，是指体表的皮肤按经络循行分布部位的分区。《素问·皮部论》："皮者，脉之部也。邪客于皮则腠理开，开则邪入客于络脉，络脉满则注于经脉，经脉满则入舍于腑脏也。"由于正经有十二条，所以体表皮肤亦相应地划分为十二个部分，称之为"十二皮部"。可以说，皮部是十二经脉在体表的分布范围。同时，皮部不仅是经脉的分区，也是别络的分区，它同别络，特别是浮络更有密切的关系。《素问·皮部论》又说："凡十二经络脉者，皮之部也。"因此，十二皮部就是十二经脉及其所属络脉在皮表的分区，也是十二经脉之气的散布所在。

十二皮部位居人体最外层，是身体的卫外屏障，有保卫机体、抗御外邪的作用和功能。当机体卫外功能失常时，病邪可通过皮部深入络脉、经脉以至脏腑。反之，当机体内脏有病时，亦可通过经脉、络脉而反映于皮部，根据皮部的病理反应而推断脏腑病证。所以皮部又有反映病候的作用。例如中医针灸临床常用的皮肤针（七星针、梅花针）、皮内针、穴位贴药治疗等均是通过皮部与经脉络脉乃至脏腑气血的沟通和内在联系而发挥作用的。

五、经络的作用

经络纵横交错，如同一巨大的网络遍布我们人体全身，将身体各部组织、器官联结成为一个有机的密不可分的整体。我们身体的经络主要发挥着三大功能。

1. 联系脏腑、沟通内外

人体的五脏六腑、四肢百骸、五官九窍、皮肉筋骨等组织器官，之所以能保持相对的协调与统一，完成正常的生理活动，是依靠经络系统的联络沟通而实现的。经络中的经脉、经别与奇经八脉、十五络脉，纵横交错、入里出表、通上达下，联系人体各脏腑组织；经筋、皮部联系肢体筋肉皮肤；浮络和孙络联系人体各细微部分。这样，经络将人体形成了一个统一的有机整体。

经络的联络沟通作用，反映出经络具有传导功能。体表感受病邪和各种刺激，可传导于脏腑；脏腑的生理功能失常，亦可传导于体表。这些都是经络作用所为。

2. 运行气血、营养全身

气血是人体生命活动的物质基础，全身各组织器官只有得到气血的营养才能完成正常的生理功能。经络是人体气血运行的通道，能将营养物质输布到全身各组织脏器，使脏腑组织得以营养，筋骨得以濡润，关节得以通利。

3 抗御病邪、保卫机体

营气行于脉中，卫气行于脉外。经络"行血气"而使营卫之气密布周身，在内和调于五脏、洒陈于六腑，在外抗御病邪，防止内侵。外邪侵犯人体由表及里，先从皮毛开始。卫气充实于络脉，络脉散布于全身、密布于皮部，当外邪侵犯机体时，卫气首当其冲发挥其抗御外邪、保卫机体的屏障作用。

六、穴位的由来

穴位，是古人在长期同疾病做斗争的实践过程中，陆续发现并逐步积累起来的。起初，古人发现在有病痛或发病部位的局部进行按摩、针刺、艾灸、熨烫等干预后，能够对疼痛不适起到一定的缓解或治疗作用，即哪里有病痛就在哪里治疗，因此在当时，既没有固定的部位，也没有所谓的穴名，就是简单地以病痛处作为"砭灸处"，《内经》称之为"以痛为腧"。（图1-4，图1-5）

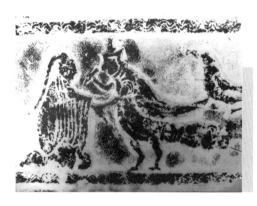

图1-4 汉画像石上的砭刺图，一半人半鸟神物，手握砭石刺向病人身体。这种半人半鸟的形象，来源于原始社会的图腾崇拜和关于针砭起源的传说

（山东省微山县两城山出土）

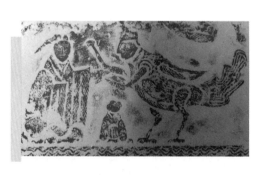

（山东省微山县两城山出土）

图1-5 汉画像石上的针刺图，神医手握较细的医针为病人治疗，病人头部与肩部还有阴刻细纹，表示留针

有时，古人通过一些无意识的、偶然的现象，发现在距离病痛较远的某个部位被误伤后，反而能够缓解或治好病痛。譬如：误伤大指末端外侧出血后，却使原来咽喉部的疼痛大减，经过反

复实践，古人认识到在这个部位刺血可以治疗咽喉疼痛，因此该位置被确定，并在以后的实践中被加以应用。这时，穴位的雏形逐渐形成。

有时，古人在进行身体检查时，发现按压某个部位，患者感到特别疼痛，经过长期的实践观察，渐渐认识到身体表面的某些部位与某些疾病之间有着特殊的内在联系，于是当以后再有人得这些疾病时，就会在这些部位检查压痛点并进行相应的治疗。

古人在进行身体检查时，发现在按压某些部位后，患者不是感到疼痛，而是感到特别舒服；同时在砭刺这些部位后，患者的疾病也可随之获得缓解，即《内经》所说的"按之快然乃刺之"和"应在中而痛解"。这些部位就会被古人记录下来，并在日后的临床实践中反复使用和验证。

此外，穴位的形成可能还与古人的脉诊活动有一定的关系。古人诊脉，有三部九候之说，即除了现在最常用的寸口诊脉法之外，还要诊察颈部、足部的脉动。古人在对四肢末端的脉搏活动进行观察时发现：远端的一些部位发生疾病时，可导致四肢末端一定部位脉搏的改变，此时如果在脉诊的部位进行针刺、艾灸等刺激，可产生一定程度的治疗作用，因此这些曾经诊脉的部位也就变成了治疗的穴位。

随着时间的推移，上面所述的现象出现得越来越多，古人所总结、归纳的穴位也不断增加，有关穴位的理论知识也逐渐形成、发展；同时经过长期大量的医疗实践，人们对穴位部位特点和治疗范围的认识得到了更进一步加深，不仅确定了位置，明确了主治，而且赋予了名称，在此基础上后又进行了系统的分类，于是渐渐发展至我们今天看到的穴位。

七、穴位的作用

穴位作用的发现和发展是个渐进积累的过程。经历了感性认识和理性认识两个阶段。感性认识阶段即穴位的萌芽时期，仅是古人在人体四肢和躯干部发现一些敏感点和压痛点，并用以治疗简单的疾病。理性认识阶段，即随着经验的不断积累，更多的穴位被发现，并逐步确定了固定的名称和位置，进而对穴位进行系统分类，发展成为我们现在所学的穴位。即穴位的发展大致经历了无定位、无定名，定位、定名及系统分类阶段。

在战国中期以前的相关著作中，没有穴位的相关记载，当时治疗疾病主要是按各经的主治病证在经脉循行的部位上泛泛施灸，并没有严格准确的定位。虽然西汉名医淳于意（图1-6）的医案中有关于刺灸方法的记录，但也仅是提及经脉名称，并没有穴位的名称。

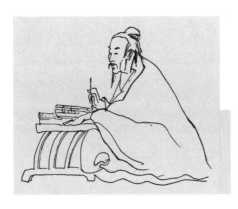
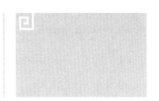

图1-6　淳于意画像

扁鹊以针刺法治疗虢太子"尸厥"，是迄今有关人体穴位的最初记载。直到西汉前期，穴位在针灸疗法中的地位仍不是十分重要，这一现象在经典中医典籍《素问》《灵枢》中均有所体现，两书中在提及刺、灸疗法的具体治则时，约有一半的文字只提经脉，不提穴位。这种现象直到东汉时期才出现根本的转变，之后，穴位的数量迅速增加，并有了具体的名称和准确的定位。并随着对经络以及穴位主治作用认识的不断深化，古代医家对穴位的主治作用进行了归类，并与经络相联系，说明穴位不是体表孤立的点，而是与经络脏腑相通。

穴位发展的另一规律是从肢端向躯干不断增加，穴位的这种认识方法和针具的发展密切相关。《素问》和《灵枢》两本医书中所使用的穴位，主要集中在膝、肘关节以下的肢体表浅部位。后世针灸学著作记载的胃经穴位共计45个（《明堂孔穴针灸治要》已记载42个），而在《灵枢》中只使用了膝关节以下的10个穴位和颈部以上的6个穴位，未见使用躯干部及大腿的穴位。这种现象可能由当时所使用的针具较为粗糙，不适于在躯干部施以较深的刺法所决定的。只有当制针技术达到一定水平，才有可能不断加大针刺的深度，不断扩大针刺的范围，即穴位从四肢向胸腹部发展。从早期穴位分布的特点和当时广泛使用刺络放血的针法看，我国针灸疗法使用"尖如蚊虻喙""长三寸六分"针灸针的时间并不会太早，很可能是在西汉后期才得到普遍应用的，因此，这也是《明堂孔穴针灸治要》中不仅躯干部位的穴位大量增加，而且出现了针刺深度规定的原因。

最终，穴位的作用在古人长期的观察与积累过程中，最终成熟化、系统化。即认识到穴位是人体脏腑经络之气输注于体表的部位；穴位的主要作用是输注脏腑经络气血，沟通体表与体内脏腑的联系；穴位既是针灸治疗疾病的刺激点，也是疾病的反应点；穴位并不是孤立于体表的点，而是与深部组织器官有着密切联系、互相输通的特殊部位。

八、穴位的数目

人体的穴位，是我国历代医家在与疾病做斗争的实践中陆续发现和积累起来的，经历了不定位、不定名的阿是穴，最后成为公认的具有定位、定名、定经特点的十四经穴。其数目发展由少到多。

成书于战国时代的《黄帝内经》一书，简称《内经》，是我国现存最早的经典医籍（图1-7），该书论及了穴位的部位、名称、分经、主治等内容，为穴位学的形成与发展奠定了基础。该书记载穴位有365个。而校对结果显示实际所载经穴数为160个，与所说之数相差205穴。

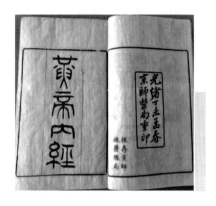

图 1-7　《黄帝内经》书影

斋藏板

晋代皇甫谧（图1-8）根据《素问》《针经》《明堂孔穴针灸治要》编纂而成《针灸甲乙经》（简称《甲乙》），这是我国现存最早的针灸专著（图1-9）。全书共十二卷，一百二十八篇，其中七十余篇专讲穴位方面的内容。该书对穴位的顺序进行了整理，头面躯干以分区划线排列，四肢以分经排列。本书连同增补的穴位共计349个。

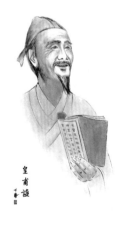

图 1-8　皇甫谧画像

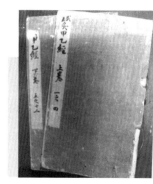

图1-9 《针灸甲乙经》书影

　　唐代孙思邈（图1-10）著《备急千金要方》（简称《千金方》）及《千金翼方》（简称《千金翼》）各三十卷，汇集了不少前人著作，是继《灵枢》《针灸甲乙经》之后第三部对针灸学的总结（图1-11）。本书发展了穴位的配伍，收集了大量的经外奇穴，以及便于实践的三里保健灸等，扩大了穴位防治疾病的范围。其绘制了彩色的《明堂三人图》，分别绘成了十二经脉、奇经八脉等，惜已散佚。

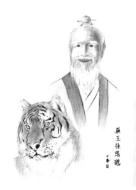

图1-10 孙思邈画像

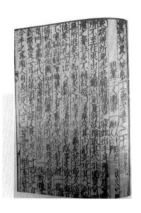

图1-11 《备急千金要方》书影

宋代王惟一（图 1-12）撰著《铜人穴位针灸图经》（简称《铜人》）三卷，本书详载穴位的名称、部位、主治、刺灸等内容，并在个别重要穴位下收载了历代名医针灸治验案例，还绘有十二幅十二经经穴图谱，由当时官府刊行。翌年由王惟一等铸制了我国最早的针灸铜人模型作为教具，为学习针灸提供了方便，给后世针灸教学树立了典范。用铜人考试医生的方法，一直沿袭到明代，对提高针灸的教学效果，做出了杰出的贡献。还将《铜人》刻于石碑上，昭示于众，以便学者观摩（图 1-13）。

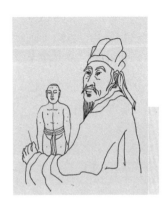

图 1-12　王惟一画像

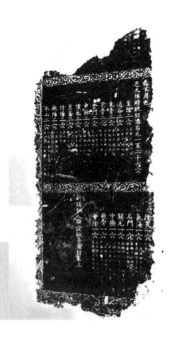

图 1-13　《铜人腧穴针灸图经》碑拓

元代滑伯仁著《十四经发挥》（简称《发挥》）三卷，始将任、督二脉与十二经脉合称为十四经。又承《圣济总录》（简称《圣济》）、《金兰循经》的先例，把全身经穴按《灵枢·经脉》循行顺序排列，称"十四经穴"。本书提及穴位多达354个，且全部分属于十四经脉，该种循经取穴方法是滑氏的一大发明，一直为后世针灸医生所遵从。（图1-14）

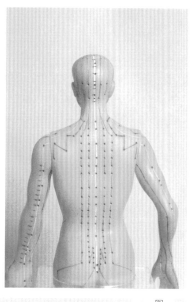

图1-14 十四经穴

明代杨继洲撰《针灸大成》（简称《大成》）十卷，汇集了明代以前针灸医籍中之精华，是一部总结性的针灸著作（图1-15）。该书对穴位主治各证，分门别类加以论述，颇为详尽，又列举了辨证选穴的范例，充实了针灸辨证论治内容，并附有针灸治疗医案，为后人所借鉴。

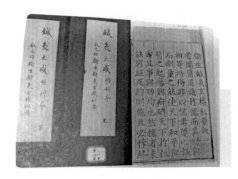

图 1-15 《针灸大成》书影

清代针灸不如明代昌盛，在医界重药轻针的情况下，李学川提出针灸与方脉可以左右逢源，因此撰《针灸逢源》（简称《逢源》）六卷，他将历代针灸医籍中所载十四经经穴数目收集了 361 个，并一直沿用。

中华人民共和国成立至今，针灸事业得到了大力发展，为了促进针灸教育的规范及国内外针灸学术交流，国家制定并颁布了《经穴部位标准》（GB/T 12346-1990），十四经经穴数目沿用 361 个。为了适应针灸学发展，该标准得到进一步修订与更新，2006 年颁布的中华人民共和国国家标准《腧穴名称与定位》（GB/T 12346-2006）将穴位数目从 361 个调整至 362 个，并一直沿用至今（图 1-16）。

世界卫生组织目前沿用 2009 年西太区颁布的穴位定位标准，其穴位数目仍为 361 个（图 1-17）。

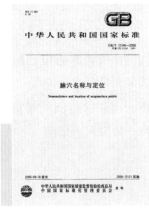

图 1-16 《腧穴名称与定位》（GB/T 12346-2006）

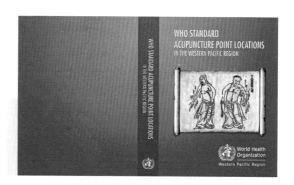

图1-17　西太平洋
地区标准—2009

九、穴位的分类

随着古人临床实践的增加，经验的丰富，对于穴位的运用也逐渐增多，对其认识也就相应地深刻。在穴位不断增多的过程之中，古人发现某些穴位具有共同的特性或特征，故将之归为一类，便于学习与运用。经过不断发展和完善，目前广为接受和流传的穴位分类为十四经穴、经外奇穴、阿是穴、耳穴四大类。

十四经穴

十四经穴，是指具有固定的名称和位置，且归属于十二经和任脉、督脉的穴位。这类穴位具有主治本经和所属脏腑病证的共同作用，因此，归纳于十四经脉系统中，简称"经穴"。十四经穴共有 361 个，是穴位的主要部分。

经外奇穴

是指既有一定的名称，又有明确的位置，但尚未归入或不便归入十四经系统的穴位。这类穴位的主治范围比较单纯，多数对某些病证有特殊疗效，因而未归入十四经系统，故又称"经外奇穴"。历代对奇穴记载不一。目前，国家技术监督局批准发布的《经穴部位》，对 48 个奇穴的部位确定了统一的定位标准。

阿是穴

是指既无固定名称，亦无固定位置，而是以压痛点或其他反应点作为针灸施术部位的一类穴位。又称"天应穴""不定穴""压痛点"等。唐代孙思邈《备急千金要方》载："有阿是之法，言人有病痛，即令捏其上，若里当其处，不问孔穴，即得便快成痛处，即云阿是，灸刺皆验，故曰阿是穴也。"阿是穴无一定数目。

耳穴

耳穴，是指分布于耳郭上的穴位。耳与脏腑经络有着密切的关系，当内脏或躯体有疾病时，往往会在耳郭的一定部位出现压痛，或出现丘疹、脱屑、变色等改变。耳穴的名称是根据脏腑组织反应在耳郭上的相应部位而命名的，其分布有一定的规律，与头面相应的穴位在耳垂，与上肢相应的穴位居耳舟，与躯干和下肢相应的穴位在对耳轮体部和对耳轮上、下脚，与内脏相应的穴位集中在耳甲（耳穴的分布如同倒置胚胎）。

十、穴位的命名

穴位又称为腧穴，是人体脏腑经络气血出入体表的部位。腧与"输"通，有转输的含义，简作俞，《说文解字·舟部》："俞，空中木为舟也。"本义是把空心树干当作船，用以载人。《说文解字·舟部》："舟，船也……以济不通。"因此，"俞"可以引申为输注、转输。"穴"即孔隙的意思，原义为"土室"，引申为孔隙、空窍、凹陷处。穴位在《内经》中又称"穴俞""节""会""空""气穴""气府""骨空"，《素问·气府论》解释穴位为"脉气所发"，《灵枢·九针十二原》则言"所言节者，神气之所游行出入也，非皮肉筋骨也"，《针灸甲乙经》征引《明堂孔穴针灸治要》称之为"孔穴"，后《千金要方》又载"凡孔穴在身，皆是脏腑荣卫血脉流通，表里往来，各有所主"，《太平圣惠方·针经》称为"穴道"，《铜人腧穴针灸图经》称之为"腧穴"，《神灸经纶》则称之为"穴位"。

穴位之名，源出远古，在《内经》成书的先秦时期即已奠基，至战国时方渐趋完整。先贤博览哲学、天文、气象、地理、音律，以及人体解剖等知识，结合穴位特性，命名了当时所有的穴位，即所谓"气穴所发，各有名处"（《素问·阴阳应象大论》）。穴位的名称均有一定的含意。如《千金翼方》指出："凡诸孔穴，名不徒设，皆有深意。"历代医家以穴位所处部位和作用为基础，根据阴阳五行、脏腑气血、经脉流注、骨度分寸以及结合自然界现象、乐器音律、土木建筑等，用取类比象的方法对穴位进行命名。古人对于穴位的命名几乎是上察天文，下知地理，中通人事，远取诸物，近取诸身，遵循着一定的方法和一定的依据。

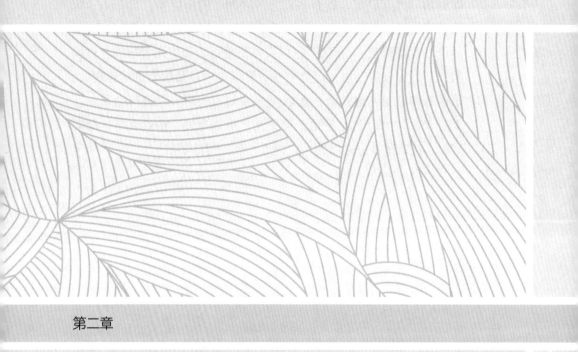

第二章

穴位的文化内涵

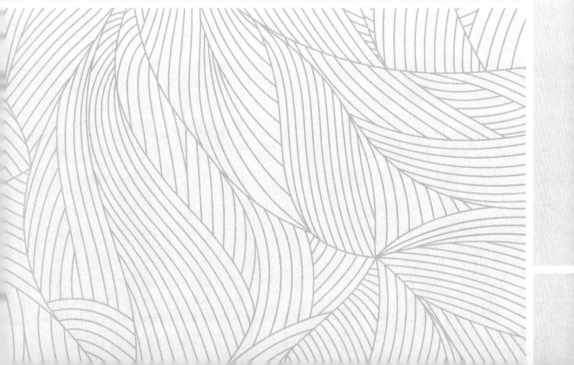

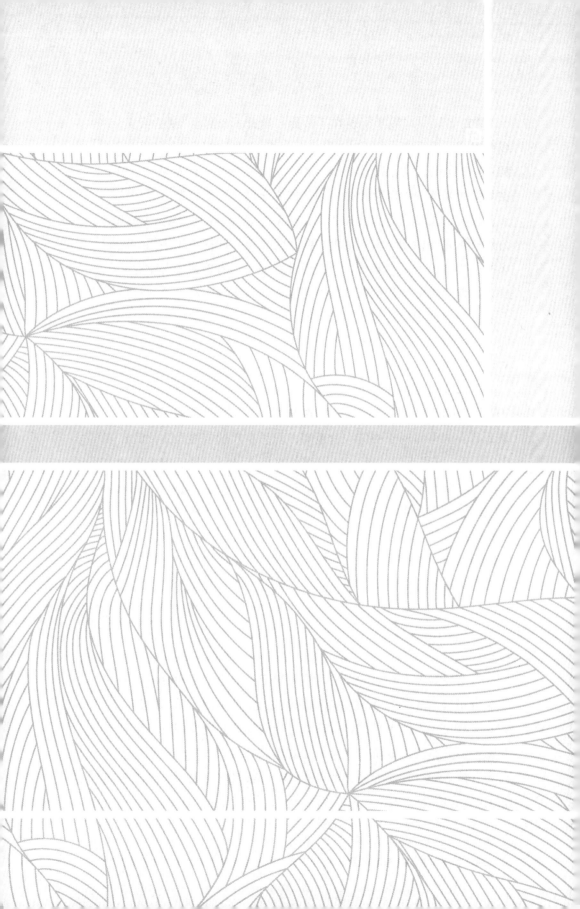

"文化"一词最早出现在《易传·贲卦·彖辞》"观乎天文,以察时变;观乎人文,以化成天下"。可见,"人文"是与"天文"相对应的范畴,文化则是"人文化成""文治教化"的意思。中华文化博大精深,中医文化是中国传统文化的重要组成部分,传统文化中的人文学科和人文知识,如阴阳、五行、哲学等,与传统自然科学知识,如天文、地理,以及医疗等共同构成了中医学庞大的文化背景和理论基础,可以说没有一门学科能像中医学这么全方位地涵盖中国传统文化的方方面面。其中,中医针灸穴位的命名无不包含中国传统文化的天文、地理、阴阳等哲学概念,同时穴位的分布、定位和命名亦无不体现着整体观念、天人合一、对称平衡等智慧的影响。

　　在穴位的命名过程中,有些穴位包含诸多人文意义,可归属于不同分类下。如,天府穴,单纯从穴位"府"的字面意思来看,该命名方法可归属于中应人舍范畴;若从本穴的穴性及主治特点来看,取"府"字意指肺为人身诸气之府,又可归属于取类比象范畴。血海穴,"海"字是借用自然界对水的划分,可归属下应地理范畴;用自然界之海来类比人体气血充盈,可归属取类比象范畴;因本穴擅长治疗女性崩漏等血证,血属阴,故又可划分为气血阴阳范畴。因此,在穴位的文化内涵及功用属性分类中,穴位之间有相互重叠的现象。

一、上应天文

　　古人根据天人相应的理论,将人置于天地之间,通过象征的手法分析比对人体的生理功能和病理变化,并以天文知识冠名。如对一些位于人体上部并具有特殊功能的穴位,则按照日月星辰在天空的分布规律以星象、天象之名加以命名。以日月星辰之名命名穴位,如日月、上星、紫宫等;以天象比喻有关穴位的功能和主治,如华盖、太乙、天枢等。

云门穴（LU 2）

【穴位定位】手太阴肺经。本穴位于胸部，锁骨下窝凹陷中，肩胛骨喙突内缘，前正中线旁开6寸。

【穴位内涵】云，山川气也；门，人所出入也。中医认为大地之气向上化为云，天上之气下降成雨，云雨互生，雨出地气，云出天气，自然界的万物通过云雨的变化维持生命。天气通于肺，肺是人体气之本，本穴为肺经的最高处，有高入云端之势，同时肺经由此穴离开胸部行走于上肢，有入脉气所出入的门户，故名云门（图2-1）。

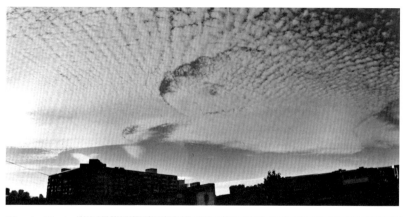

图2-1 云（图片由胡春福提供）

【穴位结构】皮肤，皮下组织，三角肌，锁胸筋膜，喙锁韧带；浅层有锁骨上神经中、后支，第1肋间神经外侧皮支，深层有胸内、外侧神经分支；头静脉，胸肩峰动、静脉。

【穴位主治】咳嗽；气喘；胸痛；肩关节内侧痛。

太乙穴（ST 23）

【穴位别名】太一，泰一，泰乙。

【穴位定位】足阳明胃经。仰卧，在上腹部，脐中上 2 寸，前正中线旁开 2 寸。

【穴位内涵】太，凡言大而以其义形容未尽则作太。乙，天干之第二位，古亦常画"乙"字以示其形或示其终止之义。古"太"与"大"通，"乙"与"一"同，此易学宇宙万物赖一以生之说。又特指北极，北极居中不动，而斗运于外，斗以七星而附着一星，因喻脾胃如太乙居腹中以养先天之意，故名之。又"乙"，曲也。《河图》以中宫为太乙。又古"乙"字于字义为肠，养生家脐下为太一君。二意相同，隐喻太乙为腹中央也。中医以脾为中土，其取意亦与"太乙"或作"大乙""太一"，有至高、至广之义。此穴在"下脘"穴之旁 2 寸，此处近胃之下口，下连于肠，即本穴位于幽门与十二指肠接续处，其状如"乙"字，而太乙，象天地混沌之气；又神名，星名，地名。此处以穴位之所在，及其解剖位置、生理功能与大肠之形象而言。（图 2-2）

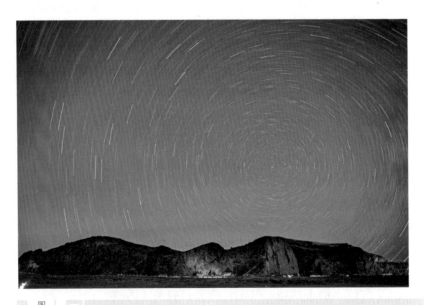

图 2-2 星空图

【穴位结构】肌肉：腹直肌鞘前壁，腹直肌，腹直肌鞘后壁；浅层分布有肋间神经前皮支；深层分布有肋间神经；浅层分布有胸腹壁静脉；深层分布有肋间动脉，腹壁上动、静脉分支与属支。

【穴位主治】腹痛，腹胀，消化不良，腹泻；心烦；癫狂。

天枢穴（ST 25）

【穴位别名】长溪，谷门，长谷，循际，谷明，补元，循元。

【穴位定位】足阳明胃经。仰卧，在腹部，横平脐中，前正中线旁开 2 寸。

【穴位内涵】天，天地；枢，枢机，枢纽。在自然界指天上的枢纽。枢纽，一定是中心位置，在星宿中，北斗七星中的第一颗星就叫天枢，七星在古代天文学中占有重要地位，古人把这七星连起来想象成勺斗形，天枢星以北极星为中心，把天璇星、天枢星连成直线并延长五倍距离，即可找到北极星，北极星是夜空中心，天枢星环绕而行。

在人体指上下半身的枢纽。《内经》中言"腰以上为天，腰以下为地，身体前部就是以肚脐为中心，以对应天地"。该穴在肚脐旁，以肚脐为中心，左右各有一个，如同天上北斗天枢星环绕北极星一般；天枢穴是胃经上的穴位，胃属土，居中焦，五行为土，以天之气论，地位于中心，这个中心在人体就是该穴，因此称为天枢；天枢穴即指人体上下、天地、阴阳之气枢转交合之处，针刺或按揉该穴，可调控人体气机的升降；又因本穴位于肚脐与横结肠、降结肠之间的中心位置，善于促进肠蠕动、辅助肠中水谷气化吸收，体现枢纽之意。

因本穴下内应大小肠且连结管道甚长，故又别名长溪、长谷，又名谷门。

【穴位结构】腹直肌鞘前壁，腹直肌，腹直肌鞘后壁；浅层分布有肋间神经前皮支；深层分布有肋间神经；浅层分布有腹壁浅动、静脉；深层分布有肋间动脉，腹壁上下动、静脉吻合支。

【穴位主治】腹痛，腹胀，肠鸣泄泻，痢疾，便秘，肠痈；热病；疝气；水肿；月经不调。

【医案典故】

《杂病广要》：熙宁四年，予亲老在邵阳，忽患水泻，百药无效，遂灸天枢二穴立止，故述之。(《神巧》)

太白穴（SP 3）

【穴位别名】大白。

【穴位定位】足太阴脾经。仰卧或正坐，平放足底，在跖区，第1跖趾关节近端赤白肉际凹陷中。

【穴位内涵】太，通大；白，白色，西方的颜色。太白也是山名，即终南山。太白也是星名，即太白金星。本穴位于脾经，为脾经原穴，五行属土，比喻土生金之义，故名太白。

【穴位结构】踇趾展肌中；隐神经及腓浅神经分支；足背静脉网，足底内侧动脉及足蹈内侧动脉分支。

【穴位主治】主治脾胃病症。用于胃脘痛，呕吐，腹胀，肠鸣，泄泻，便秘；身重，关节疼痛。

天宗穴（SI 11）

【穴位定位】手太阳小肠经。肩胛骨冈下窝中央凹陷处，约当肩胛冈下缘与肩胛下角之间的上1/3折点处取穴。

【穴位内涵】天，指天空，人身之上部；宗，宗养之意。《会元针灸学》："天宗者，天是上部肩盘骨之边际，宗者，根宗于天部，合覆宗气，故名天宗。"天宗，星名，又统指天象、天神或帝王之宗室，乃众所瞻仰之处。本穴与曲垣、秉风等穴排列如星象，故皆仿取星名以名之，受曲垣、秉风外绕，本穴居中如枢，故称之为"天宗"。治症与曲垣、秉风略同。

【穴位结构】在冈下窝中央冈下肌中；有旋肩胛动、静脉肌支，布有肩胛上神经。

【穴位主治】肩胛酸痛，肩周炎，肩背软组织损伤，肘臂外后侧痛，上肢不举；颈项颊颔肿痛；乳痛，乳腺炎；胸胁支满，咳嗽气喘，咳逆抢心。

秉风穴（SI 12）

【穴位别名】景风。

【穴位定位】手太阳小肠经。肩胛骨冈上窝中央，天宗直上，举臂有凹陷处。

【穴位内涵】本穴出自《针灸甲乙经》。秉，权柄，操持，秉受之意，有遵守的含义；风，天之气，风邪，病邪。古代监察天气风向，以占灾吉，称为秉风政之官。该穴位于肩背部，既可以通行经脉，又可抵御外邪侵袭，是治疗背风邪之权柄所在，凡由风邪引起的痹痛，针刺此穴，风邪可除，因此名为秉风。（图2-3）

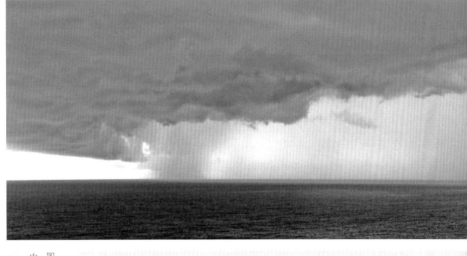

图2-3 风（图片由胡春福提供）

【穴位结构】在肩胛冈上窝中央，表层为斜方肌，再下为冈上肌；有肩胛动、静脉；布有锁骨上神经和副神经，深层为肩胛上神经。

【穴位主治】散风活络，止咳化痰；肩胛疼痛、上肢酸麻等肩胛、上肢病证。

角孙穴（SJ 20）

【穴位定位】手少阳三焦经。在头部，耳尖正对发际处。

【穴位内涵】角，指头角，头骨外出者为角；角星，星座名，二十八宿之一，东方苍龙之首。孙，幼小、微弱之意，凡物之未成及未盛者，皆可称孙。穴当头角未成之处，且有角星之象，又如春气在头、初生而未盛也，故称为角孙。

【穴位结构】耳上肌；耳颞神经分支；颞浅动、静脉耳前支。

【穴位主治】目翳，齿痛，痄腮；偏头痛，项强。

四渎穴（SJ 9）

【穴位定位】手少阳三焦经。在前臂后区，肘尖下 5 寸，尺骨与桡骨间隙中点。

【穴位内涵】四，数名；渎，水之大川。四渎，星座名，星官名，属井宿，共四星，一星在双子座内，三星在麒麟座内。古人认为它们与我国的四条大河对应，即江淮河济为四渎。本穴是手少阳三焦经穴，三焦者决渎之官，水道出焉……决渎者，如四渎入大海，不离其水，百川入海，只江河淮济入海，不变其道，故曰四渎也，意指本穴如同四肢经气运行之川渎。

【穴位结构】指总伸肌和尺侧腕伸肌之间；前臂背侧皮神经，深层有前臂骨间背侧神经；前臂骨间背侧动、静脉。

【穴位主治】呼吸气短，暴耳聋，下齿龋痛。

四满穴（KI 14）

【穴位别名】髓府，髓中，髓海。

【穴位定位】足少阴肾经。仰卧，在下腹部，脐中下 2 寸，前正中线旁开 0.5 寸。

【穴位内涵】四，数名，倍二为四，又通驷，指驷星；满，有盈、溢之义，又指小满节。言地气充盈上与驷星相应，驷通四。此穴在脐下 2 寸，旁开 0.5 寸处，为冲脉、足少阴脉之会穴，是足少阴肾脉在腹部的第 4 穴（横骨、大赫、气穴、四满）。穴处经气充足，满溢以至由此而交于任脉的阴交穴，故名四满。又以其处为大小肠、膀胱、精室之夹隙，受四者严密包壅，故名四满。

本穴与任脉之石门及足阳明经之大巨相平，内应脐下方寸，为全身精气凝聚之处，故本穴别名髓府。髓中、髓海名意与髓府同。

　　【穴位结构】腹直肌鞘前壁，腹直肌；第10、11、12胸神经前支的肌支；浅层布有腹壁浅动、静脉的分支或属支，第10、11、12胸神经前支伴行的动、静脉；深层有腹壁下动、静脉的分支或属支，第10、11、12肋间动、静脉。

　　【穴位主治】月经不调，带下，崩漏，遗精，遗尿，疝气；便秘，腹痛，水肿。

日月穴（GB 24）

　　【穴位别名】神光。

　　【穴位定位】足少阳胆经。仰卧，在胸部，第7肋间隙中，前正中线旁开4寸。

　　【穴位内涵】穴在期门下一寸五分，胆募也。胆者，中正之官，决断出焉，喻决断务求其明，以明察秋毫。"明"字，从日从月，故名日月。（图2-4）

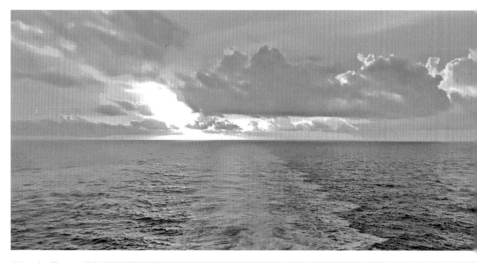

图2-4 日落（图片由胡春福提供）

【穴位结构】腹外斜肌，肋间外肌，肋间内肌；浅层分布有第7肋间神经前皮支；深层分布有第7肋间神经；第7肋间动脉。

【穴位主治】呕吐，吞酸；胁肋疼痛；呃逆；黄疸。

紫宫穴（CV 19）

【穴位定位】任脉。在胸部，当前正中线上，平第2肋间。

【穴位内涵】紫，紫绛之色，紫绛较赤色深暗，为火极之色。心主火，其色赤，故紫宫实指心主。宫，古代对房屋的通称，秦汉以后才特指帝王之宫；古代宫室，前面是堂，后面是室，所以有"登堂入室"之说。走过前面的玉堂就到了紫宫了。穴在华盖（华盖为帝王所用，皇帝上朝，所坐宝座后面的华丽伞盖）下1.6寸处，正当心位，因而得名。

【穴位结构】皮肤，皮下组织，胸大肌起始腱，胸骨体；第2肋间神经前皮支和胸廓内动、静脉的穿支。

【穴位主治】胸胁支满；胸膺疼痛；烦心咳嗽；吐血；呕吐痰涎；饮食不下；支气管炎；胸膜炎；肺结核。

璇玑穴（CV 21）

【穴位定位】任脉。在胸部，胸骨上窝下1寸，前正中线上。

【穴位内涵】穴在天突下一寸中央凹陷处，下临紫宫，上居天位，古喻北斗，又喻权柄、帝位（如晋·葛洪《抱朴子·畅玄》："徘徊茫昧，翱翔希微，履略蜿虹，践踏璇玑。"），故上应天象，下应心君，喻有斗运于天、机运于身之意，故名璇玑。

【穴位结构】胸骨柄上；锁骨上神经前支；胸廓（乳房）内动、静脉的前穿支。

【穴位主治】咳嗽，气喘，胸满痛；喉痹咽肿；胃中有积。

华盖穴（CV 20）

【穴位定位】任脉。在胸部，当前正中线上，平第1肋间。

【穴位内涵】穴在璇玑下一寸凹陷处，主肺疾，肺之为脏，有称五脏之华盖，又因华盖为天上九星之星名，以喻天象，故名华盖。

【穴位结构】皮肤，皮下组织，胸大肌起始，胸骨柄与胸骨体之间（胸骨角）；第1肋间神经前皮支和胸廓内动、静脉的穿支。

【穴位主治】咳嗽；气喘；喉痹；胸痛；支气管炎；支气管哮喘；胸膜炎；喉炎；扁桃体炎；肋间神经痛。

上星穴（GV 23）

【穴位别名】鬼堂，明堂，神堂。

【穴位定位】督脉。仰靠坐位，在头部，前发际正中直上1寸。

【穴名内涵】上，上部也。本穴在额头最高处陷中如豆大，犹如空中的星星悬于天者，故称上星。因其内应大脑之额叶，擅长治疗头痛、癫狂之症，故亦名鬼堂、明堂、神堂也。

【穴位结构】左右额肌交界处；额神经分支；额动、静脉分支，颞浅动、静脉分支。

【穴位主治】头痛，目痛，鼻渊，鼻衄；癫狂，热病，疟疾。

中极穴（CV 3）

【穴位别名】气原，玉泉。

【穴位定位】任脉。在下腹部，脐中下4寸，前正中线上。

【穴位内涵】穴在脐下4寸，足三阴任脉之会。《张衡赋》："垂万象乎列星，仰四览乎中极。"穴应星名，居天之中，因穴在腹部，喻有天体垂布之象，其位居人体上下左右之中央，故名中极。

【穴位结构】在腹白线上，内部为乙状结肠；有腹壁浅动、静脉分支和腹壁下动、静脉分支；布有髂腹下神经的前皮支。

【穴位主治】遗尿、小便不利等泌尿系病证；遗精、阳痿、不育等男科病证；月经不调、崩漏、阴挺、带下等妇科病证。

二、下应地理

经脉是人体运行气血的通道，古人通过观察发现人体经脉内所运行的气血状态与自然界的流水非常相似，因此就用自然界水的流动现象（海、泽、池、渚、渊、泉等）来比喻穴位的作用和功能，进而命名穴位（图2-5）。譬如：将人体经气进入汇合处、脉气隆盛处的穴位命名为海、泽，如"尺泽穴""少泽穴""小海穴"；将经气深集处的穴位命名为渊、泉，如"太渊穴""水泉穴"；将经气通过比较狭窄处的穴位名为沟、渎，如将位于腕后3寸两骨之间，位置狭窄处的穴位称为"支沟穴"；髀骨外膝上5寸处，位置狭窄、脉气通过时好像水行于沟渎之中，所以命名为"中渎穴"；将经气通过比较表浅处的穴位名为池、渚，例如手少阳在手背部的"阳池穴""中渚穴"等；将经气流注重要的地方称作"关""梁"，如胃经在上腹部有两个穴位，正当胃气出入的重要之处，故名为"关门"和"梁门"。

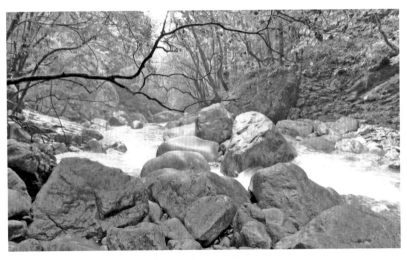

图2-5 河溪（图片由胡春福提供）

尺泽穴（LU 5）

【穴位别名】鬼受穴，鬼堂穴，气堂穴。

【穴位定位】手太阴肺经。在肘横纹中，肱二头肌肌腱桡侧凹陷处。

【穴位内涵】本穴最早见于《灵枢·本输》。尺，长度的单位；泽，指水之聚处。《经穴解》：穴名尺泽者，布肘而知尺，从腕上至此而长有尺也。肺经此穴，所入为合水，水之所聚为泽，故曰尺泽。肘横纹至腕横纹，曾为一尺，脉注此处，流动而下，与水义同，故名尺泽。（图 2-6）

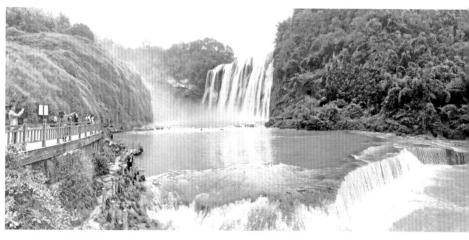

图2-6 瀑布河流（图片由胡春福提供）

【穴位结构】在肘关节，当肱二头肌肌腱之外方，肱桡肌起始部；有桡侧返动、静脉分支及头静脉；布有前臂外侧皮神经，直下为桡神经。

【穴位主治】咳嗽，气喘，肺炎，支气管炎，咽喉肿痛；中暑；肘臂肿痛；皮肤瘙痒，过敏；乳痈等。

经渠穴（LU 8）

【穴位别名】手太阴。

【穴位定位】在前臂掌面桡侧，桡骨茎突与桡动脉之间凹陷处，腕横纹上1寸。

【穴位内涵】本穴最早见于《灵枢·本输》。经，谓十二经脉也，亦经过之义；渠，沟渠，水之聚。本穴为手太阴肺经五输穴之经穴，是十二经脉气血流注经过的部位，如同水入沟渠，故名经渠。另，穴在寸口脉动之所，本经至此而大见关脉，如水之有渠，故名。

【穴位结构】当桡侧腕屈肌腱的外侧，有旋前方肌；当桡动、静脉外侧处；布有前臂外侧皮神经和桡神经浅支混合支。

【穴位主治】咳嗽气喘，胸闷胸痛，咽喉肿痛；手腕痛，掌中热；落枕。

太渊穴（LU 9）

【穴位别名】大渊，大泉，太泉，天泉，鬼心。

【穴位定位】手太阴肺经。在腕掌侧横纹桡侧，桡动脉搏动处。

【穴位内涵】本穴最早见于《灵枢·本输》。太，与少相对，少是初生，太是盛极；渊，回水。太渊理解为大的水流、涡流，常借指气血旺盛。本穴为手太阴肺经五输穴的输穴、原穴、八会穴中的脉会，为肺经脉气之源，气血旺盛，脉气深聚，有如深渊，故名太渊，意指此处气血盛极。

【穴位结构】浅层有前臂外侧皮神经分布，深层有桡动、静脉干经过，有正中神经肌支和骨间后神经（桡神经分支）分布。

【穴位主治】咳嗽气喘，痰多气短，咯血胸痛，咽干咽痛；心痛心悸，无脉症；手腕疼痛无力。

合谷穴（LI 4）

【穴位别名】虎口，含骨，含口。

【穴位定位】手阳明大肠经。在手背，第1、2掌骨间，当第2掌骨桡侧的中点处。

【穴位内涵】本穴最早见于《灵枢·本输》。合，汇也，聚也；谷，两山之间的空隙也。食指、拇指并拢，出现隆起肌肉，状若山峰，本穴在拇指食指歧骨间，凹隙中，状如谷，故名合谷。

【穴位结构】浅层有桡神经浅支、手背静脉网和掌背动脉分布；深层有尺神经深支和食指桡侧动脉分布。布有桡神经浅支，深部有正中神经的指掌侧固有神经；并有手背静脉网，近侧为桡动脉从手背穿向手掌之处。

【穴位主治】发热；头痛，目赤肿痛，鼻衄，血渊，咽喉肿痛，齿痛，耳聋，面肿，口眼㖞斜，中风口噤；热病无汗，多汗，消渴；黄疸；痛经，经闭，滞产等。

【医案典故】

《古今医案按》：徐文伯从宋后废帝出乐游苑门，逢一妇人，有娠。帝以善诊，诊之曰：此腹有女也。问文伯，曰：腹有两子，一男一女。男左边青黑，形小于女。帝性急，便欲剖视。文伯恻然，曰：若刀斧，恐其变异，请针之立堕。便泻足太阴隐白穴，补手阳明合谷穴。胎便应针而落，两儿相续出，果如其言。

阳溪穴（LI 5）

【穴位别名】中魁，河口。

【穴位定位】手阳明大肠经。在腕背横纹桡侧，手拇指向上翘起时，当拇短伸肌腱与拇长伸肌腱之间的凹陷中。

【穴位内涵】本穴最早见于《灵枢·本输》。阳，为阴之对，指阳经；溪，沟溪。《素问》云："肉之小会为溪。"本穴属于手阳明经，位于肌腱之间的凹陷中，像山间沟溪，故名阳溪。

【穴位结构】当拇短伸肌腱、拇长伸肌腱之间；有头静脉，桡动脉本干及其腕背支；布有桡神经浅支。

【穴位主治】头痛，咽喉肿痛，齿痛，耳鸣，耳聋，目齿肿痛；热病心烦，癫狂；腕臂酸痛。

曲池穴（LI 11）

【穴位别名】鬼臣穴，洪池穴，阳泽穴。

【穴位定位】手阳明大肠经。位于肘横纹桡侧端凹陷处，屈肘取穴。

【穴位内涵】本穴最早见于《灵枢·本输》。曲，弯曲；池，池塘，指体表凹陷。本穴位于肘外侧，屈肘时在肘横纹桡侧端的中点凹陷中，即屈肘本穴处呈凹陷，外形如池，故名曲池。

【穴位结构】当桡侧腕长伸肌起始部，肱桡肌的桡侧；有桡返动脉的分支；布有前臂背侧皮神经，内侧深层为桡神经本干。

【穴位主治】半身不遂，肩痛，肘臂挛急或弛缓，肘中痛难屈伸，腰背痛；腹痛，吐泻，便秘，痢疾，肠痛；瘰疬，瘿气，湿疹，丹毒，疥疮，隐疹，皮肤干燥；头痛，眩晕，耳鸣，耳前疼痛，目赤痛，目不明，牙痛，颈肿，咽喉肿痛；月经不调，乳少；瘈疭，癫狂，善惊；胸中烦满，咳嗽，哮喘；热病，伤寒，伤寒余热不尽，疟疾，消渴，水肿等。

【医案典故】

《千金要方》：甄权治偏风，服防风汤觉好更进一剂，即一度针，九剂九针即瘥，灸亦得：针风池一穴、肩髃一穴、曲池一穴、支沟一穴、五枢一穴、阳陵泉一穴、巨虚下廉一穴。凡针七穴即瘥。

外陵穴（ST 26）

【穴位定位】足阳明胃经。仰卧，在下腹部，脐中下 1 寸，前正中线旁开 2 寸。

【穴位内涵】外，指身体表面；陵，指隆起的丘陵。外陵，为腹壁内虚外实之象。本穴位于天枢穴下 1 寸，所在腹壁丰满隆起，有如地面之丘陵，自上而下，形如大阜，正是内虚外实、内柔外刚之象，故称为外陵。

【穴位结构】腹直肌鞘前壁，腹直肌，腹直肌鞘后壁；浅层分布有肋间神经前皮支；深层分布有肋间神经；浅层分布有腹壁前动、静脉；深层分布有肋间动脉，腹壁下动、静脉分支与属支。

【穴位主治】腹痛；疝气；痛经。

水道穴（ST 28）

【穴位定位】足阳明胃经。仰卧，在下腹部，脐中下 3 寸，前正中线旁开 2 寸。

【穴位内涵】水，水液，水津；道，大道，道理，道路。五脏中肾主水，膀胱属水，三焦者水道出焉，本穴主肾、膀胱、三焦相关疾病，善通调水道，又位在大巨下一寸，正当膀胱出水之道，故名水道。另，左侧水道临近乙状结肠，《经穴解》中有："此穴实在膀胱之侧，则便之通塞，亦其所司，故曰水道。"

【穴位结构】腹直肌鞘前壁，腹直肌，腹直肌鞘后壁；浅层分布有肋间神经前皮支；深层分布有肋间神经；浅层分布有腹壁前动、静脉；深层分布有肋间动脉，腹壁下动、静脉分支与属支。

【穴位主治】小腹胀满，腹痛；痛经；小便不利。

梁丘穴（ST 34）

【穴位别名】胯骨，鹤顶。

【穴位定位】足阳明胃经。仰卧伸下肢，或正坐屈膝，在股前区，髌底上 2 寸，股外侧肌与股直肌肌腱之间。

【穴位内涵】梁，横木为梁，水桥；丘，土之高，隆起为丘；本穴位于大腿前部，位于股外侧股四头肌处，该肌肉外形如隆起的土丘，穴位于肌肉外下方，如横亘在土丘下方，故名梁丘。

【穴位结构】阔筋膜，股外侧肌；浅层分布有股前皮神经，股外侧皮神经；深层分布有股神经肌支；浅层分布有股外侧静脉；深层分布有旋股外侧动脉，静脉降支。

【穴位主治】主治乳房、下肢病症。用于乳痛，乳痛；膝肿痛，下肢不遂；胃脘痛。

条口穴（ST 38）

【穴位定位】足阳明胃经。仰卧伸下肢，或正坐屈膝，在小腿外侧，犊鼻下 8 寸，犊鼻与解溪连线上。

【穴位内涵】条，风名，指条风，即东北风；口，同孔，空也。本穴位于上下巨虚之间，上、下巨虚分别是大、小肠的下合穴，条口穴位于膝关节与踝关节连线的中点，可连接疏通大小肠间的经气，本穴又是治疗下肢风病之孔穴，故名。

【穴位结构】胫骨前肌，趾长伸肌，小腿骨间膜，胫骨后肌；

浅层分布有腓肠外侧皮神经；深层分布有腓深神经；小腿骨间膜深面有胫神经；胫前动、静脉；胫后动脉。

【穴位主治】主治局部病症。常用于下肢痿痹等。

陷谷穴（ST 43）

【穴位定位】足阳明胃经。仰卧或坐位，平放足底，在足背，第2、3跖骨间，第2跖趾关节近端凹陷中。

【穴位内涵】陷，陷阱，自高而下亦称为陷；谷，山洼无水之地，两山间的空隙。古人称肌肉之结合处为"肉之大会"，亦称为谷。胃经经气自高处的冲阳穴而来，走向第2、3跖趾关节之间，此处如阱如谷，故名陷谷。（图2-7）

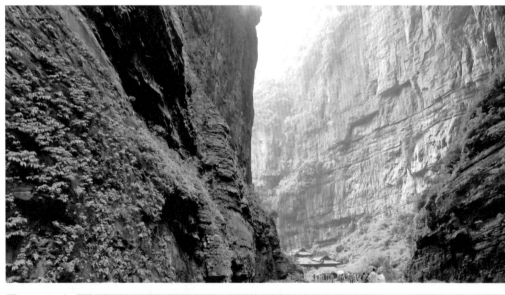

图2-7 谷（图片由胡春福提供）

【穴位结构】趾长伸肌肌腱，第2骨间背侧肌，足蹈收肌斜头；浅层分布有足背内侧皮神经；深层分布有腓深神经、足底外侧神经；浅层分布有足背静脉网；深层分布有足背动、静脉。

【穴位主治】主治水饮及胃肠病症。常用于面肿、水肿；足背肿痛；肠鸣，腹痛。

商丘穴（SP 5）

【穴位别名】商垓，商邱。

【穴位定位】足太阴脾经。正坐平放足底或仰卧，在踝区，内踝前下方，舟骨粗隆与内踝尖连线中点凹陷中。

【穴位内涵】商，五音之金音，为肺之音；丘，丘陵。本穴位于足内踝尖前下方，该处足骨隆起处，犹如丘陵，为肺气所聚集之处，故名商丘。

【穴位结构】内侧（三角）韧带；隐神经及腓浅神经分支丛；跗内侧动脉，大隐静脉。

【穴位主治】主治脾胃病症。常用于腹胀，泄泻，便秘；脚踝痛；膝股内侧痛，痔疮。

漏谷穴（SP 7）

【穴位别名】太阴络。

【穴位定位】足太阴脾经。正坐或仰卧，在小腿内侧，内踝尖上6寸，胫骨内侧缘后际。

【穴位内涵】漏，渗漏，此处喻为太阴脉的分支，又喻小便点滴而下；谷，肉之大会为谷。本穴为太阴脉分出的络脉，位于肌肉交会之处，故命名漏谷。另，谷亦指谷物，引申为消化吸收，因穴下肌肉缝隙深部有大隐静脉穿行其中，消渴等代谢紊乱类疾病时下肢静脉回流不畅，此处多有结聚表现，故名漏谷。

【穴位结构】胫骨后缘与比目鱼肌之间，深层有屈趾长肌；腿内侧皮神经，深层内侧后方有胫神经；大隐静脉，胫后动、静脉。

【穴位主治】主治脾胃、前阴病症。常用于腹胀，肠鸣；小便不利，遗精，疝气；下肢痿痹。

阴陵泉穴（SP 9）

【穴位定位】足太阴脾经。正坐或仰卧，在小腿内侧，胫骨内侧髁下缘与胫骨内侧缘之间的凹陷中。

【穴位内涵】阴，内侧为阴；陵，突起为陵；泉，水源，指水流自地而出。本穴位于下肢内侧高骨后下方凹陷处，是经脉气血汇聚之处，犹如阴侧陵下的深泉，故名阴陵泉。

【穴位结构】胫骨后缘和腓肠肌之间，比目鱼肌起点上；小腿内侧皮神经本干，最深层有胫神经；大隐静脉，膝降动脉，最深层有胫后动、静脉。

【穴位主治】主治脾胃、妇科、前阴病症。常用于腹痛，腹胀，泄泻，水肿；妇人阴中痛，痛经；小便不利或遗尿，遗精；腰痛，膝肿。

血海穴（SP 10）

【穴位别名】血郄，百虫窠。

【穴位定位】足太阴脾经。仰卧或正坐屈膝，在股前区，髌底内侧端上 2 寸，股内侧肌隆起处。

【穴位内涵】血，气血；海，海洋，水之归所。本穴属于脾经，位于膝髌之上，脾统血，气血充盈，如人体血的海洋，故名血海。（图 2-8）

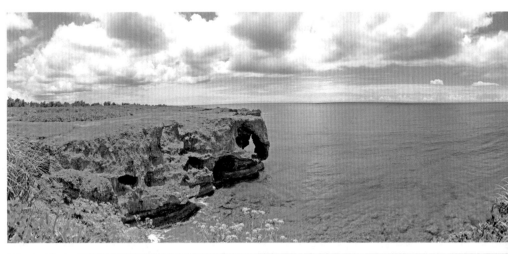

图 2-8 海（图片由胡春福提供）

【穴位结构】股骨内上髁上缘，股内侧肌中间；股前皮神经及股神经肌支；股动、静脉肌支。

【穴位主治】月经不调，痛经，崩漏，经闭；风疹，湿疹。

天溪穴（SP 18）

【穴位定位】足太阴脾经。在胸外侧部，当第4肋间隙，距前正中线6寸。

【穴位内涵】天，上部，巅，至高无上；溪，陷者为溪。胸腔为人清阳所在的地方，其象应天；本穴位于胸部，平于乳房外侧陷处，正在乳旁，天溪与乳中、天池均位于第4肋间隙内里，相距各1寸，具有宽胸通乳的作用。乳中为乳汁源头，天池近乳1寸，有停水之象，天溪距乳两寸，行水之义，寓乳汁行犹如溪水畅流，故名天溪。

【穴位结构】皮肤，皮下组织，胸大肌，胸小肌；浅层布有第4肋间神经外侧皮支和胸膜壁静脉的属支；深层有胸内、外侧神经的分支，胸肩峰动、静脉的胸肌支和胸外侧动、静脉的分支和属支。

【穴位主治】胸胁疼痛；咳嗽；乳痈；乳汁少。

极泉穴（HT 1）

【穴位定位】手少阴心经。腋窝正中，腋动脉搏动处。

【穴位内涵】穴名出自《针灸甲乙经》。极，至高之意；泉，像经气有如泉水自高而下也。尽处为极，水之高而有源者为泉，心管理一身的血脉，脉中流动的血如同水之流，本穴在心经最高极点之处，因此名极泉。

【穴位结构】在胸大肌的外下缘，深层为喙肱肌；外侧为腋动脉；布有尺神经、正中神经、前臂内侧皮神经及臂内侧皮神经。

【穴位主治】心痛、心悸等心疾；肩臂疼痛，胁肋疼痛，臂丛神经损伤；瘰疬；腋臭；上肢针麻用穴。

少海穴（HT 3）

【穴位别名】曲节。

【穴位定位】手少阴心经。屈肘，当肘横纹内侧端与肱骨内上髁连线的中点处。

【穴位内涵】穴名出自《针灸甲乙经》。少，阴也，水也，不多也；海，大也，百川所归之处也。该穴位于心经，取名少海，意指手少阴心经气血会聚此处，如同海纳百川。

别名曲节，曲，隐秘也；节，树之分叉处也。穴位肘内廉节后陷者中，动脉应手。曲节名意指汇合于本穴的气血不断气化。因本穴气血变化的同时进行着气化，而经血气化如树枝分叉又不易察觉，故名曲节。

【穴位结构】有旋前圆肌、肱肌；有贵要静脉、尺侧上下副动脉、尺侧反动脉；布有前臂内侧皮神经，外前方有正中神经。

【穴位主治】心痛、癔症等心病、神志病；肘臂挛痛，臂麻手颤；头项痛，腋胁部痛；瘰疬。

少泽穴（SI 1）

【穴位别名】小吉，少吉。

【穴位定位】手太阳小肠经。小指末节尺侧，指甲根角侧上方0.1寸。

【穴位内涵】穴名出自《灵枢·经脉》。少，阴，浊，不多；泽，沼泽，润泽，广阔低洼有水之处。少泽穴属于小肠经，为小肠经井穴，是脉气所出之处，而小肠经主液，因此此处所出脉气应有润泽的作用，故称为少泽。

【穴位结构】有指掌侧固有动、静脉，指背动脉形成的动、静脉网；布有尺神经手背支。

【穴位主治】开窍泄热，利咽通乳；乳痈、乳汁少等乳疾；昏迷、热病等急症、热证；头痛、目翳、喉肿痛等头面五官病证。

阳谷穴（SI 5）

【穴位定位】手太阳小肠经。腕背横纹尺侧端，当尺骨茎突与三角骨之间的凹陷处。

【穴位内涵】本穴出自《灵枢·经脉》。阳，阳气，高，明；

谷，两山所夹空虚之处。该穴位于手外侧腕中，兑骨下陷处，外为阳，凹陷似谷，因此称为阳谷。《经穴解》："阳，指太阳而言，谷指本经离腕而上臂，至锐骨之前，经脉过之有空，似水从谷出之象也，故曰阳谷。"

【穴位结构】当尺侧腕伸肌腱的尺侧缘；有腕背侧动脉；布有尺神经手背支。

【穴位主治】颈颔肿、臂外侧痛、腕痛等痛证；头痛、目眩、齿痛、耳鸣、耳聋等头面五官病证；热病；癫狂病。

小海穴（SI 8）

【穴位定位】手太阳小肠经。屈肘，当尺骨鹰嘴与肱骨内上髁之间凹陷处。

【穴位内涵】本穴出自《灵枢·本输》。小，物之微，小肠经脉；海，百川汇聚之处。该穴为小肠经脉合穴，是小肠经脉气入里的地方，如百川汇聚之势，故称为小海；小肠在人体的功能为受盛，与胃相连，胃为水谷之海，将水谷化为精微，剩余的物质进入小肠泌别清浊，清者从下焦渗入膀胱，是膀胱津液之源，因此为形象概括本穴的功能，将本穴称为小海。

【穴位结构】尺神经沟中，为尺侧腕屈肌的起始部；有尺侧上、下副动脉和副静脉以及尺返动、静脉；布有前臂内侧皮神经、尺神经本干。

【穴位主治】祛风，通经，活络；肘臂疼痛麻木；癫痫。

足通谷穴（BL 66）

【穴位别名】通谷。

【穴位定位】足太阳膀胱经。在足趾，第5跖趾关节的远端，赤白肉际处。

【穴位内涵】本穴最早见于《灵枢·本输》，原名通谷。足，足部；通，有通达、贯通、疏通、通畅之义；谷，通穀，为山间流水之通路，泉出通川为谷。本穴位于第5跖趾关节前缘，赤白肉际陷凹中，其形似谷，足太阳脉出于井而通于此，故名足通谷。

【穴位结构】趾底固有神经；背外侧皮神经，趾底动、静脉。

【穴位主治】头痛，目眩，项强；癫狂；鼻衄等。

承山穴（BL 57）

【穴位别名】鱼腹，肉柱，玉柱，肠山，鱼肠，伤山。

【穴位定位】足太阳膀胱经。在小腿后区，腓肠肌两肌腹与肌腱交角处。

【穴位内涵】本穴最早见于《灵枢·卫气》。承，承受、奉承、承担；山，有石而高。本穴位于承筋穴下方，承筋穴处肌肉凸起，有似山岭，故名承山。

【穴位结构】布有腓肠内侧皮神经，深层为胫神经；并有小隐静脉和深层的胫后动、静脉通过。

【穴位主治】小腿痛，腰背痛；霍乱转筋，便秘，痔疮，脱肛；以及腓肠肌痉挛，坐骨神经痛，下肢麻痹或瘫痪等。

涌泉穴（KI 1）

【穴位别名】地冲，足心。

【穴位定位】足少阴肾经。在足底，屈足卷趾时足心最凹陷处。（卧位或伸腿坐位，卷足，约当足底第 2、3 趾蹼缘与足跟连线的前 1/3 与后 2/3 交点凹陷中。）

【穴位内涵】本穴最早见于《灵枢·本输》。涌，有水腾溢、上升之义；泉，水自地出为泉。本穴为肾经的井穴，位于足心凹陷处，肾属水，足少阴肾脉由此向上腾溢，比喻经气初出如泉水涌出于下，故名涌泉。（图 2-9）

【穴位结构】布有第 2 趾底总神经，深层为足底弓。

【穴位主治】昏厥，头顶痛，眩晕；喉痹，衄血，舌平，失音；小儿惊风，癫痫；足心热，五趾尽痛；休克，中暑；神经衰弱，高血压；精神分裂症等。

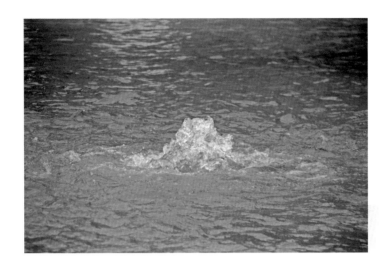

图2—9 泉

然谷穴（KI 2）

【穴位别名】然骨，龙渊，龙泉。

【穴位定位】足少阴肾经。足内侧，足舟骨粗隆下方，赤白肉际处。

【穴位内涵】本穴最早见于《灵枢·本输》。然，通燃，火之始灼曰燃，此穴接涌泉之脉上行，按五输穴的五行对应关系，涌泉为木，然谷为火，水之所溜为谷，故曰然谷；亦指然骨，足舟骨古称然骨；谷，泉出通川曰谷，两山之间的空隙。本穴位于足舟骨粗隆前下方凹陷处，故名然谷。

【穴位结构】布有小腿内侧皮神经末支及足底内侧神经，足底内侧动脉及跗内侧动脉分支。

【穴位主治】喉痹，咳血，消渴；阴痒，阴挺，月经不调，阴痿，遗精；脐风口噤，足跗肿痛等。

太溪穴（KI 3）

【穴位别名】内昆仑，吕细，大谿。

【穴位定位】足少阴肾经。在踝区，内踝尖与跟腱之间的凹陷中。

【穴位内涵】本穴最早见于《灵枢·九针十二原》。太，高大与尊贵之意，又大之甚为太；溪，通谿，是山洼流水之沟，水注川曰溪。肾经起于涌泉，涌泉之水出于地面，经过然谷，形成山谷中的河流而成溪，本穴所在之处形似溪，又为肾之原气大会处，故名太溪。且肾经穴起于涌泉，溜于然谷，至太溪而见动脉（胫后动脉）搏动，有动脉则水之形见，故曰太溪，且定为肾经之原穴。

【穴位结构】布有小腿内侧皮神经及胫神经；前方有胫后动、静脉通过。

【穴位主治】咽喉痛，虚火牙痛，耳鸣；虚喘，咳血；消渴，失眠；遗精，阳痿，月经不调等。

水泉穴（KI 5）

【穴位定位】足少阴肾经。正坐平放足底，或仰卧。在跟区，太溪直下 1 寸，跟骨结节内侧凹陷中。

【穴位内涵】水，水也；泉，水源，指水流自地而出。足少阴属肾为水经，本穴位肾经经气深集之处，故名水泉。

【穴位结构】跟骨内侧面；浅层布有小腿内侧神经；深层有胫后动脉跟内支，胫神经的跟骨内侧神经；浅层有大隐静脉属支；深层有胫后动、静脉。

【穴位主治】月经不调，痛经；小便不利；腹痛，足跟痛；头昏目眩。

照海穴（KI 6）

【穴位别名】阴跷，太阴跷，漏阴。

【穴位定位】足少阴肾经。在踝区，内踝尖下 1 寸，内踝下缘边际凹陷中。

【穴位内涵】本穴最早见于《素问·气穴论》。照，明也；海，百川异源，海洋，水之归，意为广大之四海，此指全身。本穴前为水泉，地下水泉到地上之海的转化，海水主化气上为云，如心阳照之全身，故名照海。

【穴位结构】布有小腿内侧皮神经，胫神经本干，及胫后动、静脉。

【穴位主治】月经不调，赤白带下，阴挺，阴痒，尿频尿闭；咽喉干痛，脚气红肿，失眠，癫痫等。

阴谷穴（KI 10）

【穴位别名】阴舍。

【穴位定位】足少阴肾经。在膝后区，腘横纹上，半腱肌肌腱外侧缘。

【穴位内涵】本穴最早见于《灵枢·本输》。阴，内为阴；谷，两山间流水之道。本穴位于膝腘窝阴侧面、半腱肌与半膜肌之间，深陷如谷处，故名阴谷。

【穴位结构】布有股内侧皮神经，膝上内侧动、静脉。

【穴位主治】小便不利，遗精，阳痿，崩漏，带下，疝气，阴囊湿痒；膝痛；尿路感染，尿潴留等。

腹通谷穴（KI 20）

【穴位定位】足少阴肾经。仰卧，在上腹部，脐中上 5 寸，前正中线旁开 0.5 寸。

【穴位内涵】通，有通达之义；谷，为山间流水之通路。本穴在幽门穴位之下，与上脘平，是处为肾脉、冲脉通过之所，上胸而散。《内经》谓："谷道通于脾。"即水谷由食道下行入胃，化气之后，脾气散精，如行幽谷之中也。本穴治症，关于脾胃者居多，且能上通下达，故名腹通谷。

【穴位结构】腹直肌鞘前壁，腹直肌；第 6、7、8 胸神经前支的肌支；浅层布有腹壁浅静脉和第 6、7、8 胸神经前支伴行的动、静脉；深层有腹壁上动、静脉的分支或属支，第 6、7、8 肋间动、静脉。

【穴位主治】腹痛，腹胀，呕吐，胃痛，胃下垂；心悸，胸痛；暴喑。

天池穴（PC 1）

【穴位别名】天会。

【穴位定位】少厥阴心包经。在胸部，当第 4 肋间隙，乳头外 1 寸，前正中线旁开 5 寸。

【穴位内涵】天，指高位，上部；池，水聚之处，或储水之处。穴当胸廓乳房，居高位，乳房为乳汁储存之所，泌乳之处，喻之为池，故名天池。一说应天池星而名。

【穴位结构】皮肤，皮下组织，胸大肌，胸小肌；浅层有第 4 肋间神经外侧皮支，深层有胸前神经肌支；胸腹壁静脉；女性在皮下组织内还有乳腺等组织；第 4 肋间神经及胸外侧动、静脉分支或属支。

【穴位主治】胸闷；胸痛；心烦；乳痈；气喘；咳嗽；瘰疬；腋下肿痛；心绞痛；心肌炎；肋间神经痛；乳腺炎；支气管哮喘；腋窝淋巴腺炎。

天泉穴（PC 2）

【穴位别名】天温，天湿。

【穴位定位】手厥阴心包经。腋前纹头下 2 寸，在肱二头肌的长、短头之间。

【穴位内涵】本穴出处《灵枢·经脉》。天，上部为天；泉，水之出处为泉。此穴上接天池，位于上臂部上端，脉气从此流行，因此名天泉。

别名天温，天，天部也；温，温热也。天温名意指心包经的下行经水向经穴外部传递温热之气，本穴物质为天池穴传来的温热经水，在由上部经脉飞落下至本穴时向外大量散发温热水气故名天温。天湿名意与天温同，湿指心包经经水下行时散发大量水湿。

【穴位结构】在肱二头肌的长、短头之间；有肱动脉、静脉肌支；布有臂内侧皮神经及肌皮神经。

【穴位主治】心痛、咳嗽、胸胁胀痛等心肺病症；胸背及上臂内侧痛。

曲泽穴（PC 3）

【穴位定位】手厥阴心包经。肘微屈，肘横纹中，当肱二头肌腱的尺侧缘。

【穴位内涵】本穴出自《灵枢·本输》。曲，弯曲之意；泽，水之归所。本穴为心包经合穴，五行属水，位于肘内侧，微曲肘时取穴，因此名曲泽。《会元针灸学》谓："曲泽者，肘臂相交之曲中，血从三阴而入曲泽，润手臂之经筋，为肘内部之大血管，润关荣筋，故名曲泽。"《说难》谓："曲泽乃心包络所入之合穴，在肘内廉大筋之下陷者中，微屈其肘乃得之，其穴位深，故曰曲泽。"（图2-10）

【穴位结构】在肱二头肌肌腱的尺侧；当肱动、静脉处；布有正中神经的主干。

【穴位主治】心痛、心悸、善惊等心系病证；胃痛、呕吐、泄泻等急性胃肠病；肘臂挛痛；暑热病。

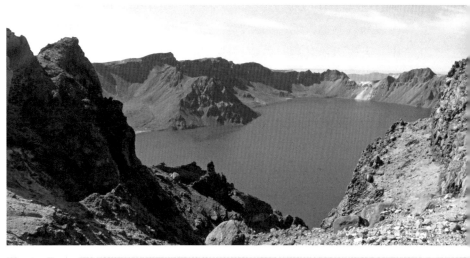

图2-10 湖（图片由胡春福提供）

内关穴（PC 6）

【穴位别名】阴维。

【穴位定位】手厥阴心包经。在前臂前区，腕掌侧远端横纹上

1 寸，掌长肌腱与桡侧腕屈肌腱之间。

【穴位内涵】关，关隘，关要，联络。穴为手心主络，别走联络手少阳脉，又能联络内脏，主治内藏之疾。与外关相对而属内，故名内关。

【穴位结构】桡侧腕屈肌腱与掌长肌腱之间，指浅屈肌，深层为指深屈肌；前臂内侧皮神经，下为正中神经掌皮支，最深层为前臂掌侧骨间神经；前臂正中动、静脉，深层为前臂掌侧骨间动、静脉。

【穴位主治】心疼腹胀，腹内诸疾。

【医案典故】

《续名医类案》：蒋仲芳治张莳官，年十九，春来遍身筋骨疼痛，渐生小骨，久药不效。视其身，累累如龙眼，盖筋非骨也。因湿邪气入筋，缩结而然，譬之颈结核而硬，岂真骨乎？遂针委中、大椎以治其后，内关、三里以治其前，内服当归、生地、白术、秦艽、桂枝、桑枝、炙草、羌活、米仁、牛膝、生姜，入酒三分以助药力，数日其骨渐小，一月尽消。

大陵穴（PC 7）

【穴位别名】心主，鬼心，手心主。

【穴位定位】手厥阴心包经。在腕前区，腕掌侧远端横纹中，掌长肌腱与桡侧腕屈肌腱之间。

【穴位内涵】大，巨大；陵，指隆起的丘陵。本穴当腕关节掌侧两筋间，掌根为大小鱼际交界处，肌肉隆伏较大，如陵丘之象，故名大陵。

【穴位结构】掌长肌腱与桡侧腕屈肌腱之间，拇长屈肌和指深屈肌腱。前臂内侧皮神经，正中神经掌皮支，深层为正中神经本干。腕掌侧动、静脉网。

【穴位主治】喘咳呕血；心悬如饥，心胁痛；催眠。

中渚穴（SJ 3）

【穴位别名】下都。

【穴位定位】手少阳三焦经。在手背，第 4、5 掌骨间，第 4

掌指关节近端凹陷中。

【穴位内涵】中，中正，中间，指人身元气之根本，又指心神情志；渚，水中之小渊。本穴属于三焦经，人体心神情志之气在此结集如洲渚，故名中渚。

【穴位结构】第 4 骨间肌；尺神经的手背支；手背静脉网及第 4 掌背动脉。

【穴位主治】热病汗不出，目眩头痛，耳聋，目生翳膜，久疟咽肿，肘臂痛，手五指不得屈伸。

阳池穴（SJ 4）

【穴位别名】别阳。

【穴位定位】手少阳三焦经。在腕后区，腕背侧远端横纹上，指伸肌腱的尺侧缘凹陷中。

【穴位内涵】阳，手背为阳；池，水聚之处，或储水之处。本穴位于腕骨与臂骨相接处的两筋间，状如池，故名阳池。

【穴位结构】腕背侧韧带，指伸肌腱与小指伸肌腱；尺神经手背支及前臂背侧皮神经末支；腕背静脉网，第 4 掌背动脉。

【穴位主治】寒热疟，手腕捉物不得，肩臂痛不得举。

外关穴（SJ 5）

【穴位定位】手少阳三焦经。在前臂后区，腕背侧远端横纹上 2 寸，尺骨与桡骨间隙中点。

【穴位内涵】外，指前臂外侧；关，关隘，关要，联络。本穴位于前臂外侧尺骨、桡骨间隙间有如关隘，又与内关相对，是与心包经互相联络的关要之处，故名外关。

【穴位结构】桡骨与尺骨之间，指总伸肌与拇长伸肌之间；前臂背侧皮神经，深层有前臂骨间背侧及掌侧神经；前臂骨间背侧动脉和掌侧动、静脉。

【穴位主治】《铜人》："治肘臂不得屈伸，手五指尽痛不能握物，耳聋无所闻。"

支沟穴（SJ 6）

【穴位定位】手少阳三焦经。在前臂后区，腕背侧远端横纹上

3 寸，尺骨与桡骨间隙中点。

【穴位内涵】支，支持，又同肢，指上肢；沟，狭长之低注处。本穴在上肢尺桡两骨间之沟中，又须屈臂取穴；"肢"字古与"支"通，脉气行过此穴，狭窄如沟，故名"支沟"。

【穴位结构】桡骨与尺骨之间，指总伸肌与拇长伸肌之间；前臂背侧皮神经，深层有前臂骨间背侧及掌侧神经；深层有前臂骨间背侧动脉和掌侧动、静脉。

【穴位主治】热病汗不出，肩背痠重，四肢不举，霍乱呕吐，口噤，卒心痛，三焦火炽，产后血晕，胁肋痛等症。

天井穴（SJ 10）

【穴位定位】手少阳三焦经。在肘后区，肘尖上 1 寸凹陷中。

【穴位内涵】天，指上肢；井，深凹有水之处。天井，水名，星名，地形名。本穴位于肘关节后屈肘尖陷窝中，此穴位置颇深，形似井，可向上刺，若向腕部平刺进针，可促使发汗，有天雨沛然、灌溉全身的趋势，故名天井。

【穴位结构】肱骨下端后面鹰嘴窝中，肱三头肌肌腱；前臂背侧皮神经和桡神经肌支；肘关节动、静脉网。

【穴位主治】五痫，风痹，耳聋，嗌颊肘臂诸肿。

清冷渊穴（SJ 11）

【穴位别名】清冷泉，清灵，清昊。

【穴位定位】手少阳三焦经。在臂后区，肘尖与肩峰角连线上，肘尖上 2 寸。

【穴位内涵】水治为清，冷为水名，渊，潭名。三焦者，水道出焉，三焦脉气血流注至此穴，似水注入深潭，又应古水名清冷渊，故以为名。

【穴位结构】肱三头肌下部；前臂背侧皮神经及桡神经肌支；中侧副动、静脉末支。

【穴位主治】肩臂不举，不得带衣。

率谷穴（GB 8）

【穴位别名】率骨，蟀谷，耳尖，率角，蟀容。

【穴位定位】足少阳胆经。在头部，耳尖直上入发际1.5寸。

【穴位内涵】率：统率，率领；谷：山谷，凹陷。本穴位于耳上，将谷比作穴位，意若诸穴的统率，故名率谷。

宋以前文献多称"蟀谷"，关于本穴取穴，《黄帝明堂经》作"嚼而取之"，指作咀嚼动作时，颞肌收缩，耳前上方率谷穴处鼓动，犹如蟋蟀鸣叫时侧头部鼓动状，故名之。

【穴位结构】皮肤，皮下组织；浅层分布有枕大神经、耳颞神经，深层分布有下颌神经肌支；颞浅动、静脉顶支。

【穴位主治】偏头痛；眩晕；小儿急慢性惊风等症。

风池穴（GB 20）

【穴位别名】热府。

【穴位定位】足少阳胆经。在颈后区，枕骨之下，胸锁乳突肌上端与斜方肌上端之间的凹陷中。

【穴位内涵】本穴最早见于《灵枢·热病》。风，风邪，天之气；池，水之聚。本穴位于枕骨下，局部凹陷，外形如池，是风邪侵入之处，也是祛风的要穴，故名风池。另，本穴在风府之外侧，翳风之内侧，出入脑之门户曰"府"，府之外卫为"池"，遮挡外风为"翳"，池有护城河之义，防外风、祛内风也，故名。

【穴位结构】皮肤，皮下组织，头夹肌，头半棘肌；穴区内有枕小神经，深层有枕大神经和枕动脉分布。

【穴位主治】头痛，眩晕，目赤肿痛，鼻渊，鼻衄，耳鸣，耳聋；颈项强痛，感冒；癫痫，中风；热病，疟疾，瘿气。

【医案典故】

《临证指南医案》：赵右偏头痛，鼻窍流涕，仍不通爽，咽喉痒腐，寤醒肢冷汗出，外邪头风，已留数月，其邪混处，精华气血，咸为蒙闭，岂是发散清寒可解，头巅药饵，务宜清扬，当刺风池、风府，投药仍以通法，苟非气血周行，焉望却除宿病。

渊腋穴（GB 22）

【穴位别名】泉腋，渊液。

【穴位定位】足少阳胆经。在侧胸部，举臂，当腋中线上，腋下 3 寸，第 4 肋间隙中。

【穴位内涵】渊，含深之意。本穴在腋下 3 寸宛宛中，为腋之深处，故名。

【穴位结构】皮肤，皮下组织，前锯肌，肋间外肌；浅层分布有第 4 肋间神经外侧皮支；深层分布有胸长神经，胸外侧动脉。

【穴位主治】胸满；胁痛；上肢痹痛；腋肿；胸膜炎；腋下淋巴结炎；肋间神经痛。

中渎穴（GB 32）

【穴位别名】中犊，下渎。

【穴位定位】在股部，腘横纹上 7 寸，髂胫束后缘。

【穴位内涵】本穴最早见于《甲乙经》。中，有方位之义，四方之中央为中，左右之间亦为中，并有内义；渎，水之大川，有沟川之义。本穴位于股外侧面，腘横纹上七寸，股外侧肌肌腹与股二头肌肌腹之间，形如沟川，足太阳在其后，足阳明在其前，故名中渎。

【穴位结构】布有股外侧皮神经，股神经肌支和旋股外侧动、静脉肌支。

【穴位主治】半身不遂，下肢痿痹；脚气，坐骨神经痛等。

阳陵泉穴（GB 34）

【穴位定位】足少阳胆经。仰卧或侧卧。在小腿外侧，腓骨头前下方凹陷中。

【穴位内涵】本穴最早见于《灵枢·九针十二原》。阳，与阴相对，指阳经；陵，突起为陵；泉，水源，指水流自地而出。本穴位于膝关节外下侧，腓骨小头前下方凹陷处，胆属阳经，膝外侧属阳，腓骨小头部似陵，为脉之所出，犹如阳侧陵下之深泉也，与阴之陵泉遥相对应，故名阳陵泉。

【穴位结构】腓骨长肌，趾长伸肌；浅层分布有腓肠外侧皮神经；深层分布有腓浅、深神经；胫前返动、静脉，膝下外侧动、静脉的分支或属支。

【穴位主治】胁痛，口苦，呕吐，黄疸；小儿惊风；半身不遂，下肢痿痹；脚气。

【医案典故】

《素问·奇病论》：帝曰：有病口苦，取阳陵泉，口苦者病名为何？何以得之？岐伯曰：病名曰胆瘅。夫肝者，中之将也。取决于胆，咽为之使。此人者，数谋虑而不决，故胆虚气上溢而口为之苦，治之以胆募俞，"治在阴阳十二官相使"中。

《千金要方》：仁寿宫备身患脚，奉敕针环跳、阳陵泉、巨虚下廉、阳辅，即起行。

外丘穴（GB 36）

【穴位定位】足少阳胆经。在小腿外侧，外踝尖上 7 寸，腓骨前缘。（外踝尖与腘横纹外侧端连线中点下 1 寸，阳交前。）

【穴位内涵】本穴最早见于《针灸甲乙经》。外，与内对；丘，丘陵，土之高。本穴位于小腿外侧，外踝高点上 7 寸腓骨前缘，正当腓骨长肌肌腹隆起处与趾总伸肌之肌腹隆起处之间，其状如丘，故名外丘。

【穴位结构】腓骨长肌与趾长伸肌之间；腓骨短肌；胫前动、静脉分支；腓浅神经。

【穴位主治】胸胁胀满，腹痛；颈项痛；癫疾；脚气；下肢痉挛，痿痹，坐骨神经痛；肝炎，胆囊炎等。

丘墟穴（GB 40）

【穴位别名】蹄溪。

【穴位定位】足少阳胆经。位于足背外侧，外踝的前下方，当趾长伸肌肌腱的外侧凹陷处。

【穴名内涵】本穴最早见于《灵枢·本输》。丘，土堆或土坡也；墟，故城遗址或废墟，意指初始。本穴为足少阳之原穴，少阳胆经之气通过三焦的转输，从此穴发出，意为初始。又穴在足外踝之前，外踝之骨形圆有丘之象，其穴在前，有墟之象，故曰丘墟。

【穴位结构】趾短伸肌起点处；外踝前动、静脉分支；足背外侧皮神经分支及腓浅神经分支。

【穴位主治】目赤肿痛，目生翳膜；颈项痛；腋下肿，胸胁痛；外踝肿痛，下肢痿痹。

侠溪穴（GB 43）

【穴位定位】足少阳胆经。足背外侧，当第4、5趾间，趾蹼缘后方赤白肉际处。

【穴名内涵】本穴最早见于《灵枢·本输》。侠，通夹，被夹于中间之意；溪，地部流行的经水。本穴物质为地五会穴传来的地部经水，本穴只是对其起了一个循经传输的作用，地部的经水没有流失，如被夹于渠道之中下传足窍阴穴，故名侠溪。《经穴解》："穴在二指歧骨之间，故曰侠，所溜为荥水，故曰溪。"

【穴位结构】有趾背侧动、静脉；布有足背中间皮神经之趾背侧神经。

【穴位主治】头痛，眩晕，惊悸，耳鸣，耳聋，目外眦赤痛，颊肿；胸胁痛，乳腺炎；膝股痛，足跗肿痛，足趾痉挛。

【医案典故】

《续名医类案》：东垣常病头痛，发时两颊青黄，眩晕，目不欲开，懒言，身体沉重，兀兀欲吐。洁古曰：此厥阴、太阴合病，名曰风痰。以《局方》玉壶丸治之，灸侠溪即愈。

大敦穴（LR 1）

【穴位别名】水泉，大训。

【穴位定位】足厥阴肝经。足大趾外侧趾甲根角旁约0.1寸。

【穴名内涵】本穴最早见于《灵枢·本输》。大，为小之对，敦，即敦厚，土丘。本穴位于大趾内侧，局部肌肉敦厚，故名大敦。本穴为肝经之穴，时值为春，水液由本穴的地部孔隙外出体表后蒸升扩散，表现出春天气息的生发特性，如大树敦在春天生发新枝一般，故名大敦。

【穴位结构】趾背动、静脉；腓深神经的趾背神经。

【穴位主治】疝气，少腹痛；遗尿，癃闭，五淋，尿血；月经不调，崩漏，缩阴，阴中痛，阴挺；癫痫；善寐。

【医案典故】

《丹溪心法》：予尝治一人，病后饮水，患左丸痛甚。灸大敦穴，适有摩腰膏，内用乌附、丁香、麝香将与摩其囊上横骨端，火温帛覆之，痛即止。一宿，肿亦消。

《续名医类案》：顷关一男子病卒疝，暴病不任，倒于街衢，人莫能动，呼张救之。张引经证之，邪气客于足厥阴之络，令人卒疝，故病阴丸痛也。急泻大敦二穴，其痛立已。

中封穴（LR 4）

【穴位别名】悬泉。

【穴位定位】足厥阴肝经。内踝前 1 寸，胫骨前肌腱内缘凹陷中。

【穴名内涵】穴名出自《灵枢·本输》。中，正中也；封，封堵，诸侯之土，封藏。本穴位处足背之转折处，来自太冲的肝经之气在此处势弱缓行，如同被封堵一般，故名中封。

悬，吊挂之意；泉，泉水。别名意指穴内气血如泉水流淌般源源不断，理同中封。

【穴位结构】胫骨前肌腱的内侧；足背静脉网，内踝前动脉；足背内侧皮神经的分支及隐神经。

【穴位主治】疝气，遗精，小便不利，黄疸，胸腹胀满，腰痛，少腹痛，内踝肿痛。

曲泉穴（LR 8）

【穴位定位】足厥阴肝经。屈膝，当膝内侧横纹头上方，半腱肌、半膜肌止端前缘凹陷中。

【穴名内涵】本穴最早见于《灵枢·本输》。曲，即弯曲；泉，即泉水。此穴位于腘窝横纹内侧端，屈膝时局部凹陷如泉，且肝经之合穴为水，故名曲泉。

【穴位结构】在胫骨内髁后缘，半膜肌、半腱肌止点前上方，缝匠肌后缘；浅层有大隐静脉，深层有腘动、静脉；布有隐神经，闭孔神经，深向腘窝可及胫神经。

【穴位主治】月经不调、痛经、带下、阴挺、阴痒、产后腹痛等妇科病症；遗精，阳痿，疝气，小便不利，膝膑肿痛，下肢痿痹等。

气海穴（CV 6）

【穴位别名】脖胦；下肓。

【穴位定位】任脉。前正中线上，脐下 1.5 寸。

【穴位内涵】本穴出自《太平圣惠方》。气，云气，元气；海，海洋，水之归所。穴在脐下 1.5 寸，经云"三候谓之气"，1.5 寸为一气；本穴之前为石门，元精化气所出之门，经气运行聚集之本穴处，而为元气之海，故名气海。

【穴位结构】在腹白线上，深部为小肠；有腹壁浅动、静脉分支和腹壁下动、静脉分支；布有第 11 肋间神经前皮支的内侧支。

【穴位主治】虚脱、形体羸瘦、脏气衰惫、乏力等气虚病证；水谷不化、绕脐疼痛、腹泻等肠腑病证；小便不利、遗尿等泌尿系病证；遗精，阳痿，疝气；月经不调、痛经、经闭、崩漏产后恶露不止等妇科病证。

【医案典故】

《丹溪心法》：浦江郑义士，病滞下，一夕，忽昏仆，目上视，溲注而汗泄。翁诊之，脉大无伦，即告曰："此阴虚阳暴绝也，盖得之病后酒且内，然吾能愈之。"急命治人参膏，而且促灸其气海。顷之，手动，又顷而唇动。及参膏成，三饮之，苏矣。其后服参膏尽数斤，病已。

《丹溪治法心要》：一人年近六十，奉养膏粱，仲夏久患滞下，而又犯房劳，忽一日如厕，两手舒撒，两目开而无光，尿自出，汗下如雨，喉如锯，呼吸甚微，其脉大而无伦次，部伍可畏之甚，此阴先亏，而阳暴绝也。急令煎人参膏，且与灸气海穴，艾炷如小指，至十八壮，右手能动，又三壮，唇微动，所煎膏亦成，遂与一盏，至半夜后，尽三盏，眼能动，尽二斤，方能言而索粥，尽五斤而利止，至十数斤而安。

《丹溪治法心要》：一妇人年三十余，面白形长，心中常有不平事。忽半夜诞子，才分娩便晕厥，不知人，遂急于气海灼火十五壮，而苏后以参、术等药两月而安。

廉泉穴（CV 23）

【穴位别名】本池、舌本。

【穴位定位】在颈前区，喉结上方，舌骨上缘凹陷中，前正中线上。

【穴位内涵】廉，清义，为边，为隅；泉，水源，指水流自地而出。本穴在喉结上方边缘，内应舌根，以舌搅动口内，津液若泉水源源不断，可以生津润燥，有如涌溢之泉源，故名廉泉。

【穴位结构】下颌舌骨肌，颏舌肌；穴区内有颈横神经分布，深层有下倾神经肌支、舌下神经、舌动脉和甲状腺上动脉分布。

【穴位主治】舌下肿痛，舌纵流涎，舌强不语，暴喑；喉痹，吞咽困难。

水沟穴（GV 26）

【穴位别名】人中，鬼宫，鬼客厅。

【穴位定位】督脉。仰靠坐位，在面部，人中沟的上 1/3 与中 1/3 交点处。

【穴位内涵】穴在人中沟中，以其形有水沟之象，故名。又口纳饮食，饲地之水谷之气；鼻司呼吸，入天之清气，天人地谓之三才，穴居天地之间，为人位，故名人中。

【穴位结构】口轮匝肌；眶下神经支及面神经颊支；上唇动、静脉。

【穴位主治】头痛；晕厥，癫狂痫，小儿惊风；口角㖞斜；腰脊强痛。

三、中应人舍

古人在对穴位进行命名时，采用取类比象的方法，将土木建筑中的门、道、室、户等名称，结合穴位的特点进行命名。如多用"道""里"代表经气经过之处，如手少阴属心，心藏神，神化而为灵，故其脉气所行之经穴，名为"灵道"；用"市"或"府"

代表经气聚集处，如"风市"即指此穴为下肢风气聚集之处，故善治中风偏枯，是祛风的要穴；"中府"为中气府聚之处，故是手足太阴之会；用"室""舍"比喻经气留住的处所，如"意舍""志室"就是脾气、肾气留住的穴位；用"门""户"比喻经气出入之处，如肝魂出入的穴位称为魂门，肺魄出入之处为"魄户"；用经气留住而深居之穴位，称为"堂"或"阙"，如心神留住之处为"神堂"，心气募聚之处则称为"巨阙"。

中府穴（LU 1）

【穴位别名】膺中外俞、膺俞、膺中俞、肺募、府中俞。

【穴位定位】手太阴肺经。正坐或仰卧，在胸部，平第 1 肋间隙，锁骨下窝外侧，前正中线旁开 6 寸。

【穴位内涵】中，指中焦、中气，脾胃；府，聚也。中府为手太阴脉的穴位，手太阴之脉起于中焦，中焦为气血生化之源，中焦所生气血精微物质上归于肺，通过肺布散全身。本穴位于中气即天地之气所聚会之处，是肺脾二气会聚之所，故名中府。

【穴位结构】皮肤，皮下组织，胸大肌，胸小肌，胸腔；浅层布有锁骨上神经中间支，第 1 肋间神经外侧皮支，深层有胸前神经内侧支和外侧支；头静脉，胸肩峰动、静脉。

【穴位主治】咳嗽，气喘；胸痛，胸中烦满；咽喉痛；呕吐；浮肿。

【医案典故】

《续名医类案》：一人每饭后饮酒，伤其肺气，致胸膈作胀，气促欲死，服钟乳粉、五膈散而愈。若重者，灸中府穴亦好，服凉药则成中满难治矣。

天府穴（LU 3）

【穴位定位】手太阴肺经。位于臂内侧面，肱二头肌桡侧缘，腋前纹下 3 寸处。

【穴位内涵】本穴最早见于《灵枢·本输》。天，天也；府，一指府库，一指聚居所在。鼻为肺窍，鼻通天气，肺借鼻外通天气，为人身诸气之府。另肺经之脉自此穴初离胸而入臂，为诸穴最高之处，有天之象，曰府者，以统本经之气，而由臂下肝，灌注于肺经诸穴。

【穴位结构】有头静脉和臂外侧神经经过，皮下筋膜下是臂深筋膜，在肱二头肌外侧沟内头静脉外后方，深进肱肌。该肌与肱二头肌之间有肌皮神经经过，并发肌支支配该二肌。

【穴位主治】咳嗽，气喘，支气管炎，哮喘；目眩，远视；口鼻出血；多睡，恍惚善忘；瘿气；上臂外侧前廉痛。

气舍穴（ST 11）

【穴位定位】足阳明胃经。在胸锁乳突肌区，锁骨上小窝，锁骨胸骨端上缘，胸锁乳突肌胸骨头与锁骨头中间的凹陷中。

【穴位内涵】气，指呼吸之气；舍，市居为舍，居住安息之处。本穴位于肺之上缘，肺藏气，天气通于肺，该穴正处于呼吸之气出入之处，是气短暂停留之处，故名气舍。

【穴位结构】颈阔肌；穴区内有锁骨上神经内侧支和颈横神经，深层有迷走神经干和颈总动脉及面神经颈支分布。

【穴位主治】喉痹，咳逆上气，呃逆；颈项强不得回顾，瘰疬，瘿瘤，咽肿，哽咽食不下；肩肿；泻痢。

气户穴（ST 13）

【穴位定位】足阳明胃经。仰卧，在胸部，锁骨下缘，前正中线旁开 4 寸。

【穴位内涵】气，指胸中肺气；户，指出入之处所，气户即指肺气出入之门户，本穴主治喘逆上气。肺气不利，故名气户。

【穴位结构】皮肤，皮下组织，胸大肌，第 1 肋间外肌；浅层分布有锁骨上神经中间支；深层分布有胸前神经，腋动脉及其分支；腋动脉，胸肩峰动脉。

【穴位主治】咳喘；胸背痛；呃逆；胸胁胀满；胁肋疼痛；吐血。

梁门穴（ST 21）

【穴位定位】足阳明胃经。在上腹部，脐中上 4 寸，前正中线旁开 2 寸。

【穴位内涵】梁，梁木（屋梁），古有横木为梁，有横亘之意，通梁，膏粱之物；门，门户，出入通达之处。本穴与中脘平，位于胃体之处，是胃气出入之重要门户，故称梁门。（图2-11）

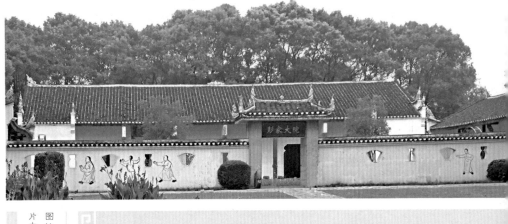

【穴位结构】腹直肌鞘前壁，腹直肌，腹直肌鞘后壁；浅层分布有肋间神经前皮支；深层分布有肋间神经；浅层分布有胸腹壁静脉；深层分布有肋间动脉，腹壁上动、静脉分支与属支。

【穴位主治】胃痛，呕吐，食欲不振；腹胀，大便溏薄。

关门穴（ST 22）

【穴位定位】足阳明胃经。仰卧。在上腹部，脐中上3寸，前正中线旁开2寸。

【穴位内涵】关，指关藏，关闭；门，为出入之处（图2-12）。本穴处为纳谷与收藏水谷之门户，有承前穴之意，为胃气出入之处，交通开阖，有关出纳，有调理胃气之功；穴居胃底，食入此处，断不可复出，故为胃之关，又可治完谷不化、大肠滑泄诸病，故称关门。

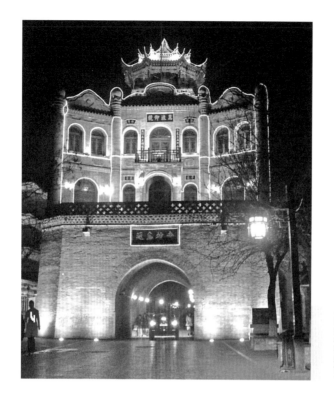

【穴位结构】腹直肌鞘前壁，腹直肌，腹直肌鞘后壁；浅层分布有肋间神经前皮支；深层分布有肋间神经；浅层分布有胸腹壁静脉；深层分布有肋间动脉，腹壁上动、静脉分支与属支。

【穴位主治】腹痛，腹胀肠鸣，泄泻，食欲不振；水肿。

内庭穴（ST 44）

【穴位定位】足阳明胃经。仰卧或坐位，平放足底。在足背，第 2、3 趾间，趾蹼缘后方赤白肉际处。

【穴位内涵】内，内里，内方，与外相对；庭，宫中。言其穴处于跖趾关节两骨之间，犹如在内的宫廷，故名内庭。《经穴解》："自厉兑而上入于足跗上，在二指之间，有庭之象焉。以其在二指之内，故曰内庭。"另，穴属荥者，可泻胃火，擅治口臭、口疮、牙痛之症，口内为庭，故曰内庭。

【穴位结构】第 2、3 趾长、短伸肌腱间；浅层分布有趾背神经、足背神经；深层分布有腓深神经；足背动、静脉。

【穴位主治】主治头面、胃肠病症。常用于齿痛、咽喉肿痛、口眼㖞斜、腹胀、食欲不振、泄泻，足背肿痛，发热。

大都穴（SP 2）

【穴位定位】足太阴脾经。仰卧或正坐平放足底。在足趾，第1跖趾关节远端赤白肉际凹陷中。

【穴位内涵】大，相对小；都，汇聚之处。大都为脾经荥穴，言经气汇聚，故名大都。《经穴解》："凡气血交会聚之地，则以都名之。穴名大都者，以此穴在足大指之本节，故曰大都。"

【穴位结构】姆趾展肌止点；神经：足底内侧神经的趾底固有神经；足底内侧动、静脉的分支。

【穴位主治】主治脾胃病症。常用于腹胀、胃脘痛、呕吐、泄泻、便秘，发热无汗。

箕门穴（SP 11）

【穴位定位】足太阴脾经。正坐或仰卧伸下肢。在股前区，髌底内侧端与冲门的连线上 1/3 与下 2/3 交点，长收肌和缝匠肌交角的动脉搏动处。

【穴位内涵】箕，箕形；门，出入之处。取其穴时，两腿分开如箕状，故名箕门。《经穴解》："以足之两股在此，其形并列如箕，经脉之动脉皆以门称，故曰箕门。"

【穴位结构】缝匠肌内侧缘，深层有大收肌；股前皮神经，深部有隐神经；大隐静脉，深层有股动、静脉。

【穴位主治】主治前阴病症。常用于小便不利、遗尿、腹股沟肿痛。

冲门穴（SP 12）

【穴位别名】慈宫。

【穴位定位】足太阴脾经。仰卧，在腹股沟区，腹股沟斜纹中，髂外动脉搏动处的外侧。

【穴位内涵】冲，交通要道；门，出入之处；穴在动脉搏动处，故名冲门。《经穴解》："以气冲已在中，去中行二寸之际，而此穴乃在去中行四寸半之际，反在气冲之外，以其近于胃经入腹穴之气冲也，故曰冲门。"

【穴位结构】腹股沟韧带中点外侧的上方，在腹外斜肌腱膜及内斜肌下部；股神经；内侧为股动、静脉。

【穴位主治】主治局部病症。常用于腹满、积聚疼痛，疝气、癃闭，难产。

府舍穴（SP 13）

【穴位定位】足太阴脾经。仰卧，在下腹部，脐中下4.3寸，前正中线旁开4寸。

【穴位内涵】府，脏腑；舍，意指居住之所。本穴为足太阴、阴维、厥阴之会，且三脉从此上下入腹络肝脾，结心肺，《针灸甲乙经》有："足太阴、阴维、厥阴之会，此脉上下入腹络胸。"犹如诸脏腑聚集所居之处，在腹结穴下3寸，为脾气聚居之处所，故名府舍。按肺手太阴脉之在胸有中府，上自云门下臂内前廉，脾足太阴脉之在腹有府舍，下自阴股内前廉上入于冲门，此二经四穴，上下相应，中府为胸气之府，府舍为腹气之府。在腹部呼吸，有府舍、腹结之收，而佐以冲门、气冲之放，亦即往复升沉之道也。

【穴位结构】腹股沟韧带上方外侧，腹外斜肌腱膜及腹内斜肌下部，深层为腹横肌下部；髂腹股沟神经（右当盲肠下部，左当乙状结肠下部）；腹壁浅动脉，肋间动、静脉。

【穴位主治】腹痛，腹满积聚，霍乱吐泻；疝气。

胸乡穴（SP 19）

【穴位定位】足太阴脾经。在胸外侧部，当第3肋间隙，距前正中线6寸。

【穴位内涵】乡，乡村之意；胸，指胸廓之侧。穴在前正中线旁开6寸，居胸侧所在外面称胸之乡，故名胸乡。

【穴位结构】皮肤，皮下组织，胸大肌，胸小肌；浅层布有第

3肋间神经外侧皮支和胸膜壁静脉的属支；深层有胸内、外侧神经的分支，胸肩峰动、静脉的胸肌支和胸外侧动、静脉的胸肌支和胸外侧动、静脉的分支或属支。

【穴位主治】胸胁胀痛，痛引胸不得卧；支气管炎。

听宫穴（SI 19）

【穴位别名】多所闻，多闻。

【穴位定位】手太阳小肠经。在面部，耳屏正中与下颌骨髁状突之间的凹陷中。

【穴位内涵】听，耳司听，指耳的功能；宫，宫殿，五音之首（《类经附翼》）。本穴位于耳屏前，张口取穴，深居于耳轮内，犹如宫殿，故名听宫。针刺此穴可恢复听力，宫为五音之首，故名听宫。

别名多所闻、多闻。所，修饰词；多，大；闻，闻声也。意指针刺本穴能使人耳聪多闻也。

【穴位结构】腮腺，外耳道软骨；浅层分布有耳颞神经；深层分布有面神经分支；颞浅动、静脉分支。

【穴位主治】耳鸣，耳聋，聤耳，齿痛；癫狂痫。

灵道穴（HT 4）

【穴位定位】手少阴心经。腕横纹上1.5寸，尺侧腕屈肌腱的桡侧缘。

【穴下内涵】穴名出自《针灸甲乙经》。灵，神灵；道，指通行的道路，也指万事通行。五脏中心主藏神，神藏于内称为灵，本穴位于神门穴上1寸5分，为手少阴心神潜藏通行的道路，心神由此行于经脉中，统主其他五脏之神，走而不守也。经云："一阴一阳之谓道。"本穴又是阴阳交会的大道，心主神明，神灵主宰一身，故名灵道。

【穴位结构】在尺侧腕屈肌与指浅屈肌之间，深层为指深屈肌；有尺动脉通过；布有前臂内侧皮神经，尺侧为尺神经。

【穴位主治】宁心，安神，止抽；心痛，非恐善笑；暴喑；肘臂挛痛。

神门穴（HT 7）

【穴位别名】兑冲，中都，兑骨，锐中。

【穴位定位】手少阴心经。腕掌侧横纹尺侧端，尺侧腕屈肌腱的桡侧凹陷处。

【穴位内涵】出自《素问·气交变大论》。神，与鬼相对；门，出入的门户。心藏神，穴在少府之下以示心气出入的门户，针此可开心气的郁结，使心神有所依附，又因手少阴经自此初离腕而入掌，在锐骨之端动脉处，有门象焉，因名神门。李渠《孔穴命名的浅说》："神门，因其治神志病，又有人神出入门户之义。"

【穴位结构】在尺侧腕屈肌与指浅屈肌之间，深层为指深屈肌，有尺动脉通过。布有前臂内侧皮神经，尺侧为尺神经。

【穴位主治】宁心安神，宽胸理气；惊悸、怔忡、健忘、失眠、痴呆等心与神志病证；高血压；胸胁痛。

少府穴（HT 8）

【穴位别名】兑骨。

【穴位定位】手少阴心经。在手掌面，第4、5掌骨之间，握拳时当小指与无名指指端之间。

【穴位内涵】本穴出自《针灸甲乙经》。少府，少，阴也；府，府宅也，聚处为府。穴属手少阴心经，为经气所聚之处，因名少府。《采艾编》："少府，为荥，少阴所流如传送之府也。"

【穴位结构】在第4、5掌骨间，有第4蚓状肌，指浅、深屈肌腱，深部为骨间肌；有指掌侧总动、静脉；布有第4指掌侧固有神经。

【穴位主治】清心导火，行气活血；心悸、胸痛等心胸病；阴痒阴痛；痈疡；小指挛痛。

天窗穴（SI 16）

【穴位别名】窗笼，窗聋。

【穴位定位】手太阳小肠经。在颈部，横平喉结，胸锁乳突肌的后缘。

【穴位内涵】天，上，巅，人身之上部；窗，屋中采光通风之处。本穴位于颈项前侧，天圆地方，头在上为天，颈项是通天的道路，本穴在颈之侧，如室之有窗，在室之侧也，且本穴擅长通头面孔窍诸病，犹如人身上部之窗户也，亦是太阳经之气通于头颅的窗口，故名天窗。

【穴位结构】肩胛提肌；穴区内有第 3 枕神经，深层有肩胛背神经肌支和颈横动脉升支分布。

【穴位主治】耳鸣，耳聋，咽喉肿痛，颈项强痛，暴喑，癫狂，隐疹。

殷门穴（BL 37）

【穴位定位】足太阳膀胱经。俯卧，在股后区，臀沟下 6 寸，股二头肌与半腱肌之间。

【穴位内涵】殷，盛大；门，出入之处；穴位于大腿广阔的部位，故名殷门。《经穴解》："太阳经至此下行大盛，殷者，盛也，而此穴为其门也，乃本经血甚盛之所也。"

【穴位结构】股二头股长头和半腱肌；浅层有股后皮神经；深层有坐骨神经干；坐骨神经干伴行的动、静脉和股深动脉的分支。

【穴位主治】主治局部病症。常用于腰痛、下肢痿痹。

魄户穴（BL 42）

【穴位别名】魂户。

【穴位定位】足太阳膀胱经。第 3 胸椎棘突下，旁开 3 寸。

【穴位内涵】魄，是随伴精气往来的阴神；户，通护，半扇门。本穴在肺俞穴之外与之相平，是肺气出入之门户，也是护卫肺中精微之气的门户，而肺藏魄，故名魄户。

【穴位结构】斜方肌、菱形肌，深层为髂肋肌；第 3 肋间动、静脉背侧支，颈横动脉降支；第 2、3 胸神经后支。

【穴位主治】肺痨，咯血，咳嗽，气喘；项强；肩背痛。

神堂穴（BL 44）

【穴位定位】足太阳膀胱经。第 5 胸椎棘突下，旁开 3 寸。

【穴位内涵】神，是象征君主的阳气；堂，是高大明敞的居室。《说文解字》："神，天神引出万物者也。"指其犹如心君用事的明堂。心藏神，为君主之官，阳中之太阳，一身之大主。神堂内平心俞，自应如天子布政之堂矣，故名神堂。

【穴位结构】斜方肌、菱形肌，深层为髂肋肌；第5肋间动、静脉背侧支，颈横动脉降支；第4、5胸神经后支。

【穴位主治】咳嗽、气喘、胸闷等病证；脊背强痛。

魂门穴（BL 47）

【穴位定位】足太阳膀胱经。俯卧。在脊柱区，第9胸椎棘突下，后正中线旁开3寸。

【穴位内涵】随神往来者谓之魂；出入为门。本穴横平肝俞，肝藏血，血舍魂，本穴是魂出入的门户，魂又为肝所主，故名魂门。

【穴位结构】斜方肌，菱形肌，竖脊肌；浅层有第9、10胸神经后支的皮支；深层有第9、10胸神经后支的肌支，肩胛背神经；浅层有第9、10胸神经伴行的动、静脉；深层有胸背动、静脉的分支。

【穴位主治】胸胁痛；呕吐；背痛。

意舍穴（BL 49）

【穴位定位】足太阳膀胱经。位于第11胸椎棘突下，旁开3寸。

【穴位内涵】意，意念；舍，居住也。本穴横平脾俞，脾藏意，是五脏精气所化生的情志活动之一，为脾所主，本穴是意聚藏之处，故名意舍。（图2-13）

【穴位结构】斜方肌，下锯肌，竖脊肌；浅层有第11、12胸神经后支的皮支；深层有第11、12胸神经后支的肌支，肩胛背神经；浅层有第11、12胸神经伴行的动、静脉；深层有胸背动、静脉的分支。

【穴位主治】腹胀，肠鸣，呕吐，食不下。

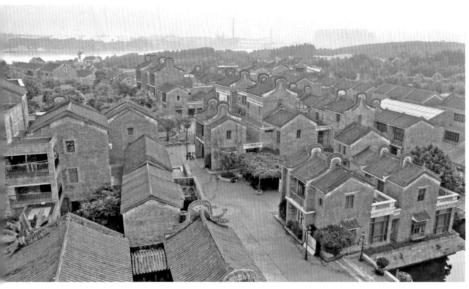

图 2-13　屋舍（图片由胡春福提供）

志室穴（BL 52）

【穴位别名】精宫，神关。

【穴位定位】足太阳膀胱经。俯卧，在腰区，第 2 腰椎棘突下，后正中线旁开 3 寸。

【穴位内涵】本穴出自《针灸甲乙经》。志，主记忆；室，居室。本穴横平肾俞，肾藏志，志为心愿所往，是五脏精气所化生的情志活动之一，为肾所主，亦是肾神气所发之处，故名志室。

【穴位结构】斜方肌，腰方肌；浅层有第 1、2 腰神经后支的皮支；深层有第 1、2 腰神经后支的肌支，肩胛背神经；浅层有第 1、2 腰神经伴行的动、静脉；深层有腰背动、静脉的分支。

【穴位主治】遗精，阳痿，阴痛，小便不利，水肿；腰脊强痛。

金门穴（BL 63）

【穴位别名】关梁。

【穴位定位】足太阳膀胱经。在足背，外踝前缘直下，第5跖骨粗隆后方，骰骨下缘凹陷中。

【穴位内涵】本穴最早见于《针灸甲乙经》。金，为五行之一；门，人所出入之处。此穴在申脉穴前下方，骰骨外侧凹陷中，有如申脉的门户；该穴为太阳经郄穴，是气血积聚的要穴，有如金玉之贵重，故名金门。

【穴位结构】足底外侧动、静脉；足背外侧皮神经，深层为足底外侧神经。

【穴位主治】癫痫，小儿惊风；腰痛，外踝痛，下肢痹痛。

阴都穴（KI 19）

【穴位别名】食宫、通关、石宫、食吕。

【穴位定位】足少阴肾经。仰卧，在上腹部，脐中上4寸，前正中线旁开0.5寸。

【穴位内涵】阴，地气也；都，有会聚之义。穴当上腹，胃为土气之都。此处阴，指水谷之气与阴经；都，居、会之处，指穴处为地气之所聚，亦为阴经之所会也。本穴秉少阴之气，外平中脘，内应胃弯，胃主中气，宜常充盈，故名阴都。于此处所云中气者，即脾胃之潜力也。本穴虽属肾经，其用则多关脾、胃、中气之事。但脾胃之气不宜过散，宜阴都常满也，故以穴名暗示之。

【穴位结构】腹直肌鞘前壁，腹直肌；第7、8、9胸神经前支的肌支；浅层布有腹壁浅静脉和第7、8、9胸神经前支伴行的动、静脉；深层有腹壁上动、静脉的分支或属支，第7、8、9肋间动、静脉。

【穴位主治】身寒热，心烦满，胸肋痛；腹胀，肠鸣，腹痛，便秘；妇人不孕；黄疸。

步廊穴（KI 22）

【穴位别名】步郎。

【穴位定位】足少阴肾经。在胸部，当第5肋间隙，前正中线旁开2寸。

【穴位内涵】步，度量；廊，侧屋。本穴在膈上，与任脉之中庭平。本经在左右夹任脉，沿胸骨两侧，各肋骨歧间，均有穴位。犹如中庭两侧房廊相对。（图2-14）胸骨两侧，本经各穴，排列匀整如有尺度，故名步廊。

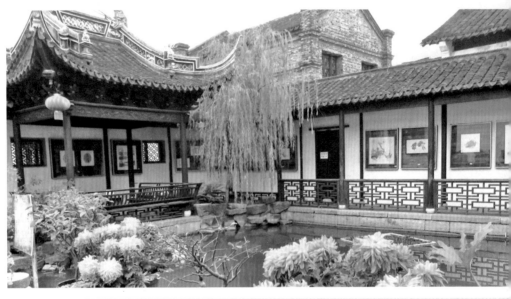

图2-14 廊（图片由胡春福提供）

【穴位结构】皮肤、皮下组织，胸大肌；浅层布有第5肋间神经的前皮支，胸廓内动、静脉的分支；深层有胸内、外侧神经的分支。

【穴位主治】胸痛，咳嗽，气喘，胸胁胀满；呕吐，不嗜食；乳痈；胸膜炎；肋间神经痛；支气管炎；神经性呕吐；胃炎，胃下垂；腹直肌痉挛。

俞府穴（KI 27）

【穴位别名】输府。

【穴位定位】足少阴肾经。在胸部，当锁骨下缘，前正中线旁开 2 寸。

【穴位内涵】俞，指脉气输注处；府，指会也。足少阴脉气从足之涌泉上输至胸，会聚于本穴，故名俞府。

【穴位结构】皮肤，皮下组织，胸大肌；浅层布有锁骨上内侧神经，深层有胸内、外侧神经的分支。

【穴位主治】咳嗽，气喘，胸痛；呕吐，不嗜食；气管炎；胸膜炎；肋间神经痛；胃炎；胃下垂。

郄门穴（PC 4）

【穴位定位】手厥阴心包经。腕横纹上 5 寸，掌长肌腱与桡侧腕屈肌腱之间。

【穴位内涵】本穴出自《针灸甲乙经》。郄，孔窍，空隙；门，门户。本穴为心包郄穴，位于桡骨与尺骨间隙处，手少阴与手厥阴两脉之间，是气血聚会的空隙深处，气血经此处入肌肉间，两筋相夹肌肉相对，如门之状，因而得名郄门。

【穴位结构】在桡侧腕屈肌腱与掌长肌腱之间，浅部有指浅屈肌，深部为指深屈肌；布有前臂正中静脉、正中动脉，深部为前臂掌侧骨间动静脉；布有前臂内侧皮神经，其下为正中神经，深层有前臂掌侧骨间神经。

【穴位主治】急性心痛、心悸、心烦、胸痛等心胸病证；咯血、呕血、衄血等热性出血证；疔疮；癫痫。

劳宫穴（PC 8）

【穴位别名】五里，鬼路，掌中。

【穴位定位】手厥阴心包经。在掌区，横平第 3 掌指关节近端，第 2、3 掌骨之间偏于第 3 掌骨。

【穴位内涵】劳，操作也；宫，中室也。手任劳作，穴在掌心，因名"劳宫"。《经穴解》又云："人劳于思，则此穴之脉大动，盖以此穴为本经之火，心劳则火动，火动则脉大动于此穴，故曰劳宫。"

【穴位结构】布有正中神经的第 2 指掌侧总神经；指掌侧总动脉。

【穴位主治】胸胁满痛，不可转侧；大小便血，吐衄呕逆，口臭，烂龈；中风、悲笑、黄疸、热病、汗不出等症。

【医案典故】

《伤寒九十论》：里巷一妇人妊娠，得伤寒，自腰以下肿满。医者或谓之阻，或谓之脚气，或谓之水分。予曰：此证受胎脉也，病名曰心实，当利小便。医者曰：利小便，是作水分治，莫用木通葶苈桑皮否。曰：当刺劳宫、关元穴。医大骇，曰：此出何家书？予曰：仲景玉函经曰，妇人伤寒，妊娠，及七月，腹满，腰以下如水溢之状，七月太阴当养不养，此心气实，当刺劳宫及关元，以利小便，则愈。予教令刺穴，遂瘥。

液门穴（SJ 2）

【穴位别名】腋门，掖门。

【穴位定位】手少阳三焦经。在手背，第 4、5 指间，指蹼缘上方赤白肉际凹陷中。

【穴位内涵】门（門），繁体从二户象形。穴在小指次指间凹陷处，小指次指之间似"門"字象形。穴为手少阳脉之所溜，犹似液泽之门，故名液门。

【穴位结构】尺神经的手背支；尺动脉的指背动脉。

【穴位主治】咽痛，目赤，耳聋，齿痛；寒热；狂疾；伤津而致干燥之症。

天牖穴（SJ 16）

【穴位别名】天听，天满。

【穴位定位】手少阳三焦经。在颈部，横平下颌角，胸锁乳突肌的后缘凹陷中。

【穴位内涵】天，上，人身之上部，巅；牖，户，墙上通风采光的洞口，窗开旁曰牖，以助明。本穴位于颈部，其位高，有天之象，与天窗意同，功擅开窍，犹如人体的门窗，故名天牖。

【穴位结构】胸锁乳突肌、头夹肌；穴区内有枕小神经、耳大神经和颈外静脉，深层有副神经和颈动脉分布。

【穴位主治】头痛，头晕，目痛，耳聋；瘰疬；项强。

京门穴（GB 25）

【穴位别名】气俞，气府。

【穴位定位】足少阳胆经。侧腰部，第 12 肋游离端下际处。

【穴位内涵】穴在监骨腰中，季胁本侠脊，约当第十二肋端，为肾之募穴。"募"与"膜"通，为经气结聚处。京者，大也。肾募京门，即喻肾气结聚之门户，穴主水道不利，故名京门。

【穴位结构】有腹内、外斜肌及腹横肌；有第 11 肋间动、静脉；布有第 11 肋间神经。

【穴位主治】小便不利、水肿等水液代谢失调的病证；腹胀、肠鸣、腹泻等胃肠病证；腰痛，胁痛。

风市穴（GB 31）

【穴位定位】足少阳胆经。俯卧或侧卧。在股部，直立垂手，掌心贴于大腿时，中指尖所指凹陷中，髂胫束后缘。

【穴位内涵】风，为六淫之一，百病之长；市，上古衣敝前而已，市以象之。人体下肢最易遭受风邪之侵袭，本穴处易为风邪所集聚，亦为驱散风邪之地，为治诸风之要穴，犹如市集，故名风市。

【穴位结构】髂胫束，股外侧肌，股中间肌；浅层分布有股外侧皮神经；深层分布有股神经的肌支；旋股外侧动脉降支的肌支。

【穴位主治】半身不遂，下肢痿痹；遍身瘙痒，脚气。

【医案典故】

《名医类案》：蔡元长知开封，正据案治事，忽如有虫自足心行至腰间，即坠笔晕绝，久之方苏。掾属云：此病非俞山人不能疗，趣使召之。俞曰：此真脚气也。法当灸风市，为灸一壮。蔡晏然复常，明日，病如初，再召俞，曰：除病根，非千艾不可。从共言，灸五百壮，自此遂愈。

膝阳关穴（GB 33）

【穴位别名】阳关，足阳，关陵，关阳，阳陵。

【穴位定位】足少阳胆经。在膝部，股骨外上髁后上缘，股二头肌腱与髂胫束之间的凹陷中。

【穴位内涵】本穴最早见于《针灸甲乙经》。膝，膝关节；阳，与阴对，内侧；关，机捩、关键之处。本穴位于股骨外上髁后方，当膝关节外侧，下肢之阳侧，是阳气流经的关隘，故名膝阳关；同时，称"膝"者，是区别于腰阳关而言。

【穴位结构】布有股外侧皮神经末支和膝上外侧动、静脉。

【穴位主治】膝肿痛，腘筋挛急，小腿麻木，膝关节炎，下肢瘫痪等。

章门穴（LR 13）

【穴位别名】长平，胁窌。

【穴位定位】足厥阴肝经。第 11 肋游离端下际。

【穴位内涵】穴在大横外，直脐季胁端，即相当第 11 浮肋端。章门为足厥阴与足少阳之会，《经穴解》有："草曰章，肝阴木，胆阳木也，胁肋正肝胆所治之部分，又因穴为脏会，以喻脏气之会而为章，穴主脏病之门户，故曰章门。"

【穴位结构】有腹内、外斜肌及腹横肌；有第 10 肋间动脉末支；布有第 10、11 肋间神经；右侧当肝脏下缘，左侧当脾脏下缘。

【穴位主治】腹胀、腹痛、肠鸣等胃肠病证；胁痛、黄疸、痞块（肿大）等肝脾病证。

【医案典故】

《古今医案按》：景岳治一少年，素日饮酒，亦多失饥伤饱。一日偶因饭后胁肋大痛，自服行气化滞等药，复用吐法，尽出饮食，吐后逆气上升，胁痛虽止，而上壅胸膈，胀痛更甚，且加呕吐，再用行滞破气等药，呕痛渐止。而左乳胸肋之下结聚一块，胀实拒按，脐腹膈闭，不能下达。每于戌亥子丑之时，则胀不可当。因其呕吐既止，已可用下，凡大黄、芒硝、棱、莪、巴豆等药，及蓖子、朴硝、大蒜、橘叶捣罨等法，毫不能效，而愈攻愈胀。因疑为脾气受伤，用补尤觉不便，汤水不入者，凡二十余日，无计可施，窘剧待毙。只得用手揉按其处，彼云肋下一点，按着则痛连胸腹，及细为揣摸，则正在章门穴也。章门为脾之募，为脏之会，且乳下肋间，正属虚里大络，乃胃气所出之道路，而气实通于章门。因悟其日轻夜重，本非有形之积，而按此连彼，则病在气分无疑也，必须经火则气散。乃以艾灸章门十四壮，兼制神香散，使日服三四次，胀果渐平，食亦渐进，始得保全。

期门穴（LR 14）

【穴位定位】足厥阴肝经。在胸部，当乳头直下，第6肋间隙，前正中线旁开4寸。

【穴位内涵】期，指周期；门，指出入要地。穴为足厥阴经终末穴，而按气血流注次序，十二经气血自手太阴始，至足厥阴终，自此复归入手太阴中，是气血归入身体的门户，故名期门。

【穴位结构】皮肤，皮下组织，胸大肌下缘，腹外斜肌，肋间外肌，肋间内肌；浅层布有第6肋间神经的外侧皮支；胸腹壁静脉的属支；深层有第6肋间神经和第6肋间后动、静脉的分支或属支。

【穴位主治】胸胁胀痛，胸中热；呕吐，呃逆，泄泻；咳喘；奔豚；疟疾；高血压；心肌炎；肠炎；肋间神经炎；肝炎；胃肠神经官能症。

石门穴（CV 5）

【穴位别名】利机，精露，丹田，俞门，精室，后门。

【穴位定位】任脉。前正中线上，脐下2寸。

【穴位内涵】石，有坚硬之意；门，出入之处。本穴位于脐下2寸，是历代医家认为妇人禁针之处，针此处会无子，所谓女子不通人道者名石女，此处亦是任脉之气出入的门户，故名石门。另

《经穴解》："此穴在脐下仅二寸，故以丹田名之，乃人身最要之地，故又以命门名之。其曰利机、曰精露者，皆言其下为总筋，乃一身机关发动之本，而精之下出者，于此已为露，此穴之贵要如此，故命曰石门，着其禁也，其言此穴之不可轻针也。"

【穴位结构】腹白线上，深部为小肠；布有第 11 肋间神经前皮支的内侧支；腹壁浅动、静脉分支，腹壁下动、静脉分支。

【穴位主治】腹胀，泄泻，绕脐疼痛，水肿；奔豚，疝气，小便不利，遗精，阳痿，经闭，带下，崩漏，产后恶露不止。

【医案典故】

《续名医类案》：一贵人妻为鬼所着，百法不效。有一法师，书天医符奏玉帝，亦不效。窦令服睡圣散三钱，灸巨阙穴五十壮，又灸石门穴三百壮。至二百壮，病患开眼如故，服姜附汤、镇心丹而愈。

神阙穴（CV 8）

【穴位别名】脐中，气合。

【穴位定位】任脉。脐窝中央。

【穴位内涵】穴当脐中，喻为元神之阙庭，故名神阙。另，阙为外大门的一种形式，与牌楼牌坊的起源有相同之处，后引申为标志之义。人在胎儿时期，通过脐带与母体进行营养与代谢产物交换，出生后脐带虽断，但肚脐这一先后天联系的标志仍然存在，故曰神阙。

【穴位结构】在脐窝正中，深部为小肠；有腹壁下动、静脉；布有 8、9 肋间神经前皮支的内侧支。

【穴位主治】虚脱、中风脱证等元阳暴脱；腹痛、腹胀、腹泻、痢疾、便秘、脱肛等肠腑病证；水肿、小便不利。

【医案典故】

《针灸资生经》记载：久冷伤惫脏腑，泄利不止，中风不省人事等，宜灸神阙。旧传有人年老而颜如童子者，盖每岁以鼠粪灸脐中一壮故也。予尝久患溏利，一夕灸三七壮，则次日不如厕，连数夕灸，则数日不如厕。足见经言主泄利不止之验也。又予年逾壮，觉左手足无力，偶灸此而愈。

《针灸大成》记载：徐平仲中风不苏，桃源簿为灸脐中百壮始苏；不起，再灸百壮。

巨阙穴（CV 14）

【穴位别名】巨缺，巨送。

【穴位定位】任脉。在上腹部，前正中线上，当脐中上6寸。

【穴位内涵】巨，指巨大；阙，指宫门。本穴为心之募，位于鸠尾下一寸，上临心界，为心气结聚之处。因为心是君主之官，穴处为心君至尊之地，两胁在其旁，有阙之象，犹如宫殿大门，故名巨阙。

【穴位结构】皮肤，皮下组织，腹白线，腹横筋膜，腹膜外脂肪，壁腹膜；浅层主要布有第7胸神经前支的前皮支和腹壁浅静脉；深层主要有第7胸神经前支的分支。

【穴位主治】胃痛，反胃；胸痛；吐逆不食；腹胀；惊悸；咳嗽；黄疸；蛔虫痛；尸厥；健忘；胃痉挛；膈肌痉挛；心绞痛；支气管炎；胸膜炎；癫病。

中庭穴（CV 16）

【穴位定位】任脉。在胸部，前正中线上，平第5肋间，即胸剑结合部。

【穴位内涵】庭，指庭院。任脉沿腹中线上行，至穴处进入胸廓。喻脉气已由宫门庭院入户，且穴处平坦，居心之外，为心之庭也，故以为名。

【穴位结构】皮肤，皮下组织，胸肋辐状韧带和肋剑突韧带；第6肋间神经的前皮支和胸廓内动、静脉的穿支。

【穴位主治】胸胁胀满；心痛；呕吐；小儿吐乳。

【医案典故】

《古今医案按》：罗谦甫治赵运使夫人，年近六十，三月间，病脐腹冷痛，相引胁下，痛不可忍，反复闷乱，不得安卧。乃先灸中庭穴，在膻中下寸六分陷者中，任脉气所发。灸五壮或二七三七壮，次以当归四逆汤，归尾七分，桂、附、茴香、柴胡各五分，芍药四分，茯苓、延胡、川楝各三分，泽泻一分。数服愈。

玉堂穴（CV 18）

【穴位别名】玉英。

【穴位定位】任脉。在胸部，当前正中线上，平第 3 肋间。

【穴位内涵】玉，玉石也，又贵称也。堂，指殿堂。穴居心位，心为君主之官，故喻本穴似君般之居处，而名玉堂。中庭为心之庭，则玉堂为心之堂也。

【穴位结构】皮肤，皮下组织，胸骨体；第 3 肋间神经前皮支和胸廓内动、静脉的穿支。

【穴位主治】胸膺疼痛，咳嗽，气短，胸闷喘息；心烦；呕吐寒痰；支气管炎；胸膜炎；肋间神经痛。

神庭穴（GV 24）

【穴位别名】督脉，发际，天庭。

【穴位定位】督脉。仰靠坐位，在头部，前发际正中直上0.5 寸。

【穴位内涵】神，天部之气也；庭，庭院也，聚散之所也。神庭名意指督脉的上行之气在此聚集。额之上乃人神所游之所，而此穴乃其庭也，故名神庭。天庭名意与神庭同。

【穴位结构】左右额肌之交界处；额神经分支；额动、静脉分支。

【穴位主治】头痛，眩晕；失眠，癫痫；鼻渊。

印堂穴（GV 29）

【穴位定位】督脉。在头部，两眉毛内侧端中间的凹陷中。

【穴位内涵】古代指额部两眉头之间为"阙"，星相家称印堂。本穴位于额部两眉头之间，故称印堂。

【穴位结构】降眉间肌；额神经的滑车上神经，面神经的颞支；滑车上动脉和眶上动脉的分支及伴行同名静脉。

【穴位主治】头痛，头晕；鼻炎；目赤肿痛；三叉神经痛。

四、阴阳八卦

穴位的名字蕴含着"阴阳"这一朴素的哲学思想。"阴阳平衡"是古人对人体解剖、生理、病理等医学概念的认识，只有达到阴平阳秘状态，人体才能健康。因此，在穴位命名时古人便有意识地将这一思想运用到穴位的命名当中。如有"阴陵泉"就有"阳陵泉"与之对应，有"阴谷"就有"阳谷"，有"上巨虚"就有"下巨虚"等。阴阳、上下等往往成对出现；同时也体现穴位位置与人体部位的对应关系，如"阴陵泉"在小腿的内侧（属于阴），"阳陵泉"在小腿的外侧（属于阳）。

阳溪穴（LI 5）

【穴位定位】手阳明大肠经。侧腕对掌，伸前臂。在腕区，腕背侧远端横纹桡侧，桡骨茎突远端，解剖学"鼻烟窝"凹陷中。

【穴位内涵】阳，手背为阳；溪，小水。本穴位于腕骨阳侧内缘，两筋凹陷中，经气行至凹陷处状如溪，故名阳溪。《经穴解》："腕之中横直有三穴，小肠经有阳谷，三焦经有阳池，大肠经为阳溪，此取乎水行之义，以三穴皆自手腕而上行于臂之所也。气血遇关节之所，必稍聚而后行，故以谷、池、溪名之。阳者，以阳明以也。三穴皆以阳称，总为阳经也。"

【穴位结构】伸肌支持带（拇长、短伸肌腱之间）；浅层分布有桡神经浅支；深层分布有骨间后神经；浅层头静脉；深层分布有骨间后动脉。

【穴位主治】头痛，目赤肿痛；耳鸣，耳聋，齿痛，咽喉肿痛；臂腕疼痛。

三阴交穴（SP 6）

【穴位别名】足太阴，三交。

【穴位定位】足太阴脾经。正坐或仰卧，在小腿内侧，内踝尖上3寸，胫骨内侧缘后际。

【穴位内涵】三，数字；阴，与阳相对，在此处指足的三条阴经；交，交会。该穴是下肢三条阴经循行交会的部位，亦是三条阴经气血交汇的地方，取一穴而调三经，故名三阴交。

【穴位结构】胫骨后缘和比目鱼肌之间，深层有屈趾长肌；小腿内侧皮神经，深层后方有胫神经；大隐静脉，胫后动、静脉。

【穴位主治】主治妇科、脾胃病症。用于月经不调、崩漏、带下、子宫脱垂、不孕、难产，腹胀、肠鸣、泄泻、遗精、阳痿、遗尿、小便不利、疝气、下肢痿痹。

【医案典故】

《铜人腧穴针灸图经》：徐文伯针刺堕胎：泻足三阴交，补手阳明合谷，应针而落。

阴陵泉穴（SP 9）

【穴位定位】足太阴脾经。正坐或仰卧，在小腿内侧，胫骨内侧髁下缘与胫骨内侧缘之间的凹陷中。

【穴位内涵】阴，内侧为阴；陵，突起为陵；泉，水源。本穴位于下肢内侧高骨后下方凹陷处，是经脉气血汇聚之处，犹如阴侧陵下的深泉，故而得名阴陵泉。且本穴与阳陵泉相对而处，外为阳，内为阴，故而得名阴陵泉。

【穴位结构】胫骨后缘和腓肠肌之间，比目鱼肌起点上；小腿内侧皮神经本干，最深层有胫神经；大隐静脉，膝降动脉，最深层有胫后动、静脉。

【穴位主治】主治脾胃、妇科、前阴病症。常用于腹痛、腹胀、泄泻、水肿，妇人阴中痛、痛经，小便不利或遗尿、遗精，腰痛、膝肿。

委阳穴（BL 39）

【穴位定位】足太阳膀胱经。俯卧，在膝部，腘横纹上，股二头肌腱的内侧缘。

【穴位内涵】委，曲；阳，外侧。本穴位于腘窝弯曲之处的外侧，内为阴，外为阳，故名委阳。

【穴位结构】腓肠肌外侧头；浅层有股后皮神经；深层有腓总神经，胫神经分支；股上外侧动、静脉分支。

【穴位主治】腹满，小便不利；腰背强痛；腿足挛痛。

阳池穴（SJ 4）

【穴位别名】别阳。

【穴位定位】手少阳三焦经。在腕后区，腕背侧远端横纹上，指伸肌腱的尺侧缘凹陷中。

【穴位内涵】阳，手背为阳；池，水聚之处，或储水之处。本穴位于腕骨与臂骨相接处的两筋间，状如池；根据阴阳划分，掌为阴，背为阳，穴在手腕背面，故名阳池。

【穴位结构】腕背侧韧带，指伸肌腱与小指伸肌腱；尺神经手背支及前臂背侧皮神经末支；腕背静脉网，第4掌背动脉。

【穴位主治】寒热疟，手腕捉物不得，肩臂痛不得举。

三阳络穴（SJ 8）

【穴位别名】通门，通间。

【穴位定位】手少阳三焦经。在前臂后区，腕背侧远端横纹上4寸，尺骨与桡骨间隙中点。

【穴位内涵】三阳，指手太阳、阳明、少阳三经；络，联络，维系。本穴与手的三条阳经均有联系，故名三阳络。又名通间，言在手之少阳、太阳、阳明之间通行，三以属阳，因名其穴为三阳络。

【穴位结构】指总伸肌与拇长展肌起端之间；前臂背侧皮神经，深层为前臂骨间背侧神经；前臂骨间背侧动、静脉。

【穴位主治】暴瘖耳聋，四肢不欲动摇。

阳辅穴（GB 38）

【穴位别名】分肉。

【穴位定位】足少阳胆经。小腿外侧部，外踝尖上3寸，腓骨前缘凹陷处。

【穴名内涵】阳，指阳气，与阴相对，外为阳；辅，辅佐，辅骨之意。《子午流注说难》中曰："阳辅乃足少阳所行之经穴。阳经为火，胆为阳木，木能生火，火曰炎上，辅助其阳经之上升。《普济方·针灸》中曰："阳辅者，火也。"本穴有辅佐胆经气血向上蒸升的作用，穴在外踝上辅骨前绝骨端，故名阳辅。

【穴位结构】在趾长伸肌和腓骨短肌之间；有胫前动、静脉分支；布有腓浅神经。

【穴位主治】偏头痛，目外眦痛，咽喉肿痛，腋下痛，胸胁满痛，瘰疬，半身不遂。

【医案典故】

《千金要方》：仁寿宫患脚偏风，甄权奉敕针环跳、阳陵泉、巨虚下廉、阳辅，即起行。

足窍阴穴（GB 44）

【穴位别名】窍阴。

【穴位定位】足少阳胆经。第4趾外侧趾甲根角旁0.1寸。

【穴名内涵】本穴原名窍阴，最早见于《灵枢·本输》。《圣济总录》名足窍阴。足即足部，窍即孔窍，阴为阳之对。此穴在足部，善治耳目诸疾，开窍于耳目的肾和肝均属阴脏，故名足窍阴。足窍阴与头之窍阴，均归属于足少阳胆经，上下相应。另《经穴解》中说："少阳本也，木之井穴，如木之根生于地也，故曰阴，必有窍焉，以为生木之本，故曰窍阴。"

【穴位结构】趾背侧动、静脉，跖趾侧动、静脉形成的动、静脉网；趾背侧神经。

【穴位主治】偏头痛，目眩，目赤肿痛，耳聋，耳鸣，喉痹，胸胁痛，足跗肿痛。

五、取类比象

"取类比象"，是指人生活在宇宙自然界中，自然界具有什么样的规律，那么人体就具有什么样的规律，人体的所有规律都可以在自然界中找到相同的体现，人体就是缩小的宇宙，而宇宙就是放大的人体，这是中医学的一种最基本的思维方式。古人将这种思维方式运用到穴位的命名过程中。如自然界中有河流，那么人体中就有经络；河流中有水流淌，那么经络中同样有气血在运行；河流经过的地方有水池、沼泽、海洋，那人体的穴位就有"曲池""尺泽""血海"；地势较高的地方是山丘，人体肌肉隆起部位的穴位就称"承山""梁丘"；人们盖的房子有大梁，有窗户，那人体的穴位就有"屋翳""膺窗"。这种穴位命名方法既形象又能体现穴位的位置和作用。

曲池穴（LI 11）

【穴位定位】手阳明大肠经。侧腕，屈肘，在肘区，尺泽与肱骨外上髁连线中点处。

【穴位内涵】本穴最早见于《灵枢·本输》。曲，弯曲；池，水之停聚处。曲池，鲁之古地名。本穴必须屈肘凹陷方显。经气至此有如水之入池，故用以借喻命名曲池。

【穴位结构】桡侧腕长伸肌，桡侧腕短伸肌，旋后肌；浅层分布有前臂外侧皮神经；深层分布有桡神经深支，桡神经肌支；桡侧返动脉。

【穴位主治】热病，咽喉肿痛，目赤肿痛，齿痛，头痛、眩晕；半身不遂，手臂肿痛无力，癫狂；隐疹；腹痛吐泻，痢疾；瘰疬；月经不调。

【医案典故】

《千金要方》：甄权治偏风，服防风汤觉好更进一剂，即一度针，九剂九针即瘥，灸亦得：针风池一穴、肩髃一穴、曲池一穴、支沟一穴、五枢一穴、阳陵泉一穴、巨虚下廉一穴。凡针七穴即瘥。

库房穴（ST 14）

【穴位定位】足阳明胃经。仰卧，在胸部，第1肋间隙，前正中线旁开4寸。

【穴位内涵】库，指藏物；房，指房舍，有舍佳境，犹气舍于胸中。本穴在气户之下，主治咳逆上气，胸胁支满，故名。

【穴位结构】皮肤，皮下组织，胸大肌，胸小肌，肋间外肌，肋间内肌；浅层分布有锁骨上神经中间支，肋间神经前皮支；深层分布有胸前神经，胸肩峰动、静脉分支与属支，肋间神经，肋间动脉；再深层分布有壁层胸膜和肺。

【穴位主治】咳嗽，胸痛，胁胀，气喘，咳唾脓血，支气管炎，支气管哮喘，胸膜炎，肋间神经痛。

屋翳穴（ST 15）

【穴位定位】足阳明胃经。仰卧，在胸部，第2肋间隙，前正中线旁开4寸。

【穴位内涵】屋，指盖；翳，含华盖之意，亦含遮翳之意。本穴上有库房之房，下有膺窗之窗，内藏肺脏，犹如屋檐之覆蔽，故名。

【穴位结构】皮肤，皮下组织，胸大肌，胸小肌，肋间外肌，肋间内肌。浅层分布有锁骨上神经中间支，肋间神经前皮支；深层分布有胸前神经，胸肩峰动、静脉分支与属支，肋间神经，肋间动脉；再深层分布有壁层胸膜与肺。

【穴位主治】咳嗽，气逆，咳唾脓血；胸胁胀满；支气管炎，支气管哮喘；胸膜炎；肋间神经痛。

膺窗穴（ST 16）

【穴位定位】足阳明胃经。在胸部，第3肋间隙，前正中线旁开4寸。

【穴位内涵】窗，指空孔；膺，指胸。本穴在胸部乳房之乳晕上缘，系妇人通乳之乳窍，能泄胸中郁气。主治胸满气塞，胁痛胀满，犹如室之有窗，气通光透，故名。

【穴位结构】皮肤，皮下组织，胸大肌，胸小肌，肋间外肌，肋间内肌；浅层分布有锁骨上神经中间支，肋间神经前皮支；深层分布有胸前神经，胸肩峰动、静脉分支与属支，肋间神经，肋间动脉；再深层分布有壁层胸膜与肺。

【穴位主治】咳嗽，气喘；胸痛；乳痈。

梁门穴（ST 21）

【穴位定位】足阳明胃经。在上腹部，脐中上4寸，前正中线旁开2寸。

【穴位内涵】梁，梁木（屋梁），古有横木为梁，有横亘之意，通梁，膏粱之物；门，门户，出入通达之处。本穴处是胃气出入之重要门户，故称梁门。当出现心阳不足，寒凝于胃，横胀塞满，类似潜伏的横梁时，可取本穴治疗，故称梁门。

【穴位结构】腹直肌鞘前壁，腹直肌，腹直肌鞘后壁；浅层分布有肋间神经前皮支；深层分布有肋间神经；浅层分布有胸腹壁静脉；深层分布有肋间动脉，腹壁上动、静脉分支与属支。

【穴位主治】胃痛，呕吐，食欲不振；腹胀，大便溏薄。

梁丘穴（ST 34）

【穴位别名】胯骨、鹤顶。

【穴位定位】足阳明胃经。仰卧伸下肢，或正坐屈膝，在股前区，髌底上2寸，股外侧肌与股直肌肌腱之间。

【穴位内涵】梁，横木为梁，水桥；丘，土之高，隆起为丘；梁丘穴位于大腿前部，其外侧为股外侧股四头肌处，形状如横行土丘，故名梁丘。又梁丘为胃经郄穴，擅治急性胃痛，此时胃中胀满，如心下伏梁，胃脘隆起，其状如丘，故名。

【穴位结构】阔筋膜，股外侧肌；浅层分布有股前皮神经，股外侧皮神经；深层分布有股神经肌支；浅层分布有股外侧静脉；深层分布有旋股外侧动脉，静脉降支。

【穴位主治】乳痈，乳痛；膝肿痛，下肢不遂；胃脘痛。

地机穴（SP 8）

【穴位别名】脾舍。

【穴位定位】足太阴脾经。正坐或仰卧，在小腿内侧，阴陵泉下3寸，胫骨内侧缘后际。

【穴位内涵】地，地部，位于人体下部、下肢；机，要也。地机为脾经郄穴，言位于下肢的要穴，故名地机。《经穴解》："地者，脾之为言属土也，机者，比近膝，为上下转动之关，故曰机。"

【穴位结构】胫骨后缘与比目鱼肌之间；有小腿内侧皮神经，深层后方有胫神经；大隐静脉及膝最上动脉的末支，深层有胫后动、静脉。

【穴位主治】腹胀，泄泻；月经不调；疝气。

血海穴（SP 10）

【穴位别名】血郄，百虫窠。

【穴位定位】足太阴脾经。仰卧或正坐屈膝。在股前区，髌底内侧端上2寸，股内侧肌隆起处。

【穴位内涵】血，脾统血；海，水之归也。本穴为脾经腧穴，位于膝髌之上，脾统领一身之血，故名血海。《经穴解》："脾生血，此穴离而上，血渐生旺，而腹中饮食所生之血，亦能于此所上下，血生于此地，故曰血海。"又因本穴擅长治疗女性崩漏等各种血证，故名血海。

【穴位结构】股骨内上髁上缘，股内侧肌中间；股前皮神经及股神经肌支；股动、静脉肌支。

【穴位主治】月经不调，痛经，崩漏，经闭；风疹，湿疹。

天柱穴（BL 10）

【穴位定位】足太阳膀胱经。在颈后区，横平第2颈椎棘突上际，斜方肌外缘凹陷中。

【穴位内涵】天，上，人身之上部，巅；柱，支柱。天柱，顾名思义，为支撑天的柱子。天圆地方，头为天，躯干为地，颈项为其间的支撑，古称颈椎为"天柱骨"，本穴位于颈椎（颈项）旁，故名天柱。

【穴位结构】斜方肌，头半棘肌；穴区内有第3颈神经后支和枕动脉分支，深层有枕大神经和枕动脉本干经过。

【穴位主治】头痛，项强，眩晕，目赤肿痛，鼻塞；肩背痛。

大杼穴（BL 11）

【穴位别名】背俞，大腧，本神，百旁，风府。

【穴位定位】足太阳膀胱经。在脊柱区，第1胸椎棘突下，后正中线旁开1.5寸。

【穴位内涵】本穴出自《灵枢·刺节真邪》。大，与小相对；杼，机之持纬者，即指织布机上引导纬线进入梭道的部件，古称椎骨为"杼骨"。本穴位于第1胸椎棘突下旁开，膀胱经穿过本穴及其他脏腑背俞穴，犹如机梭穿过纬线，故名大杼。

【穴位结构】皮肤、皮下组织、斜方肌、菱形肌、上后锯肌；穴区内有第1、2胸神经后侧皮支及其伴行动静脉，深部有副神经、肩胛背神经和动脉分支分布。

【穴位主治】咳嗽，发热，头痛；颈项拘急；肩背痛。

承山穴（BL 57）

【穴位定位】在小腿后区，腓肠肌两肌腹与肌腱交角处。

【穴位内涵】承，承受、承托也；山，土石之大堆也。本穴位于膝关节处，承受来自身体的重量，犹在山麓之夹谷，承山巅气势之下行也，故名承山。《经穴解》："此穴在腿肚之下上，视腿肚之隆，而高有山象，又有下垂之象，故曰承山。"又指人的身体高大沉重如山，下肢腓肠肌足可承受，穴在肌肉之间，当挺身直立时，则分肉更为明显，故名承山。

【穴位结构】皮肤、皮下组织、腓肠肌、比目鱼肌；浅层布有腓肠内侧皮神经，深层布有胫神经；浅层布有小隐静脉，深层有胫动、静脉。

【穴位主治】腰背痛，小腿转筋，下肢瘫痪；痔疾，便秘，腹痛，疝气；脚气。

仆参穴（BL 61）

【穴位别名】安邪，安耶。

【穴位定位】足太阳膀胱经。在跟区，昆仑直下，跟骨外侧，赤白肉际处。

【穴位内涵】本穴最早见于《针灸甲乙经》。仆，仆人；参，同三，又同掺，或作参拜解。本穴位于足跟外侧，昔时仆从参拜主人时常行屈膝礼，此时足跟向上显露，此穴正当最容易暴露之处，故名仆参。另《经穴解》："此穴紧在脚跟，主在前，而仆参在后，仆之所视，主之跟脚也，故曰仆参。参犹立则见其参于前也之义。"

【穴位结构】布有腓肠神经跟骨外侧支和腓动、静脉跟骨外侧支。

【穴位主治】主治足跟痛、脚气、腰痛、癫痫、踝关节炎等。

商曲穴（KI 17）

【穴位别名】高曲，商谷，商舍。

【穴位定位】足少阴肾经。仰卧，在上腹部，脐中上2寸，前正中线旁开0.5寸。

【穴位内涵】商，从外知内也，降也，度也，五音之金音；曲，有不直、弯曲之义，深隐盘屈之象。商，言穴之性能；曲，言穴之内在地位。本穴内景所在，在胃与大肠之间，胃肠俱具屈曲之象，故名之以"曲"。胃与大肠俱属阳明燥金之经，俱属喜燥恶湿之性，且具秋商肃敛之气，故名商曲。

【穴位结构】腹直肌鞘前壁，腹直肌；第8、9、10胸神经前支的肌支；浅层布有腹壁浅静脉和第8、9、10胸神经前支伴行的动、静脉；深层有腹壁上动、静脉的分支或属支，第8、9、10肋间动、静脉。

【穴位主治】腹痛，泄泻，便秘。

翳风穴（SJ 17）

【穴位定位】手少阳三焦经。在颈部，耳垂后方，乳突下端前方凹陷中。

【穴位内涵】本穴出于《针灸甲乙经》。翳，指华盖，有遮蔽、掩覆之义，亦指鸟羽；风，风邪，天之气。本穴位于乳突之前下方凹陷，耳垂后面凹陷处，当衣领上缘，其形如遮蔽风邪之屏翳，头为诸阳之会，风邪侵袭头窍时本穴处可预防风邪侵袭，故名翳风。

【穴位结构】腮腺；穴区内有耳大神经、面神经耳支和耳后静脉，深层有面神经干经过，并有舌咽神经腮腺支、耳后动脉和翼静脉丛分布。

【穴位主治】耳鸣，耳聋，口眼㖞斜，牙关紧闭，齿痛，颊肿；瘰疬。

辄筋穴（GB 23）

【穴位别名】神光。

【穴位定位】足少阳胆经。在侧胸部，渊腋前1寸，平乳头，第4肋间隙中。

【穴位内涵】辄，指车前，其形弯曲，与肋骨相似；筋，指筋肉也，本穴在第4肋间隙筋肉中，此处的前锯肌状如车辄，故名。

【穴位结构】皮肤，皮下组织，前锯肌；浅层分布有第4肋间神经外侧皮支；深层分布有胸长神经，胸外侧动脉。

【穴位主治】胸满，胁痛，气喘；呕吐，吞酸；腋肿；肩臂痛；腋下淋巴结炎；肋间神经痛，胸膜炎。

环跳穴（GB 30）

【穴位别名】髋骨，髀枢，枢中，环谷，枢合中，环骨。

【穴位定位】足少阳胆经。在臀区，股骨大转子最凸点与骶管裂孔连线的外1/3与内2/3交点处。（侧卧，伸下腿，上腿屈髋屈膝取穴。）

【穴位内涵】本穴最早见于《针灸甲乙经》。环，同镮，镮为手镯，弯曲，有圈之义；跳，跃起。取本穴时必须侧卧，屈上腿、伸下腿，成环跳状时本穴处才出现半环形的凹陷，故名为环跳。《黄帝明堂经》：环跳，在髀枢中，侧卧伸下足屈上足取之，足少阳脉气所发。杨上善曰：髋骨如臼，髀骨如枢，髀转于中，故曰髀枢也。

【穴位结构】布有臀下皮神经、臀下神经、坐骨神经，及臀下动、静脉。

【穴位主治】腰腿痹痛，下肢痿痹，半身不遂；风疹；脚气；坐骨神经痛，髋关节疾患等。

【医案典故】

《千金要方》：仁寿宫患脚气偏风，甄权奉敕针环跳、阳际泉、巨虚下廉、阳辅，即起行。

悬钟穴（GB 39）

【穴位别名】绝骨。

【穴位定位】足少阳胆经。小腿外侧部，外踝尖上3寸，腓骨前缘凹陷处。

【穴名内涵】本穴最早见于《针灸甲乙经》。悬，吊挂也，指空中；钟，古指编钟。悬钟名意指胆经上部经脉的下行经水在此飞落而下，如瀑布发出巨响一般，故名悬钟。另《经穴解》："以其上悬肉开分如钟形，穴在其内，故曰悬钟。"

【穴位结构】在腓骨短肌与趾长伸肌分歧处；有胫前动、静脉分支；布有腓浅神经。

【穴位主治】痴呆，中风，半身不遂，颈项强痛，胸胁满痛，下肢痿痹。

【医案典故】

《太平圣惠方·明堂》：黄帝问岐伯曰：凡人中风，半身不遂，如何灸之？岐伯答曰：凡人未中风时，一两月前，或三五月前，非时，足胫上忽发酸重顽痹，良久方解，此乃将中风之候也。便须急灸三里穴与绝骨穴四处各三壮。

《针灸资生经》：有人旧患脚弱且瘦削，后灸三里、绝骨，而脚如故。益知黄君针灸图所谓绝骨治脚疾神信也。同官以脚肿灸承山，一穴疮即干，一穴数月不愈。不晓所谓，岂亦失之将摄耶。

蠡沟穴（LR 5）

【穴位别名】交仪。

【穴位定位】足厥阴肝经。小腿内侧，足内踝尖上 5 寸，胫骨内侧面的中央。

【穴名内涵】本穴最早见于《灵枢·经脉》。蠡，即贝壳；沟，即水沟。本穴位于腓肠肌，其外形酷似贝壳，穴在其内侧沟中，故名蠡沟。另《经穴解》："此乃肝经之络，而通胆经者，此经与彼经通，必有窍焉以通之，故曰沟。蠡者，蠹也，所以凿木者，故曰蠡沟。"

【穴位结构】大隐静脉；隐神经前支。

【穴位主治】月经不调，赤白带下，阴挺，阴痒，小便不利，疝气，睾丸肿痛。

天突穴（CV 22）

【穴位别名】玉户、天瞿。

【穴位定位】任脉。在颈前区，胸骨上窝中央，前正中线上。

【穴位内涵】天，上，人身之上部，巅；突，冲也，凸出、高耸之意。本穴位于气管上端，有如肺气通天的灶突，故名天突。又，本穴位于五脏六腑的最高位，有天极之意，是天气下通于肺，肺气上与天相应之处，有如天之极点，故名天突。

【穴位结构】左右胸骨舌骨肌之间，左右胸骨甲状肌之间，上纵隔蜂窝组织、气管前间隙；布有颈横神经和颈静脉弓属支；舌下神经降支和甲状腺下动脉；气管前壁。向下刺可入胸骨柄后方，有胸腺、左右无名静脉及主动脉弓等结构。

【穴位主治】咳嗽，气喘，胸痛，咽喉肿痛；暴喑，瘿气；梅核气，噎膈。

【医案典故】

《扁鹊心书》：一人患喉痹，痰气上攻，咽喉闭塞，灸天突穴五十壮，即可进粥，服姜附汤，一剂即愈，此治肺也。

命门穴（GV 4）

【穴位别名】属累。

【穴位定位】督脉。在腰部，当后正中线上，第 2 腰椎棘突下凹陷中。

【穴位内涵】本穴出自《针灸甲乙经》。命，生命，重要之意；门，门户，出入之处，本处指其为生气出入通达与维系生命之处。本穴两旁平于肾俞，肾为生命之源，穴在两肾之间，亦犹内景命门居于两肾脏之间也，故称命门。命门亦为道教名词，指下丹田。下丹田位居人体中心，范围包括神阙、关元、气海、命门等重要穴位。道教丹书多认为下丹田是性命之祖、生气之源、呼吸之门、五脏六腑之本、人初生结胎之所，故称为命门。

【穴位结构】棘上韧带，棘间韧带，弓间韧带；第 2 腰神经后支的内侧支和伴行的动、静脉；棘间椎外（后）静脉丛，第 1 腰神经后支的分支；第 1 腰动、静脉背侧支分支或属支。

【穴位主治】腰脊神经痛，脊柱炎，急性腰扭伤；小儿惊痫，小儿麻痹后遗症；前列腺炎，遗精，阳痿，早泄，盆腔炎，月经不调，痛经，带下，赤白带下；肾炎，肾盂肾炎，小便不利，遗尿，白浊及贫血；神经衰弱，头晕耳鸣等。

【医案典故】

《千金翼方》：腰痛不可动者，令病人正立，以竹杖拄地度至脐，取杖度脊背，灸杖头处，随年壮，良。灸讫，藏竹杖，勿令人得之。

陶道穴（GV 13）

【穴位定位】督脉。俯伏坐位。在脊柱区，第 1 胸椎棘突下凹陷中，后正中线上。

【穴位内涵】《经穴解》："陶者，窑也。中虚而能容物之象也。胸与腹在下与前而中虚，此穴在其上之最高处，有陶之象焉，故曰陶道。"

【穴位结构】腰背筋膜、棘上韧带及棘间韧带中；第 1 胸神经后支内侧支；第 1 肋间动脉后支，棘间皮下静脉丛。

【穴位主治】头痛，脊强；疟疾，热病；癫狂痫。

【医案典故】

《金匮玉函要略辑义》：有灸疮者，脓血久溃，穴俞不闭。娄全善云：即破伤风之意。盖阴伤而不胜风热，阳伤而不任攻伐也，故曰难治。《玉函经》栝蒌桂枝汤后出一条云：脊强者，五痉之总名，其症卒口噤，背反张而瘈疭。诸药不已，可灸身柱、大椎、陶道，案根据此则痉病不必禁灸也。

六、其他人文

"人文"指人类社会的各种文化现象。文化是人类或者一个民族、一个人群共同具有的符号、价值观及其规范。经络腧穴的形成和演变与中国传统文化一脉相承，历代医家对于穴位的命名几乎是上察天文，下知地理，中通人事，远取诸物，近取诸身。有些穴位在具体命名过程中，包含诸多人文意义，或人文意义不甚具体，不能具体归纳到某个特征性类别，故暂且将这类穴位的命名方法归属为其他人文类。

侠白穴（LU 4）

【穴位别名】夹白，挟白。

【穴位定位】手太阴肺经。在臂内侧面，肱二头肌桡侧缘，腋前纹头下 4 寸，或肘横纹上 5 寸处。

【穴位内涵】本穴最早出自于《针灸甲乙经》。《素问·金匮真言论》载："西方白色，入通于肺。"杨上善说："白，肺色也。"侠，通夹；白，白色，肺属金应白色。本穴在臂，两臂下垂，该穴位于肺之两旁，有肺气旁通而降之意，故名侠白。

【穴位结构】穴下为皮肤、皮下组织、肱二头肌。皮肤有臂外侧皮神经分布。皮下组织内的头静脉向上，穿三角肌与胸大肌间隙入深筋膜，至锁骨下窝处汇入腋静脉。

【穴位主治】咳嗽，气喘，气短，干呕，烦满，心悸；上臂前外侧痛；紫白癜风；咽喉肿痛；隐疹。

孔最穴（LU 6）

【穴位别名】空取。

【穴位定位】手太阴肺经。在前臂掌面桡侧，当尺泽与太渊连线上，腕横纹上 7 寸。

【穴位内涵】本穴最早见于《针灸甲乙经》。《经穴解》云："孔，窍也；最，高也。舒手而侧取，穴无高于此者，故曰孔最，且此穴又为过臂入肘之初穴，乃所以通上下之窍也。"本穴为肺经之穴，肺之时序应秋，其性燥，肺经所过之处其土（肌肉）亦燥（肺经之地为西方之地），由尺泽穴而来的地部经水大部分渗透漏入脾土之中，脾土在承运地部的经水时如过筛一般，故名孔最。

【穴位结构】浅层有头静脉经过和前臂外侧皮神经、桡神经浅支分布，深层有桡神经浅支和桡动脉经过，并有正中神经肌支、桡动脉深支和桡侧返动脉分布。

【穴位主治】咳血，咳嗽，气喘，咽喉肿痛；肘臂挛痛；痔疾。

少商穴（LU 11）

【穴位别名】鬼信。

【穴位定位】手太阴肺经。伸拇指，拇指末节桡侧，指甲根角侧上方 0.1 寸。

【穴位内涵】少，小也，肺为阴金，大肠为阳金，阳大而阴小；商，五音之一（图 2–15，图 2–16），五行属金，与肺（大肠）相应。本穴为肺经之井穴，所出为井，"少"亦言其脉气外发似浅而小的水流定位，故名少商。

【穴位结构】本穴位于指甲根。布有桡神经浅支及正中神经的指掌侧固有神经指背支；拇主要动、静脉与第 1 掌背动、静脉所形成的动、静脉网。

【穴位主治】咽喉肿痛，咳嗽，失音，鼻衄；呕吐；高热，中暑，癫狂，中风昏迷，小儿惊风；指肿、麻木。

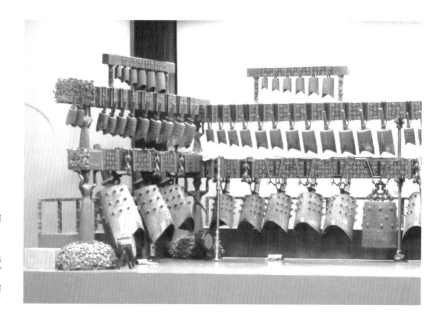

（图 2—15 编钟（图片
由胡春福提供）

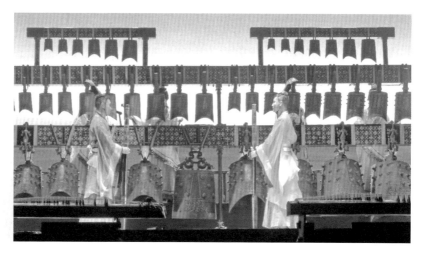

图 2—16 编钟演奏
（图片由胡春福提供）

【医案典故】

《铜人腧穴针灸图经》：治烦心善哕，心下满，汗出而寒，咳逆，疟疾，振寒，腹满，唾沫，唇干引饮，不下膨膨，手挛指痛，寒栗鼓颔，喉中鸣。以三棱针刺之微出血，泄诸脏热凑。唐刺史成君绰忽腮颔肿大如升，喉中闭塞，水粒不下三日，甄权针之立愈。

《丹溪治法心要》：一人体肥，膏粱饮酒，常劳倦发咽痛，鼻塞痰嗽，凉膈散加桔梗、荆芥、南星、枳实。杜清碧通神散，治喉痹吐出风痰甚效方，见风条下。喉风吐剂，僵蚕、牙皂、白矾为末，黄齑汁调，探吐。针法，以三棱针于少商穴刺之，出血立愈。

偏历穴（LI 6）

【穴位定位】手阳明大肠经。屈肘，在阳溪与曲池连线上，腕横纹上 3 寸处即是。

【穴位内涵】本穴最早见于《灵枢·经脉》。偏，偏离，不平不正；历，行走，经过。本穴位于桡骨桡侧偏背侧处，手阳明经大络从此处分出，斜络于手太阴，经脉之气由此经历而过，别走太阴，故名偏历。

【穴位结构】在桡骨远端，桡侧腕伸肌腱与拇长展肌腱之间；有头静脉；掌侧为前臂外侧皮神经和桡神经浅支，背侧为前臂背侧皮神经和前臂骨间背侧神经。

【穴位主治】目赤，耳鸣，鼻衄，口眼喎斜，牙痛，喉痹，咽干，颊肿；小便不利，水肿；癫疾，多言；肩膊肘腕酸痛，疟疾等。

温溜穴（LI 7）

【穴位别名】蛇头，逆注，池头，地头，通注。

【穴位定位】手阳明大肠经。屈肘，在阳溪与曲池穴连线上，腕横纹上 5 寸处。

【穴位内涵】本穴最早见于《针灸甲乙经》。温，温暖；溜，流通。手阳明经脉气至此如温水流（溜）过，故名温溜。

握拳时此穴处肌肉（桡侧腕伸肌）隆起如蛇头，头向下，故名蛇头穴。

【穴位结构】在桡侧腕伸肌腱与拇长展肌之间；有桡动脉分支及头静脉；布有前臂背侧皮神经与桡神经深支。

【穴位主治】头痛，面肿，鼻衄，牙痛，口糜舌肿，吐涎，咽喉肿痛；肠鸣，腹痛，泄泻；癫狂，痫证，吐舌；疟疾，疔痈；四肢肿，肩臂痠痛不举；伤寒；颈痛等。

扶突穴（LI 18）

【穴位别名】水穴。

【穴位定位】手阳明大肠经。在胸锁乳突肌区，横平喉结，胸锁乳突肌前、后缘中间。

【穴位内涵】扶，铺四指为扶；突，泉名，跳也，冲也，凸出、突起之意。喉结为突，本穴位于喉结旁开一扶，故名扶突；又本穴抚之突突应手，有如水泉涌突之状，名扶突。

【穴位结构】皮肤、皮下组织、颈阔肌、胸锁乳突肌；穴区内有颈横神经，深层有耳大神经、枕小神经、颈横神经和锁骨上神经、面神经颈支、副神经和颈外动脉分支分布，再深层有颈血管鞘。

【穴位主治】咳嗽，气喘，咽喉肿痛，暴喑；瘿气，瘰疬，吞咽困难。

商阳穴（LI 1）

【穴位别名】绝阳，而明。

【穴位定位】手阳明大肠经。在手食指末节桡侧，距指甲角0.1寸。

【穴位内涵】本穴最早见于《灵枢·本输》。商，金声，大肠属金；阳，阳经，外侧为阳。肺与大肠为表里，五行均属金，肺为阴金，大肠为阳金，本穴是大肠经第一穴，承肺金清肃之气，由阴侧转入阳侧，阴金至此已转化为阳金，故名商阳。

【穴位结构】有指及掌背动、静脉网；布有来自正中神经的指掌侧固有神经，桡神经的指背侧神经。

【穴位主治】咽喉肿痛，齿痛，腮肿，目赤，耳鸣耳聋；热病汗不出，胸中热满，咳喘；晕厥，昏迷；手指麻木；牙痛，咽炎，喉炎，扁桃体炎，腮腺炎，脑出血，高烧。

【医案典故】

《千金翼方》：时有深州刺使成君绰，忽患颈肿如数升，喉中闭塞，水粒不下已三日矣。以状告余，余屈权救之，针其右手次指这端如食顷，气息即通，明日饮啖如故。

四白穴（ST 2）

【穴位定位】足阳明胃经。正坐，或仰靠，或仰卧，在面部，眶下孔处。

【穴位内涵】本穴最早见于《针灸甲乙经》。四，数词，指四方，四野；白，明也，光明。本穴位于瞳孔之下，善治目疾，可使目明而远视四方。就本穴的解剖位置而言，四面皆白肉，故名四白。

【穴位结构】眼轮匝肌，提上唇肌，眶下肌。浅层分布有眶下神经、面神经颧支；深层分布有眶下神经。眶下动、静脉。

【穴位主治】目赤痛痒，迎风流泪，目翳，眼睑𫘣动；口眼㖞斜；头面疼痛；胆道蛔虫症。

头维穴（ST 8）

【穴位别名】颡大，维角，玄角，头缝。

【穴位定位】足阳明胃经。在头部，额角发际直上 0.5 寸，头正中线旁开 4.5 寸。

【穴位内涵】本穴最早见于《针灸甲乙经》。头，头部；维，隅之意也。《淮南子》曰："四角为维。"即头维指头之隅角，而本穴位于头角，故名头维。本穴又为胃经、胆经、阳维的交会之处，可维系诸阳，故名头维。穴在额角，故名"头维"。本穴善治以外邪侵袭为主的风热头痛、目眲、泪出等症，犹牴角之作防御，故取名头维，取抵御外侮之意。

别名颡大。颡，额头；大，多也。胃经属阳明，阳明经为多气多血之经，颡大意指穴内的气血盛大之意。

【穴位结构】帽状腱膜；浅层分布有眶上神经和耳颞神经；颞浅动、静脉的额支。

【穴位主治】头痛；目眩，目赤肿痛，迎风流泪，眼睑眴动，视物不明。

承满穴（ST 20）

【穴位定位】足阳明胃经。在上腹部，脐中上 5 寸，前正中线旁开 2 寸。

【穴位内涵】承，承担，承受；满，饱满，充满。本穴之上为不容穴，不容穴处水谷不能再盛受将溢出，其下有本穴相承而满，故名承满。本穴解剖位置位于胃口附近，上输脾胃之精气，下承水谷之满，故称为承满。

【穴位结构】腹直肌鞘前壁，腹直肌，腹直肌鞘后壁；浅层分布有肋间神经前皮支；深层分布有肋间神经；浅层分布有胸腹壁静脉；深层分布有肋间动脉，腹壁上动、静脉分支与属支。

【穴位主治】胃痛，呕吐，食欲不振，腹胀，肠鸣；吐血；胁下坚满。

【医案典故】

《杂病广要》：一人平素嗜酒肉，遂腹胀似鼓胀，为保养，服煎汤，反而犹益胀，及卧则喘如曳锯。予灸关元、承满、脾俞、三里，顿效。

《千金要方》：肠中雷鸣相逐，痢下，灸承满五十壮。

厉兑穴（ST 45）

【穴位定位】足阳明胃经。仰卧或正坐，平放足底，在足趾，第 2 趾末节外侧，趾甲根角侧后方 0.1 寸。

【穴位内涵】厉，旱石；兑，通锐。言阳明井穴五行为金，故名厉兑。厉，又做疾速状；古衣带之下垂者亦名厉；又指风名，又为安息之意。兑，即孔穴。厉兑又指本穴当奔走跳跃不可缺少之处，且与衣带垂着处相当，有治风及安神之功。厉兑作为安神治魔之名穴，亦能治中恶尸厥。另，《经穴解》："兑者，悦也，胃开口之象。又曰为口、为饮食之象，皆合于胃之义，故曰厉兑。"

【穴位结构】趾背神经；趾背动、静脉网。

【穴位主治】主治头面部病症。常用于鼻衄、齿痛、面肿、咽喉肿痛、口眼㖞斜、热病、癫狂、多梦、易惊、神昏。

眉冲穴（BL 3）

【穴位别名】小竹，星穴。

【穴位定位】足太阳膀胱经。在头部，额切迹直上入发际0.5寸。

【穴位内涵】本穴最早见于《脉经》。眉，目上毛也；冲，有直上之义。人眼眉运动时，额部肌肉可以冲到该穴处，取本穴时必使患者眉目舒展，现出冲和气势，由眉心上至发际即本穴，故名眉冲。

【穴位结构】额肌；浅层有眶上神经；深层有面神经颞支；布有眶上动、静脉的分支。

【穴位主治】头痛，眩晕，视物不明，鼻塞；癫痫。

五处穴（BL 5）

【穴位别名】巨处。

【穴位定位】足太阳膀胱经。在头部，前发际正中直上1寸，旁开1.5寸。

【穴位内涵】本穴最早见于《针灸甲乙经》。五，数词；处，居也，止也，有位置、处所之义。本穴是足太阳膀胱经脉气所发之穴，起自睛明，历攒竹、眉冲、曲差，至此处正为第5穴，该五穴所治症，均以目病为主，小异而大同，似有五处同功之意，而本穴居四者之后，故名五处。另，《经穴解》："此穴之后有四穴，并此穴为五穴，皆直行相去一寸五分，至天柱，则挟项后发际大筋外廉陷中，而不在头矣，故名五处，以志之也。"

【穴位结构】额肌；浅层有眶上神经；深层有面神经颞支；布有眶上动、静脉的分支。

【穴位主治】头痛；目眩，目视不明；鼻衄；癫痫。

通天穴（BL 7）

【穴位别名】天臼，天伯，天目，天白，天日，天归，天旧。

【穴位定位】足太阳膀胱经。在头部，前发际正中直上 4 寸，旁开 1.5 寸。

【穴位内涵】通，通达；天，指天气，天部。通天，汉代冠名，穴当古代戴冠之处，与脑神之所在有关，为脑部元神之所在，且能开通肺气，故名通天。也可能与道家思想体系有关，道家思想认为人之全体，以头为天；在躯干，则以胸廓为天。本穴主要功能，在于通彻上窍，功能开通肺窍，通乎天气。故名通天。

【穴位结构】帽状腱膜；耳颞神经的分支；颞浅动、静脉。

【穴位主治】鼻塞，鼻渊；头痛，眩晕。

【医案典故】

《世医得效方》：鼻病，囟会在鼻心直上入发际二寸，再容豆是穴，灸七壮。又灸通天，在囟会上一寸两旁各一寸，灸七壮，左臭灸左，右臭灸右，俱臭俱灸。曾用此法灸数人，皆于鼻中去臭积一块如朽骨，臭不可言，去此痊愈。

络却穴（BL 8）

【穴位别名】强阳，脑盖，反行。

【穴位定位】足太阳膀胱经。在头部，前发际正中直上 5.5 寸，旁开 1.5 寸。

【穴位内涵】络，联络，缠绕；却，退却，脱落。本穴位于古人系冠之处，联络缠绕不使所戴之冠退却脱落也，故名络却。结于大眼角外的红肉称络，针刺本穴可使目赤血络消退，故名络却。

别名强阳，脑盖。强，强盛也；阳，阳气也。强阳名意指本穴气血为强盛的阳气。脑盖，脑，头脑；盖，护盖。脑盖名意指本穴气血为天部之气，如同头之外卫。

【穴位结构】帽状腱膜；枕大神经；枕动、静脉分布。

【穴位主治】头痛；目眩，目视不明；鼻塞；癫痫。

浮郄穴（BL 38）

【穴位定位】足太阳膀胱经。俯卧，在膝后区，腘横纹上 1 寸，股二头肌腱的内侧缘。

【穴位内涵】浮，漂浮，上；郄，孔隙；因穴在委阳上1寸，故名浮郄。腘横纹中点的委中，又名"郄中"，郄之外侧为"郄阳"，郄之上方为"浮郄"。《经穴解》："殷门在下，此穴反浮在上，故曰浮郄。"

【穴位结构】股二头肌肌腱；浅层有股后皮神经；深层有腓总神经；膝上动、静脉分支。

【穴位主治】主治局部病症。常用于股腘部疼痛、麻木，便秘。

谚语穴（BL 45）

【穴位别名】五胠俞。

【穴位定位】足太阳膀胱经。第6胸椎棘突下，旁开3寸。

【穴位内涵】《说文解字》："谚，痛也。"本穴定位最早见于《素问·骨空论》："大风汗出，灸谚语。谚语在背下夹脊旁三寸所，厌之令病者呼谚语，谚语应手。"实与"阿是"仿佛，是以手按之痛，病者言谚语是穴，故名。

【穴位结构】斜方肌外缘，髂肋肌；第6肋间动、静脉背侧支；第5、6胸神经后支。

【穴位主治】咳嗽，气喘；肩背痛；疟疾；热病。

秩边穴（BL 54）

【穴位定位】足太阳膀胱经。在臀部，平第4骶后孔，骶正中嵴旁开3寸。

【穴位内涵】本穴出自《针灸甲乙经》。秩，积也，秩序；边，边缘。本穴是膀胱经背部外侧分支的最后一穴，分支上各穴依次排列，井然有序，此穴居其最下边，故名秩边，与《诗·小雅·宾之初筵》"左右秩秩"之意相符。

【穴位结构】臀大肌，梨状肌；臀下动、静脉；臀下神经及股后皮神经，坐骨神经。

【穴位主治】腰骶疼痛，下肢痿痹；阴肿疼痛，二便不利，痔肿，癃闭，遗精白浊；痔疾等。

承筋穴（BL 56）

【穴位别名】腨肠，踹肠，真肠，直肠。

【穴位定位】足太阳膀胱经。在小腿后区，腘横纹下 5 寸，腓肠肌两肌腹之间。

【穴位内涵】本穴最早见于《针灸甲乙经》。承，奉，承受，奉承，承担；筋，经筋，筋肉。《说文解字》："筋，肉之力也，从肉、从力、从竹，竹物之多筋者。"本穴位于腓肠肌中央陷者中，为足太阳经筋所结之处，承受太阳经筋之气、全身躯体筋肉之重，故名承筋。

【穴位结构】布有腓肠内侧皮神经，深层为胫神经，并有小隐静脉和深层的胫后动、静脉。

【穴位主治】腰背痛，小腿痛，膝酸重；痔疮，霍乱转筋；及腓肠肌痉挛、下肢麻痹等。

【医案典故】

《外台秘要》：苏恭云脚气初发转筋者，灸承山、承筋二穴。

中注穴（KI 15）

【穴位定位】足少阴肾经。仰卧，在下腹部，脐中下 1 寸，前正中线旁开 0.5 寸。

【穴位内涵】中，四方之中为中，有不偏之义，此处指中衣、五中；注，有灌注、转注之义，又附着之意。《释名·释衣服》："中衣，言在小衣之外，大衣之中也。"《脉要精微论》："五脏者，中之守也。"该穴在中衣所附着之处，与水谷之气由此分注于五脏也，亦是肾气注入冲脉的穴位，取此穴可使精气内注，犹调之以肾水，俾通润四围脏器之燥也，故名。

【穴位结构】腹直肌鞘前壁，腹直肌；第 10、11、12 胸神经前支的肌支；浅层布有脐周皮下静脉网和第 10、11、12 胸神经前支和伴行的动、静脉；深层有腹壁下动、静脉的分支或属支，第 10、11、12 肋间动、静脉。

【穴位主治】月经不调；腹痛，便秘，泄泻。

石关穴（KI 18）

【穴位别名】石阙，石门，食关。

【穴位定位】足少阴肾经。仰卧，在上腹部，脐中上 3 寸，前正中线旁开 0.5 寸。

【穴位内涵】石，坚大、坚硬；关，关隘，要地。石关，汉宫名。本穴位于脐上 3 寸，旁开 0.5 寸处，与胃经的关门穴平，正当幽门之处，为水谷入肠之大关，其坚如石，故名石关，借喻本穴处如食物在胃之宫室。

【穴位结构】腹直肌鞘前壁，腹直肌；第 7、8、9 胸神经前支的肌支；浅层布有腹壁浅静脉和第 7、8、9 胸神经前支伴行的动、静脉；深层有腹壁上动、静脉的分支或属支，第 7、8、9 肋间动、静脉。

【穴位主治】腹痛，小便黄，大便不通；产后腹痛。

【医案典故】

《儒门事亲》：王亭村一童子，入门，状如鞠恭而行。戴人曰：气也。令解衣揣之，二道如臂。其家求疗于戴人。先刺其左，如刺重纸，剥然有声而断。令按摩之，立软。其右亦然。观者感嗟异之。或问，曰：石关穴也。

消泺穴（SJ 12）

【穴位定位】手少阳三焦经。在臂后区，肘尖与肩峰角连线上，肘尖上 5 寸。

【穴位内涵】消，溶解、消耗也；泺，古之水名，湖泊之意。穴在上臂外侧，肱三头肌内侧头与长头交叉处，当伸臂用力握拳时，上臂手少阳经穴连线呈"S"形的弧线，如水行之状，故名消泺。

【穴位结构】肱三头肌肌腹的中间；前臂背侧皮神经及桡神经；中侧副动、静脉。

【穴位主治】寒热风痹，项痛肩背急。

瞳子髎穴（GB 1）

【穴位别名】童子髎，太阳，前关，后曲。

【穴位定位】足少阳胆经。在面部，目外眦外侧缘 0.5 寸凹陷中。

【穴位内涵】瞳子，瞳孔；髎，骨隙。本穴位于眼角外缘凹陷中，与瞳孔相平，故名瞳子髎。因本穴具有明目之功，有如瞳子之孔窍，故名瞳子髎。

【穴位结构】眼轮匝肌，颞筋膜，颞肌；浅层分布有三叉神经的眼神经和上颌神经；深层有面神经的颞支，颧支分布；布有颧深前、后动脉的分支。

【穴位主治】头痛；目赤肿痛、目翳、青盲等症。

悬厘穴（GB 6）

【穴位定位】足少阳胆经。在头部，从头维至曲鬓的弧形连线（其弧度与鬓发弧度相应）的上 3/4 与下 1/4 交点处。

【穴位内涵】悬，悬挂；厘，同"氂"，通指长毛。本穴位于颞颥部，如悬挂在长发之中，故名悬厘。本穴位于耳郭外角上，斜向后，外角不及发际，悬于头部，与悬颅分曲角上下之别；厘，里也，双足履步，司前脑之阳力，贯于足而能步履，故名悬厘。从悬厘主前脑阳力的功能角度诠释了穴名的由来。

【穴位结构】颞肌；浅层分布有上颌神经颧颞支；深层分布有面神经颞支，下颌神经肌支；颞浅动、静脉顶支。

【穴位主治】头痛、耳鸣、目赤肿痛等症。

阳白穴（GB 14）

【穴位别名】板眉。

【穴位定位】足少阳胆经。在头部，眉上 1 寸，瞳孔直上。

【穴位内涵】阳，与阴相对；白，白昼，光明。本穴位于前额眉上，可清明头目，前额属阳，故名阳白。《会元针灸学》曰：阳白者，五阳化气如白云在两眉之上，光润明洁，现显天庭之间，故名阳白。《经穴解》：阳者，少阳也。此穴上不入发，下不入眉，乃在眉发之间，发眉皆黑，而此在其白处，故曰阳白。

【穴位结构】额肌；浅层分布有眶上神经；深层分布有面神经颞支；浅层分布有颞浅动脉；深层分布有眶上动脉。

【穴位主治】头痛；目眩、目赤肿痛、视物模糊、眼睑𥆬动等症。

头临泣穴（GB 15）

【穴位别名】临泣。

【穴位定位】足少阳胆经。在头部，前发际上 0.5 寸，瞳孔直上。

【穴位内涵】头，头部；临，控制，治理；泣，哭泣，眼泪。本穴位于头部，有调理眼疾、感控泪水的作用，故名头临泣。《经穴解》：以此穴正在睛上，故曰临泣。

【穴位结构】额肌；浅层分布有眶上神经；深层分布有面神经颞支；浅层分布有颞浅动脉；深层分布有眶上动脉。

【穴位主治】头痛、目眩、流泪、鼻塞、小儿惊痫等症。

正营穴（GB 17）

【穴位定位】足少阳胆经。在头部，前发际上 2.5 寸，瞳孔直上。

【穴位内涵】正，正若，拨正；营，同宫，同荣，东西为营。本穴位于头顶正中横线上，在头部三行五穴之中，故曰正；本穴居中正之地，又为魄神常居之处，故称正营。

【穴位结构】帽状腱膜；眶上神经，枕大神经，耳颞神经；颞浅动、静脉顶支。

【穴位主治】头痛、目眩、齿痛等症。

五枢穴（GB 27）

【穴位定位】足少阳胆经。侧腹部，髂前上棘前 0.5 寸，约平脐下 3 寸处。

【穴位内涵】穴在带脉下三寸，五，喻五方之位，五居其中。穴在腹位，腹部胆经五穴上有京门、带脉，下有维道、居髎，五枢居中；穴属脏气之枢要，故名五枢。另，五枢在髂前上棘内侧，为腹横肌、腹内斜肌、腹外斜肌附着之处，为腹与腰相联系的关键之所，故《经穴解》："少阳为枢，带脉下三寸，正当腰际，乃一身曲折之所，故曰五枢，言五脏之枢也。"

【穴位结构】有腹内、外斜肌及腹横肌；有旋髂浅动、静脉，旋髂深动、静脉；布有髂腹下神经。

【穴位主治】阴挺、赤白带下、月经不调等妇科病证；疝气；少腹痛，腰胯痛。

【医案典故】

《医学纲目》：妇人四旬，因小产成病，百节痛，无常处，卧床不起，八字五分，环跳四寸半，五枢三寸半，曲池、液门各寸半，绝骨二寸半。

足临泣穴（GB 41）

【穴位别名】通里。

【穴位定位】足少阳胆经。第4、5跖骨结合部的前方凹陷处，足小趾伸肌腱的外侧。

【穴名内涵】本穴最早见于《灵枢·本输》，原名临泣。《圣济总录》称足临泣。足，指穴在足部；临，众哭为临；泣，泪，是无声的眼泪。临泣与眼睛有关，同时意指悲伤。该穴与头部临泣遥相呼应，引经气下行，可治疗情志疾患。

【穴位结构】足背静脉网，第4跖背侧动、静脉；足背中间皮神经。

【穴位主治】偏头痛，目赤肿痛；胁肋疼痛；足跗疼痛；月经不调，乳痈；瘰疬。

行间穴（LR 2）

【穴位定位】足厥阴肝经。足背，当第1、2趾间的趾蹼缘上方纹头处。

【穴名内涵】本穴最早见于《灵枢·本输》。行，行走、流动、离开；间，二者当中也。行主动，为肝经的功能特点，来自大敦的肝经之气行至此加速运行，由此顺传而上，故名行间。

【穴位结构】足背静脉网；第1跖背动、静脉；腓深神经的跖背神经分为趾背神经的分歧处。

【穴位主治】中风，癫痫，头痛，目眩，目赤肿痛，青盲，口喎；月经不调，痛经，闭经，崩漏，带下，阴中痛，疝气，遗尿，癃闭，五淋；胸胁满痛，下肢内侧痛，足跗肿痛。

【医案典故】

《古今医案按》：东垣治一人，前阴臊臭，又因连日饮酒，腹中不和，求治。曰：夫前阴者，足厥阴肝之脉络循阴器出其挺末，凡臭者，心之所主，散入五方为五臭。入肝为臊，当于肝经泻行间，是治其本。后于心经泻少冲，乃治其标。

太冲穴（LR 3）

【穴位定位】足厥阴肝经。足背，第1、2跖骨结合部之前凹陷中。

【穴名内涵】本穴最早见于《灵枢·本输》。太，大，源头；冲，冲射之状，虚也。万物负阴而抱阳，冲气以为和，冲气乃天地阴阳之气的交合。本穴系肝经之穴，为肝经的通道所在，肝经之气在此向上冲行，故名太冲；另本穴亦指天地之气相互转化之意。

【穴位结构】在姆长伸肌腱外缘；有足背静脉网，第1跖背动脉；布有腓深神经的跖背侧神经，深层为胫神经足底内侧神经。

【穴位主治】中风，癫狂痫，小儿惊风，头痛，眩晕，耳鸣，目赤肿痛，口喎，咽痛；月经不调，痛经，经闭，崩漏，带下；胁痛，腹胀，呕逆，黄疸；癃闭，遗尿；下肢痿痹，足跗肿痛。

【医案典故】

《史记·扁鹊仓公列传》：仓公治气疝方：灸其足厥阴之脉，左右各一所，即不遗尿而溲清，小腹痛止。

中都穴（LR 6）

【穴位别名】中郄。

【穴位定位】足厥阴肝经。小腿内侧，当足内踝尖上 7 寸，胫骨内侧面的中央。

【穴名内涵】本穴最早见于《针灸甲乙经·卷三》。中，中间；都，聚会。穴在小腿内侧中间，为足厥阴经气深聚之处，故名中都。

《铜人腧穴针灸图经》曰："中都穴，一名中郄，在内踝上七寸。"《经穴汇解》曰："治疝名太阴者，一载中都，一载三阴交。"

【穴位结构】在胫骨内侧面中央；其内后侧有大隐静脉；布有隐神经中支。

【穴位主治】胁痛，腹胀，泄泻，疝气，小腹痛，崩漏，恶露不尽。

建里穴（CV 11）

【穴位定位】任脉。前正中线，脐上 3 寸。

【穴位内涵】五邻为一里，胃肠有邻里之称；建，有立之意。穴在中脘下一寸，下脘上一寸，以喻穴立胃都中下之间，故名建里。

【穴位结构】在腹白线上，深部为横结肠；有腹壁上、下动静脉交界处的分支；布有第 8 肋间神经前皮支的内侧支。

【穴位主治】胃痛、呕吐、食欲不振、腹胀、腹痛等脾胃病证；水肿。

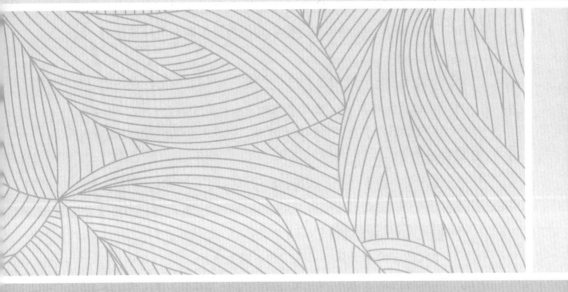

第三章

穴位的功用内涵

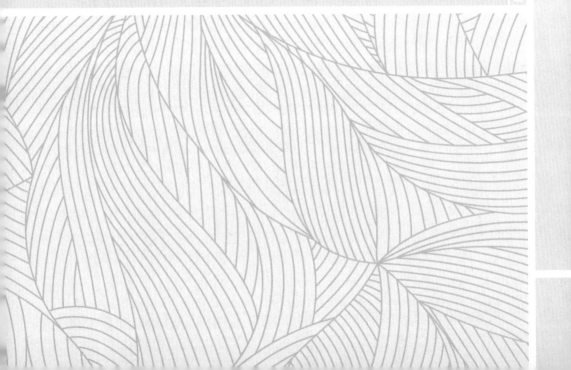

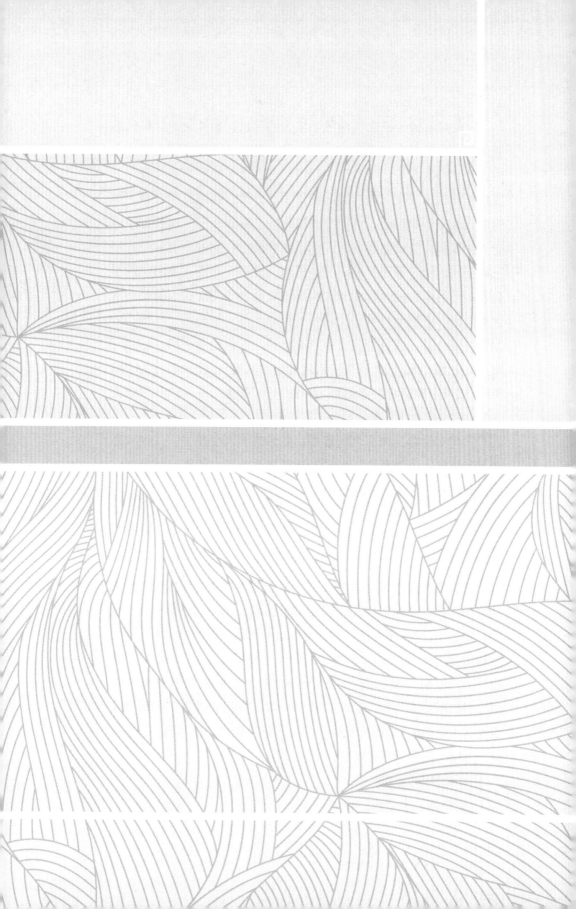

穴位是脏腑经络之气输注于体表的部位,是针灸治疗疾病的刺激点,也是疾病的反应点,与经脉、脏腑、气血密切关联。穴位这种"刺激点与反应点"的功用特点在命名时亦得到体现,并直接指导临床使用。因与脏腑密切关联,而直接用脏腑命名,如胆俞穴因位于胆附近,可治疗胸胁疼痛、脘腹胀满、口苦舌干等胆相关疾病,故命名胆俞;因体现经脉循行特点而命名穴位,如三阴交穴,属于脾经,同时又是脾经、肝经、肾经三条阴经的交会穴,可治疗妇科及脾胃相关疾病,故命名三阴交;因擅长调节气血阴阳、依据治疗临床主治特点而命名的,如血海、气海;依据穴位部位特点或自身特点而具有特殊治疗作用命名的,如风气出入之处叫"风门",风气中人之处叫"风府",使目明称为"睛明",依外形和治疗特点而称为"曲垣""伏兔"等。这种以效论穴的方式便捷地指导着穴位的实际应用。

有些穴位在具体命名过程中,包含诸多人文意义,或人文意义不甚具体,不能具体归纳到某个特征性类别,故暂且将这类穴位的命名方法归属为其他人文类。

一、脏腑归属类

脏腑是人体维持生命的基础,在生理功能和病理变化方面相互影响。古人在命名穴位时考虑到脏腑和五体(筋、脉、肉、皮毛、骨)、五神(魂、神、意、魄、志)及其他脏腑的联系。有用脏腑来直接命名,如"心俞""肝俞""脾俞""肾俞""胆俞""胃俞""三焦俞"等;有用五神与脏腑的关系来命名,如"神堂""魄户""志室""意舍""魂门"等;有用联系五脏与五体来命名,如"筋缩"(在第9椎节下间,旁为肝俞,肝主筋,肝病则筋肉挛缩,此穴和肝气相通,故名"筋缩")等。

地仓穴(ST 4)

【穴位别名】会维,胃维。

【穴位定位】足阳明胃经。在面部，口角旁开0.4寸。

【穴位内涵】本穴最早见于《针灸甲乙经》。地，指土地所产之谷物；仓，仓廪、仓库。人含食物常积储腮齿之间，犹如谷物仓库，即五谷存储聚散之所也；又以其位于口旁，脾气通于口，脾属土，土，地之体也，口通地气，故名地仓。

别名会维、胃维。会，相会也；胃，胃经气血也，脾胃乃人体后天之本，水谷生化之源；维，维持、维系也。会维、胃维意指本穴气血运行正常与否，直接维系着人体的各种生理功能。

【穴位结构】口轮匝肌，颊肌。浅层分布有眶下神经，下颌神经的分支，颊神经；深层分布有面神经颊支；布有面动、静脉分支或属支。

【穴位主治】口眼㖞斜，口角瞤动；齿痛；流涎。

【医案典故】

《儒门事亲》：证口眼㖞斜是经非窍辨。一长吏病此，命予疗之。目之斜，灸以承泣；口之㖞，灸以地仓，俱效。苟不效者，当灸人迎。夫气虚风入而为偏，上不得出，下不得泄，真气为气邪所陷，故宜灸。

隐白穴（SP 1）

【穴位别名】鬼垒，鬼眼，阴白。

【穴位定位】足太阴脾经。仰卧或正坐平放足底。在足趾，大趾末节内侧，趾甲根角侧后方0.1寸。

【穴位内涵】隐，蔽也；白，肺主色。脾属土，肺属金，脾肺同为太阴经，为母子经，隐白为脾经井穴，言肺经之气隐于此穴也。

【穴位结构】腓浅神经的足背支及足底内侧神经；布有趾背动脉。

【穴位主治】主治脾胃、妇科病症。常用于腹胀、泄泻、呕吐，月经过多，便血、尿血、鼻衄，神昏。

【医案典故】

《太平圣惠方·明堂》：秦丞祖灸狐魅神邪，及癫狂病，诸般

医治不瘥者，以并两手大拇指，用软丝绳子急缚之，灸三壮。艾
炷著四处，半在甲上，半在肉上，四处尽烧，一处不烧，其疾不
愈，神效不可量也。小儿胎痫、奶痫、惊痫，一依此灸一壮。炷
如小麦大。

《太平圣惠方·明堂》：华佗疗男子卒疝，阴卵偏大，取患人
足大指去甲五分，内侧白肉际，灸三壮，炷如半枣核大，患左取
右，患右取左。

公孙穴（SP 4）

【穴位定位】足太阴脾经。仰卧或正坐平放足底。在跖区，第
1 跖骨底的前下缘赤白肉际处。

【穴位内涵】公孙，为皇帝姓，居中原。脾胃中州，灌溉西
方，万物生于土，而土又以火为父，以金为子，脾经子井隐白，
木生大都火，以及太白土，又将生商丘金，有祖孙父子之义，故
曰公孙，归属于脾。

【穴位结构】踇趾展肌中；隐神经及腓浅神经分支；跗内侧动
脉分支及足背静脉网。

【穴位主治】主治脾胃病症。用于胃脘痛，腹痛，腹胀，呕
吐，泄泻，心烦。上下颌骨手术、颞颌关节手术针麻用穴。

肺俞穴（BL 13）

【穴位别名】肺输，肺腧。

【穴位定位】足太阳膀胱经。在脊柱区，第 3 胸椎棘突下，后
正中线旁开 1.5 寸。

【穴位内涵】本穴出自《灵枢·背俞》。肺，肺脏；俞，中空
木为舟，亦为输注之意。本穴是肺脏在背的俞穴，是肺气转输、
输注的地方，亦是治肺疾的要穴之一，故名肺俞。

【穴位结构】斜方肌，菱形肌，上后锯肌，竖脊肌；第 3、4
胸神经后侧皮支其伴行动静脉；副神经、肩胛背神经、第 3 胸神
经后支的肌支，第 4 胸神经后支的肌支；肩胛背动脉分支。

【穴位主治】咳嗽，鼻塞，气喘，胸满；背痛；骨蒸，潮热，
盗汗；咯血。

厥阴俞穴（BL 14）

【穴位别名】阙俞，阴俞，心包俞。

【穴位定位】足太阳膀胱经。在脊柱区，第4胸椎棘突下，后正中线旁开 1.5 寸。

【穴位内涵】本穴出自《素问·阴阳离合论》。厥，尽也；阴，暗也，水之南，山之北；俞，中空木为舟，亦为输注之意。本穴位于第4胸椎下两旁，肺俞穴之下，心俞穴之上，内应心包络，心包络为手厥阴经，本穴又是心包经气转输的重要场所，是治疗心与神志相关疾病的重要穴位，故名厥阴俞。

【穴位结构】斜方肌，菱形肌，竖脊肌；第4、5胸神经后侧皮支及其伴行动静脉；第4、5胸神经后支肌支；肩胛背动脉分支。

【穴位主治】心痛，心悸，胸闷；咳嗽；呕吐。

心俞穴（BL 15）

【穴位定位】足太阳膀胱经。在脊柱区，第5胸椎棘突下，后正中线旁开 1.5 寸。

【穴位内涵】心，人心；俞，中空木为舟，亦为输注之意。心者，君主之官，神明出焉，本穴位于第5胸椎棘突下，足太阳经脉气血从头走足，历经厥阴运行至此而聚于心，本穴内应心，擅治心与神志疾病，故名心俞。

【穴位结构】斜方肌，菱形肌下缘，竖脊肌；第5、6胸神经后侧皮支及其伴行动静脉；副神经，肩胛背神经和第5、6胸神经后支肌支；肩胛背动脉分支。

【穴位主治】心痛，心烦，惊悸怔忡；失眠，盗汗，健忘；梦遗；胸背痛，吐血；癫狂痫。

【医案典故】

《针灸大成》：戊辰岁，户部王缙庵公乃弟，患心痫疾数载矣。徐堂翁召予视之，须行八法开阖方可，公如其言。而刺照海、列缺，灸心俞等穴，其针待气至，乃行生成之数而愈。

督俞穴（BL 16）

【穴位别名】高盖，商盖。

【穴位定位】足太阳膀胱经。在脊柱区，第6胸椎棘突下，后正中线旁开1.5寸。

【穴位内涵】本穴出自《太平圣惠方》。督，有督统、正中之义，指督脉；俞，中空木为舟，亦为输注之意。督脉贯脊而行，督统一身阳经之气，心主神明，故督脉统一身之阳是以心阳本。本穴前为心俞，主神明，太阳经脉气运行至此处聚集，故名督俞。

【穴位结构】斜方肌，背阔肌，竖脊肌；第6、7胸神经后侧皮支及其伴行动静脉；副神经，胸背神经和第6、7胸神经后支肌支；肩胛背动脉分支。

【穴位主治】心痛；腹痛，腹胀，肠鸣；呃逆。

膈俞穴（BL 17）

【穴位定位】足太阳膀胱经。在脊柱区，第7胸椎棘突下，后正中线旁开1.5寸。

【穴位内涵】本穴出自《灵枢·背俞》。膈，横膈膜，格拒也；俞，中空木为舟，亦为输注之意。本穴位于第7胸椎棘突下，内应横膈膜，可开通胸膈之关格及格拒痞塞诸病，故名膈俞。膈是体内上下循行经脉汇聚之处，血行脉中，膈俞位于心俞与肝俞之间，因此膈俞又是血之会，擅调血、补血。

【穴位结构】斜方肌，背阔肌，竖脊肌；第7、8胸神经后侧皮支及其伴行动静脉；副神经，胸背神经和第7、8胸神经后支肌支；肩胛背动脉分支。

【穴位主治】胃脘痛，呕吐，呃逆，饮食不下；咳嗽；吐血；潮热，盗汗。

肝俞穴（BL 18）

【穴位定位】足太阳膀胱经。在脊柱区，第9胸椎棘突下，后正中线旁开1.5寸。

【穴位内涵】本穴出自《灵枢·背俞》。肝，肝脏；俞，中空木为舟，亦为输注之意。本穴位于膈俞之下，膈俞为血会，肝属木，主藏血，本穴内应肝脏，为肝经气血转输的部位，故名肝俞。

【穴位结构】皮肤、皮下组织、斜方肌、背阔肌、竖脊肌；穴区内有第9、10胸神经后侧皮支及其伴行动静脉，深部有副神经、胸背神经和第9、10胸神经后支肌支及肩胛背动脉分支分布。

【穴位主治】黄疸，胁痛；吐血；目赤，目视不明，眩晕，夜盲；癫狂痫证；背痛。

胆俞穴（BL 19）

【穴位定位】足太阳膀胱经。第10胸椎棘突下，后正中线旁开1.5寸。

【穴位内涵】胆，连肝之府（《说文解字》）；俞，中空木为舟，此处比喻气血津液流行，如水载舟。本穴位于第10胸椎下两旁，为胆气转输的重要场所，是治疗胆相关疾病的重要穴位，故名胆俞。

【穴位结构】背阔肌、最长肌和髂肋肌之间；第10肋间动、静脉的分支；第10、11胸神经后支的皮支，深层为第10、11胸神经后支的肌支。

【穴位主治】胸胁疼痛，脘腹胀满，饮食不下，口苦舌干，咽痛；噎膈；头痛振寒；骨蒸潮热，惊悸不寐，虚劳失精，诸血症等。

脾俞穴（BL 20）

【穴位定位】足太阳膀胱经。第11胸椎棘突下，后正中线旁开1.5寸。

【穴位内涵】脾，裨也，在胃下，裨助胃气，主化谷也（《释名·释形体》）；俞，中空木为舟，此处比喻气血津液流行，如水载舟。本穴位于第11胸椎下两旁，为脾气转输的重要场所，是治疗脾相关疾病的重要穴位，故名脾俞。

【穴位结构】背阔肌、最长肌和髂肋肌之间；第11肋间动、静脉的分支；第11、12胸神经后支的皮支，深层为第11、12胸神经后支的肌支。

【穴位主治】腹胀、纳呆、呕吐、腹泻、痢疾、便血、水肿等脾胃肠腑病证；背痛。

【医案典故】

《针灸资生经》：有人患久疟，诸药不效，或教之以灸脾愈即愈，更一人亦久患疟，闻之亦灸此穴而愈。盖疟多因饮食得之，故灸脾俞作效。

胃俞穴（BL 21）

【穴位定位】足太阳膀胱经。第 12 胸椎棘突下，后正中线旁开 1.5 寸。

【穴位内涵】胃，围受谷物（《释名·释形体》）；俞，中空木为舟，此处比喻气血津液流行，如水载舟。本穴位于第 12 胸椎下两旁，为胃气转输的重要场所，是治胃疾的重要穴位，故名胃俞。

【穴位结构】腰背筋膜、最长肌和髂肋肌之间；肋下动、静脉的分支；第 12 胸神经和第 1 腰神经后支的皮支，深层为第 12 胸神经和第 1 腰神经后支的肌支。

【穴位主治】胃脘痛、呕吐、腹胀、肠鸣等胃疾。

肾俞穴（BL 23）

【穴位别名】少阴俞，肾念，高盖。

【穴位定位】足太阳膀胱经。第 2 腰椎棘突下，后正中线旁开 1.5 寸。

【穴位内涵】本穴出自《灵枢·背俞》。肾，即指肾脏，为人体的泌尿器官，五脏之一；俞，中空木为舟，亦为输注之意。《说文解字》："肾，水脏也。"《释名·释形体》："肾，引也。肾属水，主引水气灌注诸脉也。"本穴内应肾脏，为肾在背部的穴位，是肾气转输、输注的部位，是治疗肾相关疾病的要穴，故名肾俞。

【穴位结构】在腰背筋膜、最长肌和髂肋肌之间；有第 2 及第 3 腰动、静脉分支；第 2、第 3 腰神经后支的皮支；腰丛。

【穴位主治】腰痛、遗尿、遗精、阳痿、月经不调、带下等生殖泌尿疾患；耳鸣，耳聋。

【医案典故】

《普济本事方·治肾经虚腰不能转侧》：戊戌年八，淮南大水，城下浸灌者连月，予忽脏腑不调，腹中如水吼数日，调治得愈。

自此，腰痛不可屈折，虽颊面亦相妨，如是凡三月。予后思之，此必水气阴盛，肾经感此而得，乃灸肾俞三七壮，服此药瘥。

《针灸资生经·足麻》:《列子》载偃师造倡云废其肾，则足不能行。是足之不能行，盖肾有病也。当灸肾俞，或一再灸而不效，宜灸环跳、风市、犊鼻、膝关、阳陵泉、阴陵泉、三里、绝骨等穴。但按略酸，即是受病处，灸之无不效也。

三焦俞穴（BL 22）

【穴位别名】悬极俞，大仓窬。

【穴位定位】足太阳膀胱经。第1腰椎棘突下，后正中线旁开1.5寸。

【穴位内涵】本穴出自于《针灸甲乙经》。三，天地人之道也；焦，火所伤也；俞，中空木为舟。三焦，为六腑之一，本穴位于第1腰椎棘突下旁开1.5寸，是三焦之气转输于后背体表、升阳益气，决渎行水、内应全身的部位，故名三焦俞。

【穴位结构】在腰背筋膜，最长肌和髂肋肌之间；第1腰动、静脉后支；第10胸神经后支的皮支，深层为第1腰神经后支外侧支。

【穴位主治】肠鸣，腹胀，呕吐，泄泻，痢疾；水肿；腰背强痛。

气海俞穴（BL 24）

【穴位定位】足太阳膀胱经。在第3腰椎棘突下，后正中线旁开1.5寸处取穴。

【穴位内涵】本穴出自《太平圣惠方》。气，云气，元气；海，海洋，水之归所；俞，中空木为舟，亦为输注之意。本穴前应气海，善治元气之为病，又是元气转输于后背的部位，故名气海俞。气海本穴与任脉之气海穴相应，而为之俞，为百气转输之处，有培元补肾之功。

【穴位结构】在腰背筋膜、最长肌和髂肋肌之间；第3及第4腰动、静脉后支；第3、第4腰神经后支的外侧支；深层为腰丛。

【穴位主治】腰骶疼痛；遗精，阳痿，月经不调，痛经；肠鸣，腹胀；痔疾，痔漏下血；下肢瘫痪。

大肠俞穴（BL 25）

【穴位别名】裂结窬。

【穴位定位】足太阳膀胱经。在腰部，当第4腰椎棘突下，后正中线旁开1.5寸。

【穴位内涵】本穴出自《脉经》。大，与小对言；肠，指人体消化器官的后半部分，盖"大肠"即从盲肠至肛门的一段，为六腑之一；俞，中空木为舟，亦为输注之意。本穴是大肠的背俞穴，内与大肠相应，与大肠相应，是大肠之气转输、输注之所，故名大肠俞。

【穴位结构】在腰背筋膜、最长肌和髂肋肌之间；第4及第5腰动、静脉后支；第4、第5腰神经皮支；深层为腰丛。

【穴位主治】反胃噎膈，饮食不化，肠鸣腹胀，绕脐切痛，便秘脱肛；遗尿癃淋，痛经；腰腿痛，脊强不得俯仰，腰脊疼痛等。

小肠俞穴（BL 27）

【穴位别名】三焦窬，八𬨎窬。

【穴位定位】足太阳膀胱经。在骶部，当骶正中嵴旁1.5寸，平第1骶后孔。

【穴位内涵】本穴出自《脉经》。小，与大对言；肠，指人体消化器官的后半部分，"小肠"即从幽门至盲肠的一段，为六腑之一；俞，中空木为舟，亦为输注之意。本穴是小肠在背部的俞穴，内应小肠，是小肠之气转输、输注的部位，故名小肠俞。

【穴位结构】在骶棘肌起始部和臀大肌起始部之间；骶外侧动、静脉后支的外侧支；第1骶神经后支外侧支。

【穴位主治】腹痛肠鸣，泄泻痢疾，便秘，痔疮，便血；遗精，遗尿，淋沥，尿血；疝气，妇人带下等。

膀胱俞穴（BL 28）

【穴位别名】傍光俞。

【穴位定位】足太阳膀胱经。在骶部，当骶正中嵴旁1.5寸，平第2骶后孔。

【穴位内涵】本穴出自《脉经》。膀胱者，津液之府也；俞，中空木为舟，亦为输注之意。本穴属足太阳膀胱经，是膀胱在背部的俞穴，内应膀胱，为膀胱之气转输、输注的部位，为治膀胱疾患的要穴，故名膀胱俞。

【穴位结构】在骶嵴肌起始部和臀大肌起始部之间；有骶外侧动、静脉后支；臀中皮神经分支。

【穴位主治】小便赤涩，尿失禁，遗尿，癃闭，疝气偏坠，阴内湿痒肿痛，阴部生疮；泄泻，便秘，痢疾；腹痛，腰骶部疼痛；腰腿疼痛，遗精，阳痿等。

附分穴（BL 41）

【穴位定位】足太阳膀胱经。第2胸椎棘突下，旁开3寸。

【穴位内涵】附，有靠近、依附之义；分，分别，分离。本穴位于第2颈椎下，是膀胱经第2侧线上的第一个穴位，该侧线紧邻膀胱经正经，经气由主线分出，由此构成膀胱经的附属分支，故名附分。

【穴位结构】斜方肌、菱形肌，深层为髂肋肌；有颈横动脉降支，第2肋间动、静脉后支；第2胸神经后支。

【穴位主治】颈项强痛、肩背拘急、肘臂麻木等痹证。

魄户穴（BL 42）

【穴位定位】足太阳膀胱经。第3胸椎棘突下，旁开3寸。

【穴位内涵】魄，是伴随精气往来的阴神；户，通护，半扇门。本穴在肺俞穴之外与之相平，是肺气出入之门户，也是护卫肺中精微之气的门户；五脏中，肺藏魄，本穴是肺气出入的门户，故名魄户。

【穴位结构】斜方肌、菱形肌，深层为髂肋肌；第3肋间动、静脉背侧支，颈横动脉降支；第2、3胸神经后支。

【穴位主治】肺痨，咯血，咳嗽，气喘；项强；肩背痛。

膏肓穴（BL 43）

【穴位别名】膏肓输。

【穴位定位】足太阳膀胱经。第4胸椎棘突下，旁开3寸。

【穴位内涵】膏，肥，油脂；肓，心下膈上。膏肓指心下膈上的脂膜，向内与心膈间脂膜相应，邪正之气可由此处出入转输，与心包的背俞穴、厥阴俞穴并列，故称为膏肓俞。

【穴位结构】斜方肌、菱形肌，深层为髂肋肌；第4肋间动、静脉背侧支，颈横动脉降支；第3、4胸神经后支。

【穴位主治】主治咳嗽、气喘、肺痨等肺之虚损证；肩胛痛；健忘、遗精、盗汗等虚劳诸疾。

【医案典故】

《左传·成公十年》：公疾病，求医于秦。秦伯使医缓为之。未至，公梦疾为二竖子，曰："彼良医也，惧伤我，焉逃之？"其一曰："居肓之上，膏之下，若我何！"医至，曰："疾不可为也。在肓之上，膏之下，攻之不可，达之不所及，药不至焉，不可为也。"公曰："良医也！"厚为之礼而归之。六月丙午，晋侯欲麦，使甸人献麦，馈人为之。召桑田巫，示而杀之。将食，张；如厕，陷而卒。小臣有晨梦负公以登天，及日中，负晋侯出诸厕，遂以为殉。

《针灸资生经》：灸膏肓功效，诸经例能言之，而取穴则未也。《千金》等方之外，庄绰论之最详，然繁而无统，不能定于一。予尝以意取之，令病人两手交在两膊上（灸时亦然），胛骨遂开，其穴立见。以手指摸索第四椎下两旁各三寸，四肋三间之中间按之，酸疼是穴。灸至千百壮，少亦七七壮，当依《千金》立点立灸，坐点坐灸，卧点卧灸云。若只合爪在两膝头中点穴，亦得。

神堂穴（BL 44）

【穴位定位】足太阳膀胱经。第5胸椎棘突下，旁开3寸。

【穴位内涵】神，是象征君主的阳气。堂，是高大明敞的居室。《说文解字》："神，天神引出万物者也。"心藏神，为君主之官，阳中之太阳，一身之大主。本穴内平心俞，心俞为心的背俞穴，犹如心君用事的明堂，自应如天子布政之堂矣，故名神堂。

【穴位结构】斜方肌、菱形肌，深层为髂肋肌；第5肋间动、静脉背侧支，颈横动脉降支；第4、5胸神经后支。

【穴位主治】咳嗽、气喘、胸闷等病证；脊背强痛。

膈关穴（BL 46）

【穴位定位】足太阳膀胱经。第7胸椎棘突下，旁开3寸。

【穴位内涵】膈，障，阻隔，横膈；关，关口，关隘，关格。本穴与膈俞位于同一水平线上，是膈俞之气内外出入的关口，也是体内所有上下运行经脉的通道，故称膈关。

【穴位结构】背阔肌，髂肋肌；第7肋间动、静脉背侧支；第6胸神经后支。

【穴位主治】胸闷；嗳，呕吐；脊背强痛。

魂门穴（BL 47）

【穴位定位】足太阳膀胱经。俯卧。在脊柱区，第9胸椎棘突下，后正中线旁开3寸。

【穴位内涵】随神往来者谓之魄；出入为门。本穴横平肝俞，肝藏血，血舍魂，是五脏精气所化生的情志活动之一，为肝所主，故名魂门。

【穴位结构】斜方肌，菱形肌，竖脊肌；浅层有第9、10胸神经后支的皮支；深层有第9、10胸神经后支的肌支，肩胛背神经；浅层有第9、10胸神经伴行的动、静脉；深层有胸背动、静脉的分支。

【穴位主治】胸胁痛；呕吐；背痛。

肓门穴（BL 51）

【穴位定位】足太阳膀胱经。在腰部，当第1腰椎棘突下，旁开3寸。

【穴位内涵】本穴出自《针灸甲乙经》。肓，心下膈上；门，为出入之处。肓是一种具有能量的物质，居于三焦，三焦之气，根于膀胱之津液，阳气从下焦发出，三焦俞内藏的三焦之精气，其出入的门户为本穴处，故名肓门；本穴由脊背透连脐腹，与肾经之肓俞相应，犹上下前后诸肓穴之门户，即全身脂膜之总纲也，故名也。

【穴位结构】有背阔肌、髂肋肌；有第1及第2腰动、静脉背侧支；第 1、第 2 腰神经后支。

【穴位主治】胸腹胀满，胃脘疼痛，气攻两胁；痞块，乳疾；便秘，腹痛。

胞肓穴（BL 53）

【穴位定位】足太阳膀胱经。在臀部，平第 2 骶后孔，骶正中嵴旁开 3 寸。

【穴位内涵】本穴出自《针灸甲乙经》。胞，《说文解字》："胞，儿生裹也。"张介宾谓："胞者，子宫是也。此男女藏精之所，皆得称为子宫。"肓，心下膈上，亦指能量物质。本穴与膀胱俞相平，胞宫位于小肠、直肠、膀胱各脏器之间，《素问·举痛论》："肠胃之间，膜原之下。"位置在下焦，故称胞肓。

【穴位结构】有臀大肌、臀中肌及臀小肌；正当臀上动、静脉；布有臀上皮神经，深层为臀上神经。

【穴位主治】腰脊疼痛，骶骨痛；少腹坚满，小便淋沥，大便秘结，肠鸣，腹胀，腹痛；阴肿等。

神封穴（KI 23）

【穴位定位】足少阴肾经。在胸部，当第 4 肋间隙，前正中线旁开 2 寸。

【穴位内涵】神，指神明；封，指疆界、范围。本穴接近心脏，地处心脏所居之封界，因心主神明，故名神封。

【穴位结构】皮肤，皮下组织，胸大肌；浅层布有第 4 肋间神经的前皮支，胸廓内动、静脉的穿支；深层有胸内、外侧神经的分支。

【穴位主治】咳嗽，气喘，胸胁支满；呕吐，不嗜食，贲门痉挛，胃下垂；乳痈，乳汁不足，乳腺炎；肋间神经痛；心动过速。

灵墟穴（KI 24）

【穴位别名】灵墙。

【穴位定位】足少阴肾经。在胸部，当第 3 肋间隙，前正中线旁开 2 寸。

【穴位内涵】灵，指神灵；墟，指墟址。本穴位于心旁，因心藏神，灵与之同义，穴为神灵的墟址，故名灵墟。

【穴位结构】皮肤，皮下组织；胸大肌；浅层布有第 3 肋间神经的前皮支，胸廓内动、静脉的穿支；深层有胸内、外侧神经的分支。

【穴位主治】咳嗽，气喘，痰多；胸胁胀痛；乳痈，乳腺炎；肋间神经痛；呕吐，胃炎，胃下垂。

神藏穴（KI 25）

【穴位定位】足少阴肾经。在胸部，当第 2 肋间隙，前正中线旁开 2 寸。

【穴位内涵】神，指神明；藏，隐藏，隐蔽。本穴位于心旁，内应心脏，因心藏神，故名神藏。

【穴位结构】皮肤，皮下组织，胸大肌；浅层布有第 2 肋间神经的前皮支，胸廓内动、静脉的穿支；深层有胸内、外神经的分支。

【穴位主治】胸痛；咳喘，气喘；烦满，呕吐，不嗜食；支气管炎；胸膜炎；肋间神经痛。

彧中穴（KI 26）

【穴位别名】域中，或中。

【穴位定位】足少阴肾经。在胸部，当第 1 肋间隙，前正中线旁开 2 寸。

【穴位内涵】彧，富有文采貌。本穴平任脉之华盖穴，近肺脏，因肺为华盖，相传之官，为文郁之府，故而得名。

【穴位结构】皮肤，皮下组织，胸大肌；浅层布有第 1 肋间神经的前皮支、锁骨上内侧神经和胸廓内动、静脉的穿支；深层有胸内、外神经的分支。

【穴位主治】咳嗽，气喘，支气管炎，痰壅，肺结核；胸胁胀痛；胸膜炎；肋间神经痛；不嗜食，胃炎，胃下垂。

下脘穴（CV 10）

【穴位别名】下管。

【穴位定位】任脉。前正中线上，脐上 2 寸。

【穴位内涵】脘，胃府也，又通管。穴在建里下 1 寸，脐上 2寸。当胃之下口，故名下脘。

【穴位结构】在腹白线上，深部为横结肠；有腹壁上、下动、静脉交界处的分支；布有第 8 肋间神经前皮支的内侧支。

【穴位主治】腹痛、腹胀、腹泻、呕吐、完谷不化等脾胃病证；痞块。

中脘穴（CV 12）

【穴位别名】太仓，中管，胃管。

【穴位定位】任脉。前正中线上，脐中上 4 寸，或脐与胸剑联合中线的中点处。

【穴位内涵】脘，胃府也，通管，穴在上脘（管）下 1 寸，居心蔽骨与脐之中，正当胃之中，故名中脘。

【穴位结构】在腹白线上，深部为胃幽门部；有腹壁上动 / 静脉，布有第 7、8 肋间神经前皮支的内侧支。

【穴位主治】胃痛、腹胀、纳呆、呕吐、吞酸、小儿疳积等脾胃病证；黄疸；癫狂；脏躁。

【医案典故】

《外台秘要》："甄权云主因读书得贲豚气积聚，腹中胀，暴满，病温汗不出，有血溢水。"

《医学纲目》："妇人五旬，经断后再行，或多或少，或瘀或红，并下腹中气满如胎孕：天枢、中脘、气海各五分，立愈。"

上脘穴（CV 13）

【穴位别名】上管。

【穴位定位】任脉。前正中线上，脐上 5 寸。

【穴位内涵】脘，胃府也，又通管，穴在巨阙下 1 寸，当胃之上口，故名上脘。

【穴位结构】在腹白线上，深部为肝下缘及胃幽门部；有腹壁上动、静脉分支；布有第 7 肋间神经前皮支的内侧支。

【穴位主治】胃痛、呕吐、呃逆、腹胀等胃腑病证；癫痫。

【医案典故】

《外台秘要》：甄权云主心风惊悸不能食，心下有膈，呕血，目眩，腹中满，暴痛汗出。

华盖穴（CV 20）

【穴位定位】任脉。在胸部，当前正中线上，平第1肋间。

【穴位内涵】穴在璇玑下1寸凹陷处，主治肺部疾患，肺为娇脏，又称五脏之华盖，故名华盖。

【穴位结构】皮肤，皮下组织，胸大肌起始，胸骨柄与胸骨体之间（胸骨角）；第1肋间神经前皮支和胸廓内动、静脉的穿支。

【穴位主治】咳嗽，气喘，喉痹，胸痛；支气管炎，支气管哮喘，胸膜炎，喉炎，扁桃体炎；肋间神经痛。

二、气血阴阳类

气血是人体维持生命的基础，气属阳、血属阴，在生理功能和病理变化方面相互影响。经脉是运行气血的通道，因此气血与穴位息息相关，所以在穴位的名称中也结合了穴位和气血的关系。如"血海"，即指脾血归聚之海而言；"血室"乃"关元"的别名，为女子蓄血之处，腹气出入之处；"气冲"，即指腹气出入之冲要；肾气归聚之穴，命名为"气穴"；"水分"，因此穴是小肠分清别浊的分水岭而得名。

人迎穴（ST 9）

【穴位别名】天五会，五会。

【穴位定位】足阳明胃经。在颈部，横平喉结，胸锁乳突肌前缘，颈总动脉搏动处。

【穴位内涵】人，天地之性最为贵者；迎，逢也，穴下为颈总动脉搏动处。胃经为多气多血之经，该经气血从大迎分出，其主干道则下行至本穴处，大迎穴是天地之精气大会之处，人以天地之气生，四时之法成，因此人迎得到天地之气的补充，气血充盛，故名人迎。

【穴位结构】皮肤，皮下组织，颈阔肌，胸锁乳突肌前缘和肩胛舌骨肌上腹；颈横神经，面神经颈支和颈前浅静脉，副神经，舌下神经和甲状腺上动脉，颈血管鞘（内有颈动脉、颈静脉和迷走神经干），颈交感干。

【穴位主治】咽喉肿痛；高血压，头痛眩晕；瘰疬；胸满喘息；饮食难下；瘿气。

【医案典故】

《儒门事亲》：一长吏病此，命予疗之。目之斜，灸以承泣；口之喎，灸以地仓，俱效。苟不效者，当灸人迎。夫气虚风入而为偏，上不得出，下不得泄，真气为气邪所陷，故宜灸。

气冲穴（ST 30）

【穴位别名】气街，羊屎。

【穴位定位】足阳明胃经。仰卧，在腹股沟区，耻骨联合上缘，前正中线旁开2寸，动脉搏动处。

【穴位内涵】气，此处指下腹阻胀之气。冲，指冲动、上冲，亦有交通要道之义。此穴在股动脉搏动处，属"四街"之一，为气血运行的重要通道。本穴居归来穴之下，为腹气出入冲要，故名"气冲"。归来居本穴之上，其作用为镇坠下降，本穴居归来之下，其作用为擎举上冲，故名"气冲"。另冲脉起于本穴，故名之。

别名羊屎。羊屎，细小的颗粒，质坚硬。羊屎名意指本穴外传之气坚实饱满。理同气冲名解。

【穴位结构】腹外斜肌腱膜，弓状缘。深层分布有精索（男）或子宫圆韧带（女）；浅层分布有髂腹下神经，髂腹股沟神经；浅层分布有腹壁浅动、静脉；深层分布有腹壁下动脉，

【穴位主治】少腹痛，腹股沟疼痛，尿道痛；疝气；外阴肿痛，阴中痛；阳痿。

冲阳穴（ST 42）

【穴位别名】会原，跗阳，趺阳。

【穴位定位】足阳明胃经。仰卧或正坐，平放足底，在足背，

第 2 跖骨基底部与中间楔状骨关节处，可触及足背动脉。

【穴位内涵】冲，交通要道；阳，与阴相对，主外，主动。言其穴所在部位为足阳明经气主要通过之处，因其应脉而动，故名冲阳。冲阳，乃足阳明原穴，位于足阳明诊脉处，称"冲阳脉"，因其在足背部，又称"趺阳脉"。

【穴位结构】足踇长伸肌腱，趾长伸肌腱，足踇短伸肌；浅层分布有足背内侧皮神经，深层分布有腓深神经；浅层分布有足背静脉网，深层分布有足背动、静脉。

【穴位主治】主治脾胃、头面部病症。常用于口眼㖞斜、面肿、齿痛，胃脘痛、腹胀，癫狂，足痿无力或肿痛。

【医案典故】

《顾松园医镜》：一人伤寒，九日以来口不能言，目不能视，体不能动，四肢俱冷，皆曰阴症。士才诊之，六脉俱无，以手按腹，两手护之，眉皱作痛，按其冲阳，大而有力，乃知腹有燥粪也。遂与大承气汤下之，得燥粪六七枚，口能言，体能动矣。

血海穴（SP 10）

【穴位别名】血郄，百虫窠。

【穴位定位】足太阴脾经。仰卧或正坐屈膝。在股前区，髌底内侧端上 2 寸，股内侧肌隆起处。

【穴位内涵】血，气血；海，海洋，水之归所。本穴属于脾经，位于膝髌之上，脾统血，气血充盈；又因本穴擅长治疗女性崩漏等血证，故名血海。《经穴解》："脾生血，此穴离而上，血渐生旺，而腹中饮食所生之血，亦能于此所上下，血生于此地，故曰血海。"

【穴位结构】股骨内上髁上缘，股内侧肌中间；股前皮神经及股神经肌支；股动、静脉肌支。

【穴位主治】主治妇科、皮肤病症。常用于月经不调、痛经、崩漏、经闭，风疹、湿疹。

肩外俞穴（SI 14）

【穴位定位】手太阳小肠经。在脊柱区，第 1 胸椎棘突下，后正中线旁开3寸。

【穴位内涵】本穴出自《针灸甲乙经》。肩，髃，肩部；外，外侧，远；俞，中空木为舟。本穴位于肩外侧，是肩部脉外经气由外入里的地方，故名肩外俞。

【穴位结构】斜方肌，菱形肌；第1胸神经后侧皮支，深层有副神经、肩胛背神经和动脉分支分布。

【穴位主治】肩背酸痛，颈项强急，肘臂冷痛。

肩中俞穴（SI 15）

【穴位定位】手太阳小肠经。在脊柱区，第7颈椎棘突下，后正中线旁开2寸。

【穴位内涵】本穴出自《针灸甲乙经》。肩，髃，肩部；中，里；俞，中空木为舟。本穴位于肩胛骨内侧缘，与肩外俞相对而言，故名肩中俞。小肠经从此穴处入缺盆，因此本穴处经气有入里之势。

【穴位结构】斜方肌，菱形肌，头夹肌；第8颈神经后侧皮支及其伴行的动静脉；副神经，肩胛背神经；颈横动脉分支。

【穴位主治】肩背疼痛，落枕；咳喘；目视不明。

天容穴（SI 17）

【穴位定位】手太阳小肠经。在颈部，下颌角后方，胸锁乳突肌的前缘凹陷中。

【穴位内涵】本穴最早见于《灵枢·本输》。天，上，人身之上部；容，容受，盛也。本穴位于头部，上也，此处前为天窗穴，是太阳经之气从下上出头窍的窗口，自天窗穴而来的太阳之气受本穴容纳后向上交出头颅，故名天容。另《经穴解》："耳下曲颊后，乃颈侧最上之所，衣领所以不能蔽人之容，于此呈露之处，故曰天容。"

【穴位结构】腮腺，二腹肌后腹；穴区内有耳大神经和颈外静脉属支，深层有面神经肌支、耳后动脉和枕动脉分布，并有颈内动脉和迷走神经干经过，故不宜深刺。

【穴位主治】耳鸣，耳聋，咽喉肿痛，颈项肿痛。

【医案典故】

《灵枢·刺节真邪》：岐伯曰：振埃者，阳气大逆，上满于胸中，愤瞋肩息，大气逆上，喘喝坐伏，病恶埃烟。噎不得息，清言振埃，尚疾于振埃。黄帝曰：善。取之何如？岐伯曰：取之天容。

关元俞穴（BL 26）

【穴位定位】足太阳膀胱经。第 5 腰椎棘突下，旁开 1.5 寸。

【穴位内涵】本穴出自《太平圣惠方》。关，关藏，要会也；元，元气；俞，中空木为舟，亦为输注之意。本穴前应关元，是关元的背俞穴，关元是人生的关要，真元之所存，元阴、元阳交关之所，关元穴的元阴元阳之气转输于后背本穴处，故名关元俞。

【穴位结构】骶脊肌；腰最下动、静脉后支的内侧支；第 5 腰神经、第 1 骶神经后支。

【穴位主治】腹胀肠鸣，泄泻痢疾；遗尿，尿闭；疝气，消渴；妇人瘕聚、痛经等盆腔疾病。

中膂俞穴（BL 29）

【穴位别名】中膂，中膂内俞，脊内俞，旋俞，中胪俞。

【穴位定位】足太阳膀胱经。在骶部，当骶正中嵴旁 1.5 寸，平第 3 骶后孔。

【穴位内涵】本穴出自《灵枢·刺节真邪》。中，中间，有方位、中内之义；膂，本作吕，脊骨也；俞，中空木为舟，亦为输注之意。中膂，又为十二律中的仲吕，是天气将于地下，再从地下发出形成的；膀胱者，津液藏焉，气化出焉，本穴在膀胱俞之下，以助气化，故名中膂俞。另《经穴解》中有："膂者，夹脊两旁肉也，在内则为夹脊之脂络，在外则为夹脊之膂，以内系各脏腑，外以载各穴，亦在背之至要者也，故有腧焉。"

【穴位结构】有臀大肌，深层为骶结节韧带起始部；当臀下动、静脉的分支处，臀下皮神经。

【穴位主治】腰骶疼痛，痉挛反折；胁痛腹胀，疝痛；赤白痢疾；肾虚消渴等。

白环俞穴（BL 30）

【穴位别名】环俞，玉环俞，玉房俞，解脊窍。

【穴位定位】足太阳膀胱经。在骶部，当骶正中嵴旁 1.5 寸，平第 4 骶后孔。

【穴位内涵】本穴出自《针灸甲乙经》。白，白色，为素色，有洁白之义；环，旋也，指金玉贵重品；俞，中空木为舟。古人张紫阳谓："心下，肾上，脾左，肝右，生门在前，密户在后，其连如环，其白如棉，方圆径寸，包裹周身之精粹。此即玉环也。"本穴与脐相应，为人之命脉根蒂，与白环气机相通，正应其处，故名白环俞。另《圣济总录·骨空穴法》指出："横骨之前为白环骨者共二（有势有液）。"故黄龙祥在《针灸腧穴通考》中认为：将与白环骨相对应的腧穴名曰白环俞，与膀胱俞、肾俞的命名方法完全相同。

【穴位结构】在臀大肌中，骶结节韧带下内缘；有臀下动、静脉，深层为阴部内动、静脉；布有臀下皮神经，深层为阴部神经。

【穴位主治】腰尻疼痛，脚膝不遂；月经不调，赤白带下，带下，血崩，不孕；遗尿，遗精；疝气，尿闭，小便黄赤，大小便不利等。

会阳穴（BL 35）

【穴位别名】利机。

【穴位定位】足太阳膀胱经。在骶部，尾骨端旁开 0.5 寸。

【穴位内涵】本穴出自《针灸甲乙经》。会，交会，有会合之义；阳，阴之对，此处指阳经、阳气。本穴位于后阴尾骨尖下端两旁，为左右足太阳经与督脉两阳经交会之所，督脉又为阳脉之海，故名会阳。会阳穴为下焦阴阳之气交会之处，下焦既为阴气之所聚，亦为阳气之所生。穴与会阴相邻，自有交通结合与互通之义。

【穴位结构】有臀大肌；有臀下动、静脉分支；肛神经、臀下神经。

【穴位主治】泄泻，痢疾，便血，痔疮；淋病，阳痿，赤白带下，阴部汗湿，遗精，带下；经期腰痛，腹痛等。

跗阳穴（BL 59）

【穴位别名】付阳，附阳，外阳。

【穴位定位】足太阳膀胱经。在小腿后区，昆仑直上 3 寸，腓骨与跟腱之间。

【穴位内涵】本穴最早见于《针灸甲乙经》。跗，有足背之义；阳，背为阳，上亦为阳。本穴位于昆仑穴直上 3 寸，正当足跗上之阳侧，又阳跷脉别从太阳经之脉，帮助太阳经输出经气 / 精气，具有辅助、附属之阳的寓意，故名跗阳。

【穴位结构】布有腓肠神经；在腓骨后方，跟腱外前缘，深层为踇长屈肌；有小隐静脉，深层为腓动脉末支。

【穴位主治】头沉重，头痛；腰腿疼痛，外踝红肿，脚气；癫痫下脚麻痹或瘫痪，坐骨神经痛，腓肠肌痉挛，踝关节扭伤等。

大钟穴（KI 4）

【穴位别名】太钟。

【穴位定位】足少阴肾经。在跟区，内踝后下方，跟骨上缘，跟腱附着部前缘凹陷中。

【穴位内涵】本穴最早见于《灵枢·经脉》。大，与小对言，又同太；钟，同锺，同踵，指量器，又有汇聚、容受之义。《说文解字》曰："跟，足踵也。"《释名》曰："踵，锺也。"本穴位于太溪穴下五分，当跟腱内缘，为脉气盛大、钟聚之处，故名大钟。《经穴解》："穴名大钟者，言其部分之形也，其穴在内踝后，有细动脉应手，在太溪之上，其形空悬如钟，所以吸肾脉之上行者，故曰大钟。"

【穴位结构】布有小腿内侧皮神经、胫神经的跟骨内侧支，及胫后动脉的跟骨内侧支。

【穴位主治】咽痛，气喘，咳血；嗜卧；痴呆；足跟痛等。

水泉穴（KI 5）

【穴位别名】水源，水原。

【穴位定位】足少阴肾经。在跟区，太溪直下 1 寸，跟骨结节内侧凹陷中。

【穴位内涵】本穴最早见于《针灸甲乙经》。水，指水液，小便，为无色透明液体，为北方之行；泉，水源，水从窟穴而出。本穴位于太溪穴下1寸，是本经郄穴，为肾经气血深聚之处，其气血复由此如水源自地涌出，故名水泉。

【穴位结构】布有小腿内侧皮神经，胫神经的跟骨内侧支及胫后动脉的跟骨内侧支。

【穴位主治】月经不调，痛经，经闭，阴挺；小便不利；目视昏花等。

复溜穴（KI 7）

【穴位别名】伏白，昌阳，外命，伏留。

【穴位定位】足少阴肾经。在小腿内侧，内踝尖上2寸，跟腱的前缘。

【穴位内涵】本穴最早见于《灵枢·本输》。复，通伏，有更、返还之义；溜，有水急流之义，通留，通流。本穴位于太溪穴上2寸，肾经脉气出于涌泉，溜于然谷，注于太溪而下历大钟、水泉，会归于照海，由照海复行经过此穴，故名复溜。又此穴可敛汗止汗，颇有收复留止之义；因穴下近胫后动脉，针之促进血流，有利水消肿、恢复流动之功，故《经穴解》中有"此穴承照海之脉而上行，流而不居，故曰复溜。又脉绝者，取此穴则脉生，亦有复溜之义"。

【穴位结构】布有腓肠内侧皮神经和小腿内侧皮神经，深层为胫神经及胫后动、静脉。

【穴位主治】腹胀，水肿，肠鸣，泄泻；盗汗，自汗；脚气，腿肿，足痿。

筑宾穴（KI 9）

【穴位别名】腿肚，腨肠。

【穴位定位】足少阴肾经。在小腿内侧，太溪直上6寸，比目鱼肌与跟腱之间。

【穴位内涵】本穴最早见于《针灸甲乙经》。筑，筑土之杵，古代乐器名；宾，随从之义。本穴位于太溪直上 5 寸，为阴维之郄，《经穴解》中有"阴维始于此，有宾从之象焉。维者，所以维内防出也，有墙之象，有筑之义，故曰筑宾"。故名筑宾。

【穴位结构】浅层布有隐神经的小腿内侧皮支和浅静脉，深层有胫神经和胫后动、静脉。

【穴位主治】癫狂，痫证，呕吐涎沫；疝痛，小儿脐疝；小腿内侧痛。

气穴穴（KI 13）

【穴位别名】胞门。

【穴位定位】足少阴肾经。仰卧。在下腹部，脐中下 3 寸，前正中线旁开 0.5 寸。

【穴位内涵】气，在此意指元气；穴，即穴位，亦窟藏之意。肾主纳气，本穴处为肾气归聚之所，因关元为元气生发之处，下焦元气关藏之处，本穴在其旁，也是养生凝神入气之处，故名气穴。

别名称胞门。胞，胞宫也；门，出入的门户也。胞门名意指胞宫的外输气血由此外出冲脉。

【穴位结构】腹直肌鞘前壁，腹直肌；第 11、12 胸神经前支的肌支，第 1 腰神经前支的前皮支；浅层布有腹壁浅动、静脉的分支或属支，第 11、12 胸神经前支和第 1 腰神经前支的前皮支伴行的动、静脉；深层有腹壁下动、静脉的分支或属支，第 11、12 肋间动、静脉。

【穴位主治】月经不调，闭经，带下；小便不利；泄泻，痢疾。

地五会穴（GB 42）

【穴位定位】足少阳胆经。足背外侧，第 4、5 跖骨之间，小趾伸肌腱内侧缘。

【穴名内涵】本穴最早见于《针灸甲乙经》。地，地部；五，五脏六腑；会，交会。本穴所处为足背外侧陷者中，胆经上部经脉足临泣穴传来的气血与穴外地部的溢流水液汇入本穴，如同五脏六腑的气血汇合而成，故名地五会。另《经穴解》："少阳之穴，在足者有五穴，而肝经之太冲穴，有络横连地五会，如木之有根在地。此穴乃肝经相会之地也，故曰地五会。"

【穴位结构】足背静脉网，第4跖背侧动、静脉；足背中间皮神经。

【穴位主治】头痛，目赤肿痛，耳鸣，耳聋；乳痈，乳房胀痛，腋肿，胁痛；足跗肿痛。

期门穴（LR 14）

【穴位定位】足厥阴肝经。在胸部，当乳头直下，第6肋间隙，前正中线旁开4寸。

【穴位内涵】期，指周期；门，指出入要地。《经穴解》："穴名期门者，与太阴脾经、阴维相会，阴维自足少阴筑宾穴发脉，循股内廉上行入腹，既会足太阴、厥阴、少阴、阳明与府舍，而又会太阴、厥阴于此，若有所期约而然也，故曰期门。"肝藏血，本穴是气血按经流注归藏于肝的门户，故名期门。

【穴位结构】皮肤，皮下组织，胸大肌下缘，腹外斜肌，肋间外肌，肋间内肌；浅层布有第6肋间神经的外侧皮支；胸腹壁静脉的属支；深层有第6肋间神经和第6肋间后动、静脉的分支或属支。

【穴位主治】胸胁胀痛，胸中热；呕吐，呃逆，泄泻；咳喘；奔豚；疟疾；高血压；心肌炎；肠炎；肋间神经炎；肝炎；胃肠神经官能症。

【医案典故】

《古今医统大全》：许学士视一妇人热入血室，医者皆不识，用补血药，数日成结胸证。学士曰：小柴胡汤已迟，不可行也，可刺期门。予不能针，请善针者针之，如言而愈。

《续名医类案》：陈良甫治一人痢疾，呃逆不止，六脉沉弱。诸医药灼艾皆无效，乃投退阴散两服愈。又尝治许主簿，痢疾呃逆不止，诸药无效。灸期门穴，不三壮而愈。

关元穴（CV 4）

【穴位别名】次门，关原，丹田，大中极，大中。

【穴位定位】任脉。在下腹部，脐中下3寸，在前正中线上。

【穴位内涵】关，关藏，要会也；元，元气。穴在脐下三寸，为男子藏精、女子藏血之处，是人生之关要，真元之所存，元阴、元阳交关之所，穴属元气之关隘，故名关元。《经穴解》："足三阴上行入腹者，必会于此处，有关之象焉，以任脉在中，而三阴共会之，有元之义焉，故曰关元。"

【穴位结构】在腹白线上，深部为小肠；有腹壁浅动、静脉分支和腹壁下动、静脉分支；布有第12肋间神经前皮支的内侧支。

【穴位主治】中风脱证；虚冷疲惫等元气虚损病证；少腹疼痛，疝气；腹泻、痢疾等肠腑病证；五淋、尿血等泌尿系病证；遗精、滑精等男科病；月经不调、痛经、胞衣不下等妇科疾病。

【医案典故】

《扁鹊心书》：绍兴间刘武军中步卒王超者，本太原人，后入重湖为盗，曾遇异人，授以黄白住世之法，年至九十，精彩腴润。辛卯年间，岳阳民家，多受其害，能日淫十女不衰。后被擒，临刑，监官问曰：汝有异术，信乎？曰：无也，唯火力耳。每夏秋之交，即灼关元千炷，久久不畏寒暑，累日不饥。至今脐下一块，如火之暖。岂不闻土成砖，木成炭，千年不朽，皆火之力也。死后，刑官令剖其腹之暖处，得一块非肉非骨，凝然如石，即艾火之效耳。故《素问》云：年四十，阳气衰，而起居乏；五十体重，耳目不聪明矣；六十阳气大衰，阴痿，九窍不利，上实下虚，涕泣皆出矣。夫人之真元乃一身之主宰，真气壮则人强，真气虚则人病，真气脱则人死。保命之法：灼艾第一，丹药第二，附子第三。人至三十，可三年一灸脐下三百壮；五十，可二年一灸脐下三百壮；六十，可一年一灸脐下三百壮，令人长生不老。余五十时，常灸关元五百壮，即服保命丹、延寿丹，渐至身体轻健，羡进饮食。六十三时，因忧怒，忽见死脉于左手寸部，十九动而一止，乃灸关元、命门各五百壮。五十日后，死脉不复见矣。每年常如此灸，遂得老年康健。乃为歌曰：一年辛苦唯三百，灸取关元功力多，健体轻身无病患，彭祖寿算更如何。

水分穴（CV 9）

【穴位别名】中守，分水。

【穴位定位】任脉。前正中线上，脐上 1 寸。

【穴位内涵】穴在下脘下 1 寸，脐上 1 寸，因此穴能分利腹部水气之清浊，主水病，故名水分。《循经考穴编》："水穴，一名分水。穴在脐上一寸，内为阑门，正当小肠下口。凡饮食入胃，至是而泌别清浊，水液入膀胱，渣滓入大肠，故曰水分。"

【穴位结构】在腹白线上，深部为小肠；有腹壁下动、静脉；布有第 8、9 肋间神经前皮支的内侧支。

【穴位主治】水肿、小便不利等水液输布失常病证；腹痛、腹泻、反胃呕吐等胃肠病证。

【医案典故】

《针灸资生经》：有老妇人患反胃，饮食至晚即吐出，见其气绕脐而转，予为点水分，气海并夹脐边两穴，他日只灸水分、气海即愈，神效。

腰俞穴（GV 2）

【穴位别名】髓空，背解，腰户，腰柱，髓俞，髓孔，腰注。

【穴位定位】督脉。在骶部，当后正中线上，适对骶管裂孔。

【穴位内涵】本穴出自《素问·缪刺论》。腰，腰部，胁之下、胯之上为腰，居身之中；俞，中空木为舟，亦为输注之意。本穴居腰部冲要之地，为腰部经气注输之处也，故名腰俞。《经穴解》："穴名腰俞者，腰中至要之穴也，再合其四名之义而思之，则此穴更可知也。二十一椎之下，椎尽矣。背解者，脊之上通于背者至此而尽，故曰背解。脑为髓海，而脊通之，至此而下输，故曰髓孔。此椎下接于横骨，犹柱之立于壁也，故曰腰柱。风寒湿由此穴而入，遂成腰痛之症，故曰腰户。而图以腰俞名之，尽概上四名之义，故曰至要之穴也。"

【穴位结构】骶尾背侧韧带、骶管；骶中动、静脉分支；第 5

骶神经的后支；尾丛。

【穴位主治】腰脊强痛，下肢痿痹；盆腔炎，月经不调，带下赤白；遗尿，癃闭，尿路感染，尿血，泄泻，便血，痔疾；癫痫等。

【医案典故】

《古今医统大全》：熙之子，为射阳令，常夜闻有鬼呻吟，声甚凄苦。秋夫云：汝是鬼，何所须？答曰：我姓斛，名斯，家在东阳，患腰痛死。今虽为鬼，而疾痛不止，闻君善医术，愿相救济。秋夫曰：汝鬼无形，云何济治？鬼曰：君但缚刍为人，索孔穴针之。秋夫如其言，为针腰俞及针肩井各二处，设祭而埋之。明日鬼谢云：蒙君疗治，腰疼已愈。当代称其神医。长子道度、次子叔向皆神其术。

腰阳关穴（GV 3）

【穴位别名】阳关，背阳关，脊阳关。

【穴位定位】督脉。在腰部，当后正中线上，第4腰椎棘突下凹陷中。

【穴位内涵】本穴出自《素问·骨空论》。腰，腰部；阳，与阴相对，意指下焦之阳气；关，机关，关藏，门户要会之处。本穴是督脉经气出入之所，为腰部之要冲，下焦封藏元真之气的部位，亦是腰部运动的机关，本穴横通大肠俞，由大肠俞连及足太阳其他各穴，以通脏腑，是阳气出入的关口，故名腰阳关。

【穴位结构】棘上韧带，棘间韧带，弓间韧带；第4腰神经后支的内侧支和伴行的动、静脉；棘间的椎外（后）静脉丛，第4腰神经后支的分支；第4腰动、静脉的背侧支分支或属支。

【穴位主治】月经不调，赤白带下，功能性子宫出血，睾丸炎，遗精，阳痿；膀胱麻痹；腰骶痛，坐骨神经痛，下肢痿痹等。

中枢穴（GV 7）

【穴位定位】督脉。在背部，当后正中线上，第10胸椎棘突下凹陷中。

【穴位内涵】本穴出自《素问·气府论》。中，中间；枢，枢纽。本穴位于督脉，与胆俞相平，胆属少阳，少阳为枢，主阳气由下而上，督脉为阳之大主，是督脉阳气从下出上的转枢之处，故名中枢；又本穴位于脊椎第10椎节下间，近于脊柱中部，为躯体转动之枢纽，故名中枢。

【穴位结构】棘上韧带、棘间韧带；第10胸神经后支的内侧皮支和伴行的动、静脉；棘突间的椎外（后）静脉丛；第10胸神经后支的分支；第10肋间后动、静脉背侧支分支或属支。

【穴位主治】腰痛脊强，胃脘痛，腹满，食欲不振，呕吐，发热，黄疸，胃炎，肝炎，胆囊炎；视力减退，视神经衰弱等。

至阳穴（GV 9）

【穴位定位】督脉。俯伏坐位，在脊柱区，第7胸椎棘突下凹陷中，后正中线上。

【穴位内涵】《经穴解》："此穴之旁，为足太阳之膈俞穴，膈之上乃纯气之府，血为阴，气为阳，故曰至阳。言督经自下而上行者，至此则入于阳分也。"

【穴位结构】胸腰筋膜、棘上韧带及棘间韧带中；第7胸神经后支内侧支；第7肋间动脉后支，棘间皮下静脉丛。

【穴位主治】胸胁胀痛，黄疸；咳嗽，气喘；背痛，脊强。

灵台穴（GV 10）

【穴位定位】督脉。俯伏坐位，在脊柱区，第6胸椎棘突下凹陷中，后正中线上。

【穴位内涵】《经穴解》："督经自下而上行，至阳之穴，既过膈矣。膈之上有空虚之处，任脉为膻中，膻中，虚空之象也。在督脉既过膈，五脏皆系于背。心为人身至灵之官在上，穴在其下，有台之象，状脊之内载其心之象也。"

【穴位结构】腰背筋膜、棘上韧带及棘间韧带中；第6胸神经后支内侧支；第6肋间动脉后支，棘间皮下静脉丛。

【穴位主治】咳嗽，气喘；疔疮；胸胁痛，脊背强痛。

三、经脉循行类

穴位是分布在经络上的点，又是经气出入的处所，所以在命名穴位时，经络是主要的根据。因此，古人常常根据经脉循行和交会的特点来对穴位进行命名。例如肾经的"交信"穴，就是因为肾经之脉从此穴交会到脾经的"三阴交"穴去，脾属土，在五德中主信，所以命名为"交信"；"三阴交"，因是足太阴、足厥阴、足少阴三经交会之处，故名；肾经的"肓俞"穴，系指肾经之脉由此循行深入到肓膜中去。

列缺穴（LU 7）

【穴位别名】童玄穴，腕劳穴，裂缺。

【穴位定位】手太阴肺经。在前臂桡侧缘，桡骨茎突上方，腕横纹上 1.5 寸，当肱桡肌与拇长展肌腱之间。

【穴位内涵】本穴最早见于《灵枢·经脉》。列，分解；缺，破损也。本穴同经渠、太渊三穴，并列于寸口，此穴独通于手阳明，而为手太阴之络，有如裂隙处，故名列缺。

【穴位结构】在肱桡肌腱与拇长展肌腱之间，桡侧腕长伸肌腱内侧；有头静脉，桡动、静脉分支；布有前臂外侧皮神经和桡神经浅支的混合支。

【穴位主治】伤风外感，咳嗽，气喘，咽喉肿痛；头痛项强，口眼㖞斜，齿痛；遗尿，小便热，尿血，阴茎痛；掌中热；上肢不遂，手腕无力或疼痛。

水突穴（ST 10）

【穴位别名】水门。

【穴位定位】足阳明胃经。在颈部，横平环状软骨，胸锁乳突肌前缘。

【穴位内涵】水，水液；突，冲撞，突起。本穴位于喉结外下方，当咽下饭浆时，可引起局部组织向上冲撞，故名水突；又因三条阴经均从此经过，九窍为水注之气，水气灌注头窍从此经过，有水流突起之象，故名水突。

【穴位结构】颈阔肌，胸锁乳突肌前缘，肩胛舌骨肌；颈横神经，面神经颈支；颈前浅静脉，副神经、颈神经前支；颈交感神经干。

【穴位主治】咳逆上气，喘息不得卧，咽喉肿痛，呃逆；瘰疬，瘿瘤。

三阴交穴（SP 6）

【穴位别名】足太阴，三交。

【穴位定位】足太阴脾经。正坐或仰卧，在小腿内侧，内踝尖上 3 寸，胫骨内侧缘后际。

【穴位内涵】三阴，足三阴经；交，交会。本穴是足三阴经循行交会的穴位，故名三阴交。

【穴位结构】胫骨后缘和比目鱼肌之间，深层有屈趾长肌；布有小腿内侧皮神经，深层后方有胫神经；大隐静脉，胫后动、静脉。

【穴位主治】主治妇科、脾胃病症。用于月经不调、崩漏、带下、子宫脱垂、不孕、难产，腹胀、肠鸣、泄泻，遗精、阳痿、遗尿、小便不利、疝气，下肢痿痹。

【医案典故】

《铜人腧穴针灸图经》：徐文伯针刺堕胎：泻足三阴交，补手阳明合谷，应针而落。

通里穴（HT 5）

【穴位定位】手少阴心经。腕横纹上 1 寸，尺侧腕屈肌腱的桡侧缘。

【穴位内涵】本穴出自《灵枢·经脉》。通，通达，通畅；里，邻里。经过为通，本穴为手少阴的别络，从此别走手太阳小肠经，经气由此可通达表里两经，且兼小肠为受盛之官，化物出焉，若井里然，因名通里。

【穴位结构】在尺侧腕屈肌与指浅屈肌之间，深层为指深屈肌，有尺动脉通过。布有前臂内侧皮神经，尺侧为尺神经。

【穴位主治】活络开音，养血安神；心悸、怔忡等心病；舌强不语，暴喑；腕臂痛。

支正穴（SI 7）

【穴位定位】手太阳小肠经。掌心对胸，阳谷穴与小海穴的连线上，腕背横纹上 5 寸。

【穴位内涵】本穴出自《灵枢·经脉》。支，指分支；正，指正行。该穴为小肠经络穴，小肠经脉由此处离开，别走入少阴，络入心经，即络入心之正位，故名其别络为支正。《说难》谓"支正乃小肠别络，内注手少阴心，心为五脏六腑之大主，故曰正。支者离也。离小肠经脉而入络于心之正位，故其别络曰支正"。

【穴位结构】在尺骨背面，尺侧腕伸肌的尺侧缘；布有骨间背侧动、静脉；布有前臂内侧皮神经分支。

【穴位主治】解表，清热，宁神；头痛，项强，肘臂酸痛；热病；癫狂；疣症。

合阳穴（BL 55）

【穴位定位】足太阳膀胱经。在小腿后区，腘横纹下 2 寸，腓肠肌内、外侧头之间。

【穴位内涵】本穴最早见于《针灸甲乙经》。合，汇合；阳，高，明，与阴相对。膀胱经的经别从此穴处贯入腓肠肌，是少阳经气合于太阳经气之处，故名合阳。

【穴位结构】布有腓肠内侧皮神经，深层为胫神经，并有小隐静脉和深层的腘动、静脉。

【穴位主治】主治腰脊强痛、膝胫酸重、下肢痿痹，寒疝、崩漏、带下等。

飞扬穴（BL 58）

【穴位别名】厥阳，飞阳，蚕扬。

【穴位定位】足太阳膀胱经。在小腿后区，昆仑直上 7 寸，腓肠肌外下缘与跟腱移行处。

【穴位内涵】本穴最早见于《灵枢·经脉》。《说文解字》："飞，鸟翥也，象形，凡飞之属皆从飞。"并有迅速之义。《说文解字》："扬，飞举也。"本穴位于足外踝直上，为足太阳经之别络，太阳经脉行至此斜行别出，脱离正轨，斜络足少阴，故名飞扬。

【穴位结构】布有腓肠外侧皮神经。

【穴位主治】头痛，目眩，鼻衄；颈项痛，腰膝酸痛；癫痫，痔疾，脚气等。

申脉穴（BL 62）

【穴位别名】阳跷，鬼路。

【穴位定位】足太阳膀胱经。在踝区，外踝尖直下，外踝下缘与跟骨之间凹陷中。

【穴位内涵】本穴最早见于《针灸甲乙经》。申，通"伸"字，伸展；脉，经脉。本穴位于足外侧部，外踝直下方凹陷中，为阳跷所生，踝关节屈伸着力之处，故名申脉。

【穴位结构】局部有外踝动脉网，分布有腓肠神经。

【穴位主治】腰髋冷痛，腰腿痛不能举体，膝胫寒酸不能久立；头痛，眩晕，癫痫，精神病，失眠；目赤痛，项强等。

至阴穴（BL67）

【穴位定位】足太阳膀胱经。在足趾，小趾末节外侧，趾甲根角侧后方 0.1 寸（指寸）。

【穴位内涵】本穴最早见于《灵枢·本输》。至，有极、最之义；阴，暗也，与阳相对。本穴位于足小趾外侧趾甲角旁 0.1 寸处，是足太阳之脉气极尽之处，交接肾经，肾水为至阴，故名至阴。

【穴位结构】趾底固有神经，足背外侧皮神经及趾背动脉及趾底固有动脉形成的动脉网。

【穴位主治】头痛，昏厥；鼻塞，目翳，胬肉攀睛；滞产，胞衣不下，胎位不正等。

【医案典故】

《太平圣惠方》：张仲文救女人横产，先手出，诸般符药不捷，灸妇人右脚小指尖头三壮，炷如小麦大，下火立产。

交信穴（KI 8）

【穴位定位】足少阴肾经。正坐或仰卧。在小腿内侧，内踝尖上2寸，胫骨内侧缘后际凹陷中。

【穴位内涵】本穴与复溜穴相并，俱承照海而来。海有潮汐，潮汐有信。本穴与三阴交穴相近，因名"交信"。又，信于五常为土，脾属土，由本穴交会脾之三阴交，与肝脾二经合协，行肝藏血、脾统血之用。另《经穴解》："按各经之穴，皆未有一经之穴，两穴并立一处者，此穴与复溜，俱在内踝上二寸，仅隔一条筋，一在筋里，一在筋外，有交之义焉。脉之不见取复溜，女人之月事不来取交信，有信之义焉，故曰交信。"

【穴位结构】趾长屈肌，胫骨后肌后方，蹈长伸肌；浅层有小腿内侧皮神经；深层为胫神经本干；胫后动、静脉。

【穴位主治】月经不调，赤白带下；子宫脱垂，崩漏，阴挺；泄泻，便秘。

肓俞穴（KI 16）

【穴位别名】肓输，肓腧，子户。

【穴位定位】足少阴肾经。仰卧。在腹部，脐中旁开0.5寸。

【穴位内涵】肓，指肓膜；俞，同腧，意指腧穴。《医经精义》说："肓俞，肓膜之要会在此也，入于肾，上络心，循喉咙，夹舌本。"本穴平脐，与足太阳之肓门前后相应。内循三焦油膜，互为传导。盖本穴通于诸肓之膜，而为之俞也，因名肓俞。

【穴位结构】腹直肌鞘前壁，腹直肌；第9、10、11胸神经前支；浅层布有脐周皮下静脉网和第9、10、11胸神经前支和伴行的动、静脉；深层有腹壁上、下动、静脉吻合形成的动、静脉网，第9、10、11肋间动、静脉。

【穴位主治】腹痛，腹胀，呕吐，便秘，泄泻；月经不调，疝气。

幽门穴（KI 21）

【穴位别名】上门。

【穴位定位】足少阴肾经。脐上6寸，前正中线旁开0.5寸。

【穴位内涵】穴在巨阙两旁各 0.5 寸凹陷处，当冲脉至胸中散处，属冲脉、肾经交会之穴。因两阴交尽称幽，故名幽门。

【穴位结构】在腹直肌内缘，有腹壁上动、静脉分支；布有第 7 肋间神经。

【穴位主治】善哕、呕吐、腹痛、腹胀、腹泻等胃肠病证。

会宗穴（SJ 7）

【穴位定位】手少阳三焦经。在前臂后区，腕背侧远端横纹上 3 寸，尺骨的桡侧缘。

【穴位内涵】会，聚会，会合；宗，宗主，宗派。指穴为前臂各派阳脉会合之宗主。穴位斜出本经之外，联系三阳，绾罗诸脉，会宗之名其义可通。

【穴位结构】小指固有伸肌和尺侧腕伸肌之间；布有前臂背侧皮神经，深层有前臂骨间背侧神经和骨间掌侧神经；前臂骨间背侧动、静脉。

【穴位主治】肌肤痛，耳聋，风痫。

三阳络穴（SJ 8）

【穴位别名】通门，通间。

【穴位定位】手少阳三焦经。在前臂后区，腕背侧远端横纹上 4 寸，尺骨与桡骨间隙中点。

【穴位内涵】三，数字；阳，与阴相对，此处指手太阳、阳明、少阳三条阳经；络，联络，维系。本穴具有和上肢三条阳经均产生联系的特点，故名三阳络以体现本穴与手三阳经的关系特点。

【穴位结构】指总伸肌与拇长展肌起端之间；布有前臂背侧皮神经，深层为前臂骨间背侧神经，前臂骨间背侧动、静脉。

【穴位主治】暴喑耳聋；四肢不欲动摇。

阳交穴（GB 35）

【穴位别名】别阳，足窌。

【穴位定位】足少阳胆经。当小腿外侧，外踝尖上 7 寸，腓骨后缘。（外踝尖与腘横纹外侧端连线中点下 1 寸，外丘后。）

【穴位内涵】本穴最早见于《针灸甲乙经》。阳，阳经，阳气；交，交会，交接。阳维起于诸阳之会，与胆经相交于本穴处，故名阳交。

【穴位结构】腓肠肌外侧皮神经，腓动、静脉分支。

【穴位主治】胸胁胀满；膝踝肿痛，下肢痿痹，腓肠肌痉挛；脚气；惊厥；胆囊炎；肋间神经痛，坐骨神经痛等。

中极穴（CV 3）

【穴位别名】气原，玉泉。

【穴位定位】任脉。在下腹部，脐中下4寸，前正中线上。

【穴位内涵】穴在脐下4寸，足三阴任脉之会。《张衡赋》："垂万象乎列星，仰四览乎中极。"穴应星名，居天之中，因穴在腹部，喻有天体垂布之象，其位居人体上下左右之中央，故名中极。另《经穴解》："名玉泉者，以为膀胱募也；玉泉者，为水而言也。名气原者，为生气之源也。名中极者，中指任脉在腹之中也，极者，自承浆而下，此为极处也。又自下而上，曲骨犹在骨，此则初入腹之第一穴也，故曰中极。"

【穴位结构】在腹白线上，内部为乙状结肠；有腹壁浅动、静脉分支和腹壁下动、静脉分支；布有髂腹下神经的前皮支。

【穴位主治】遗尿、小便不利等泌尿系病证；遗精、阳痿、不育等男科病证；月经不调、崩漏、阴挺、带下等妇科病证。

阴交穴（CV 7）

【穴位别名】少因，横户。

【穴位定位】任脉。前正中线上，脐下1寸。

【穴位内涵】穴在脐下1寸，居腹，腹为阴。穴又为任脉、冲脉、少阳交会之处，故名阴交。

【穴位结构】在腹白线上，深部为小肠；有腹壁浅动、静脉分支和腹壁下动、静脉分支；布有第10肋间神经前皮支的内侧支。

【穴位主治】腹痛，疝气；水肿，小便不利；月经不调、崩漏、带下等妇科经带病证。

长强穴（GV 1）

【穴位别名】舌本，鬼枕，曹溪，惺惺。

【穴位定位】督脉。在项部，当后发际正中直上 1 寸，枕外隆凸直下，两侧斜方肌之间凹陷中。

【穴位内涵】长，久远，旺盛；强，强壮，充实，亦为虫名。督脉督统诸阳经，自下而上，强劲端长，长于阳，为全身之所寄托，本穴位于尾骨端，为纯阳初始之地，督阳循脊柱上行，力强路远，故名长强。杨上善《黄帝内经太素》曰："督脉诸阳脉长，其气强身，穴居其处，故曰长强也。"此外，肾为作强之官，肾强则阳势壮，长强之名，也可能与其能治疗遗精、早泄与阳痿等有关。

【穴位结构】项韧带和项肌中，深部为环枕后膜和小脑延髓池；第三颈神经和枕大神经支；枕动、静脉分支及棘间静脉丛。

【穴位主治】中风不语，癫狂，眩晕，头痛；颈项强痛；咽喉肿；鼻衄。

龈交穴（GV 28）

【穴位别名】悬命，鬼禄。

【穴位定位】仰靠坐位。在上唇内，上唇系带与上牙龈的交点。

【穴位内涵】龈，齿根肉；交，会。本穴位于门齿齿根缝中，是任、督、胃经的交会之处，故名龈交。

【穴位结构】上唇系带；上颌内槽神经分支；上唇动、静脉。

【穴位主治】癫狂，口噤不开；齿龈肿痛，口臭，口㖞，鼻渊。

四、特殊部位类

依据穴位所在部位的解剖特点进行命名，是常用的一种方法。此种命名方法是假借其他事物的外在形象，直接描记穴位所在部位各种组织的形状特征，进而定出名称。这种命名方法的目的是要把穴位所在部位的形状特点，通过命名的方式真实地记录下来，给人们以深刻的印象，便于记忆。用作象形的事物有动物、植物等，用象形动植物的具体名称来命名穴位，形象生动。凡隆起的比作山、陵、丘、墟；低陷的比作溪、谷；穴位位置在上的比喻为天；位置在下的比喻为地。如："伏兔"穴，是因其处有肌肉隆起如俯伏着的兔子而得名；"鱼际"穴，在手掌的大拇指根部，由于肌肉明显突起，形状如鱼，故得名；"鹤顶"穴位于膝关节，髌骨顶端，状如仙鹤之头顶，故名；"犊鼻"穴位于膝关节髌骨之下，形如小牛之鼻，故名；"攒竹"穴的名称，是由于两眉攒聚时形如竹叶而来；"曲垣"穴，是因该处肩胛棘隆起，弯曲如墙垣一样，故以为名。

有的穴位在某一骨骼、肌肉、器官的近旁；有的穴位因所在部位的特征而和某一器官有特殊的生理、病理影响；有的穴位在骨肉丰隆之处；有的穴位在骨肉宛陷之中。根据这些特点，有的穴位以所在处的骨骼为名，如"曲骨""完骨""大椎""巨骨"等；有的以所在处器官为名，如"耳门""鼻准"等；"肩髃"穴即指此穴位在肩上髃骨端；"腕骨"穴是指臂与腕骨相交接之处，手腕前之起手下陷处；"大椎"穴在第7颈椎棘突起最高最处，"大"指高大，"椎"指脊椎骨，因而得名；也有以穴位所在局部名称为名，如"印堂""会阴"等。

鱼际穴（LU 10）

【穴位定位】手太阴肺经。侧腕掌心相对，自然半握拳，在手外侧，第1掌骨桡侧中点赤白肉际处。

【穴位内涵】鱼，总指鱼类；际，边际。本穴位于手掌的大拇指根部，此处肌肉丰隆，形如鱼腹，又在赤白肉际相会之处，故名鱼际。又本穴性属火，鱼在水中，水为阴，鱼为水中之物，意为阴中之阳；本穴位于边缘之处即赤白肉际处，赤为火，白属金为阴，故鱼际之名还有阴阳相交之意。

【穴位结构】拇短展肌，拇对掌肌，拇短屈肌；浅层有正中神经皮支、桡神经浅支等分布；深层有正中神经肌支、尺神经肌支；

布有拇主要动脉。

【穴位主治】咳嗽，咯血；发热，咽痛，失音；乳痈；掌中热；小儿疳疾。

二间穴（LI 2）

【穴位别名】间谷，闻谷，周谷。

【穴位定位】手阳明大肠经。微握拳，二间在手食指本节（第2掌指关节）前，桡侧凹陷处。

【穴位内涵】本穴最早见于《灵枢·本输》。二，数名，地之数也；间，即间隙。本穴位于第2掌指关节前，故名二间；地二生火，偶数为阴，故二为阴火，因此本穴在临床多用于清大肠经之热。

【穴位结构】有指浅、深屈肌腱；有来自桡动脉的指背及掌侧动、静脉；布有桡神经的指背侧固有神经，正中神经的指掌侧固有神经。

【穴位主治】身热头痛；咽喉肿痛，齿痛腮肿，目痛鼻衄，口眼㖞斜；手指肿、麻木，屈伸不利；咽炎，喉炎，扁桃体炎，牙痛，鼻出血，麦粒肿；肩周炎等。

三间穴（LI 3）

【穴位别名】少谷，少骨，小谷。

【穴位定位】手阳明大肠经。微握拳，三间在手食指本节（第2掌指关节）后，桡侧凹陷处。

【穴位内涵】本穴最早见于《灵枢·本输》。三，数名；间，即间隙。本穴位于第2掌指关节后，是大肠经第3个穴位，故名三间。又"天三生木，地八成之"，三有木之意，本穴为大肠经腧穴，五行属木，故名三间。

【穴位结构】有第1骨间背侧肌，深层为拇内收肌横头；有手背静脉网（头静脉起始部）、指掌侧固有动脉；布有桡神经浅支。

【穴位主治】目痛，齿痛，咽喉肿痛，鼻衄，口干；腹满，肠鸣，泄泻，便秘；喘咳胸满；手背肿痛，肩臂疼痛；身热，嗜睡。

下廉穴（LI 8）

【穴位别名】手下廉。

【穴位定位】手阳明大肠经。在前臂背面桡侧，当阳溪与曲池连线上，肘横纹下4寸。

【穴位内涵】本穴最早见于《针灸甲乙经》。下，下方；廉，边缘，本意指厅堂内有棱有角之处。本穴位于局部隆起肌肉侧缘下方，分解之处，故名下廉。

【穴位结构】在桡骨的桡侧，桡侧有腕短伸肌及腕长伸肌，深层有旋后肌；有桡动脉分支；布有前臂背侧皮神经及桡神经深支。

【穴位主治】腹痛，腹胀，腹中痞块，完谷不化，泄泻；头风，眩晕，目痛，唇干；气喘，尿血；上肢不遂；狂言；乳痈；毛发焦脱等。

上廉穴（LI 9）

【穴位别名】手上廉。

【穴位定位】手阳明大肠经。在前臂背面桡侧，当阳溪与曲池连线上，肘横纹下3寸。

【穴位内涵】本穴最早见于《针灸甲乙经》。上，上方；廉，边缘。此穴在局部隆起肌肉侧缘的上方，与下廉穴相对，故名上廉。

【穴位结构】有肱桡肌、桡侧腕短伸肌、旋后肌、拇长展肌。浅层有前臂外侧皮神经分布，深层有桡神经肌支和骨间后动脉分布。

【穴位主治】头痛，目眩；肠鸣腹痛；肩膊酸痛，手臂麻木，上肢不遂。

手三里穴（LI 10）

【穴位别名】三里穴，鬼邪穴，上三里穴。

【穴位定位】手阳明大肠经。在前臂背面桡侧，当阳溪与曲池连线上，肘横纹下2寸。

【穴位内涵】本穴最早见于《针灸甲乙经》。手，上肢；三，术数；里，居也；古代以"一里"为"一寸"，取穴的长度、深度皆如此；三里，又指长度及人体上中下三部之里，本穴位于上肢肘髎穴下 3 寸，故名手三里，与足三里上下相应。

【穴位结构】在桡侧短腕伸肌肌腹与拇长展肌之间；有桡返动脉的分支；布有前臂背侧皮神经与桡神经深支。

【穴位主治】偏瘫，手臂麻痛，肘挛不伸，腰疼不伸，腰疼不得卧，肩背疾患；腹痛，齿痛，失音，颊肿，瘰疬，眼目诸疾，舌痛等。

肘髎穴（LI 12）

【穴位别名】肘窌，肘聊。

【穴位定位】手阳明大肠经。正坐屈肘，自然垂上臂。在肘区，肱骨外上髁上缘，髁上嵴的前缘。

【穴位内涵】肘，臂节，即肘部，也指穴所在的部位；髎，同窌，空穴也，指缝隙、骨缝。本穴名体现了该穴的解剖位置，即位于肘部的骨缝之处；同时也指本穴内气血运行的通道为孔隙。别名肘尖，指穴所在部位为肘尖部，无他意。

【穴位结构】肱三头肌；浅层分布有前臂后皮神经，深层有桡神经肌支；布有肱深动脉。

【穴位主治】肘臂酸痛、麻木、挛急；嗜卧。

手五里穴（LI 13）

【穴位别名】五里，臂五里。

【穴位定位】手阳明大肠经。正坐，自然垂上臂，在臂部，肘横纹上 3 寸，曲池与肩髃连线上。

【穴位内涵】手指上肢；五，基数词；里，古代有以里为寸的说法。本穴位于曲池上三寸之处，若从肘尖处向上量之，刚好五寸，按照古人"一寸为一里计之"的说法，五寸即为五里，所以称为手五里。

【穴位结构】肱肌；浅层分布有臂外侧皮神经，臂后皮神经；深层分布有肌皮神经肌支；布有肱深动脉。

【穴位主治】肘臂疼痛、挛急；瘰疬；嗜卧；身黄。

臂臑穴（LI 14）

【穴位别名】头冲，颈冲，臂脑。

【穴位定位】手阳明大肠经。正坐，自然垂上臂，在臂部，曲池上7寸，三角肌前缘处。

【穴位内涵】臂，指上肢，古代称肘至腕的部分为臂，肘上肩下的部分则称为肱。肱也称为臂，所以上肢可统称为臂。臑，在人称为臂，羊豕称为臑，是指肩下方的肌肉，即上臂肌肉隆起的地方，凡是肉不着骨之处、肉下通透者都称为臑。本穴位于肘尖上肌肉隆起即肉不着骨之处，故名"臂臑"。

别名头冲、颈冲，头、颈，指穴内物质运行的部位和方向；冲，指穴内物质的运行状态。头冲、颈冲名意指本穴的阳气上冲头、颈各部。阳明经为多气多血之经，本穴物质为大肠经各穴中上行的阳气聚集而成，阳气强盛，其运行为从天部层次直上头颈，故形象地称为头冲、颈冲。

【穴位结构】三角肌；浅层分布有臂外侧皮神经，臂后皮神经；深层分布有腋神经肌支；胸肩峰动脉。

【穴位主治】肩臂疼痛，颈项拘挛；目疾；瘰疬。

肩髃穴（LI 15）

【穴位别名】肩骨，中肩井，肩尖，偏骨等。

【穴位定位】手阳明大肠经。在肩部，在三角肌区，肩峰外侧缘前端与肱骨大结节两骨间凹陷中。

【穴位内涵】肩，指肩头，肩部；髃，肩前也，骨之禺也，禺是角落的意思，髃指骨的边缘即肩端之骨。穴位于肩端，举臂时两骨之间的凹陷中，故名"肩髃"。

别名髃骨、扁骨，扁髃之名与肩髃穴同，扁同偏。中井骨，中，与外相对，指内部；井，地之孔隙；骨，肾主之水也。中井骨名意指本穴有地部孔隙与肾水相通。本穴物质为大肠经浊降地部之水，因本穴位处肩端两骨之间，有地部孔隙与骨相通，故名中井骨。尚骨，尚，超过、高尚之意。骨，肾主之水也。尚骨名意指本穴经水为高处的肾水。中肩、偏肩、肩尖，中，指本穴位于大肠经经脉之中部。中肩、偏肩、肩尖皆为对穴所处的位置的指示，无他意。

【穴位结构】三角肌，三角肌下囊，冈上肌腱；浅层分布有锁骨上神经外侧支、腋神经皮支；深层分布有腋神经肌支、肩胛上神经；布有胸肩峰动脉、旋肱后动脉。

【穴位主治】肩臂疼痛，手臂挛急，上肢不遂；隐疹；瘰疬。

【医案典故】

《千金要方》：甄权治库狄钦患偏风不得挽弓：针肩髃一穴即得挽弓。

巨骨穴（LI 16）

【穴位定位】手阳明大肠经。正坐，在肩胛区，锁骨肩峰端与肩胛冈之间凹陷中。

【穴位内涵】巨，大也；骨，水也。巨骨，指缺盆骨，现在称为锁骨。本穴位于锁骨肩峰端与肩胛冈之间凹陷处，人的锁骨虽然不大，但位居肩端，当人荷重之时，此骨支持重力，以维护胸腔脏器不受压迫，故名为巨骨。

【穴位结构】肩锁韧带，冈上肌；浅层分布有锁骨上神经外侧支，深层有肩胛上神经；布有肩胛上动脉。

【穴位主治】肩背及上肢疼痛，上肢抬举、伸展不便；瘰疬；瘿气。

天鼎穴（LI 17）

【穴位别名】天顶。

【穴位定位】手阳明大肠经。颈外侧，胸锁乳突肌后缘，当结喉旁，扶突与缺盆连线的中点处。

【穴位内涵】天，巅，至高无上；鼎，三足两耳，是古代宝器和烹调炊具，其上有两耳，下有三足。人的颈后正中大椎穴处有一突起，形似一足；头颈位高，在颈项的穴位多以天命名；本穴处两面各有颈肌突显，形成三足之势；故名天鼎。另《经穴解》："凡各经穴在颈者，多以天名之，言自指高处部分，如天然，与天窗、天容相去斜直如鼎足，故曰天鼎。乃扶突斜后一寸，非正后一寸也。"

【穴位结构】皮肤，皮下组织，颈阔肌，椎前筋膜；布有颈横神经，深层有臂丛神经及其分支、面神经颈支；颈升动脉。

【穴位主治】咽喉肿痛，暴喑；气梗，梅核气；瘰疬，瘿气。

口禾髎穴（LI 19）

【穴位别名】长频。

【穴位定位】手阳明大肠经。正坐或仰卧位，在面部，横平人中沟上 1/3 与下 2/3 交点，鼻孔外缘直下。

【穴位内涵】本穴最早见于《针灸甲乙经》。口，指口部；禾，谷之苗曰禾（《医经理解》）；髎，指近骨的孔隙。本穴临近牙齿位于骨边，啮咬食物时随之牵动，百姓日常饮食米谷居多，犹啮禾之髎，故称为"禾髎"，因位于面部口旁，故称"口禾髎"。

【穴位结构】口轮匝肌；浅层分布有上颌神经的分支眶下神经；深层分布有面神经颊支；面动、静脉的上唇支。

【穴位主治】鼻塞，鼻衄；口㖞，口噤不开。

巨髎穴（ST 3）

【穴位定位】足阳明胃经。正坐，或仰靠，或仰卧位，在面部，横平鼻翼下缘，瞳孔直下。

【穴位内涵】本穴最早见于《针灸甲乙经》。巨，大也；髎，空隙，凹陷。本穴位于鼻旁颧骨内下缘，凹陷较大，故名巨髎。

【穴位结构】提上唇肌；浅层分布有上颌神经的眶下神经；深层分布有面神经颊支；布有面动、静脉和眶下动、静脉分支或属支的吻合支。

【穴位主治】口眼㖞斜，眼睑瞤动；鼻衄；齿痛；面痛。

【医案典故】

《针灸大成》：庚辰岁过扬，大尹黄缜庵公，昔在京朝夕相与，情谊甚笃，进谒留疑，不忍分袂，言及三郎患面部疾，数载不愈，甚忧之……今承相顾，知公善针，疾愈有期矣。予针巨髎、合谷等穴，更灸三里，徐徐调之而愈。

大迎穴（ST 5）

【穴位别名】髓孔。

【穴位定位】足阳明胃经。在面部，下颌角前方，咬肌附着部的前缘凹陷中，面动脉搏动处。

【穴位内涵】本穴最早见于《素问·寒热病》。大，多也、尊也；迎，受也，合也。人之初生，应接外物，饮食最先，故于口颊喉咽处之穴，名之曰"迎"。大迎，古为大迎骨，即今之下颌骨，穴处之动脉为大迎脉，故此穴命名为大迎穴，意指可迎受足阳明胃经盛大丰有之气血精液且位于大迎骨之处。

【穴位结构】降口角肌，咬肌。浅层分布有三叉神经的颊神经；深层分布有面神经下颌支，下颌神经咬肌支。布有面动、静脉。

【穴位主治】牙关紧闭，齿痛；颊肿，面肿；口喎，唇吻瞤动；面瘫。

颊车穴（ST 6）

【穴位别名】机关，曲牙。

【穴位定位】足阳明胃经。正坐，或仰卧，在面部，下颌角前上方一横指（中指）。

【穴位内涵】本穴最早见于《素问·气府论》。颊，面颊，此处指上颌骨；车，车轮，此处指下颌骨，俗称腮颊。本穴位于耳下曲颊端牙车骨（即下颌骨）处，故名"颊车"。

本穴又名机关、辅车。因本穴位于颊之机轴转动处，即在下颌骨可以转动处，故又名机关。颊，古称为辅，辅，颊车也（《说文解字》），故又名辅车。

【穴位结构】笑肌，咬肌；浅层分布有耳大神经分支，耳颈神经下颌神经分支；深层分布有面神经下颌支，下颌神经咬肌支；布有咬肌动静脉。

【穴位主治】口眼喎斜；面肌痉挛；齿痛，牙关紧闭；痄腮。

下关穴（ST 7）

【穴位定位】足阳明胃经。正坐或仰卧，在面部，颧弓下缘中央与下颌切迹之间凹陷中。

【穴位内涵】最早见于《灵枢·本输》。下，与上相对；关，机关、关节，为开阖之枢机。本穴在面部，在颧骨下缘中央与下颌切迹之间的凹陷中，与上关相对，故名为下关。

【穴位结构】咬肌，翼外肌；浅层分布有耳颞神经的分支、面神经颧支，深层分布下颌神经肌支，再深层有下颌神经干经过；浅层为面横动、静脉，深层为上颌动、静脉。

【穴位主治】牙关紧闭，下颌疼痛，齿痛；面瘫，口眼喎斜；耳鸣，耳聋。

缺盆穴（ST 12）

【穴位别名】天盖。

【穴位定位】足阳明胃经。正坐或仰卧，在颈外侧区，锁骨上大窝，锁骨上缘凹陷中，前正中线旁开4寸。

【穴位内涵】缺，不完整，亏缺；盆，器皿名称，较深凹陷。本穴位于锁骨上窝，此处形状如破缺的盆，故名缺盆。

【穴位结构】颈阔肌；布有锁骨下神经内侧支，深层分布有臂神经丛，面神经颈支，再深层有胸膜顶；浅层分布有颈外静脉，深层分布有锁骨下动脉，再深层为锁骨下静脉。

【穴位主治】咳嗽，气喘；缺盆中痛；咽喉肿痛；瘰疬。

乳中穴（ST 17）

【穴位别名】乳首。

【穴位定位】足阳明胃经。仰卧，在胸部，乳头中央。

【穴位内涵】乳，指乳房；中，指中央。本穴处于乳头之正中，故名乳中。

【穴位结构】乳内皮肤，皮下组织，胸大肌；浅层分布有第4肋间神经外侧皮支；深层分布有胸内、外侧神经分支，胸外侧动、静脉的分支或属支。

【穴位主治】不刺不灸，只作胸腹部腧穴定位标志。

乳根穴（ST 18）

【穴位别名】薜息。

【穴位定位】足阳明胃经。仰卧，在胸部，第 5 肋间隙，前正中线旁开 4 寸。

【穴位内涵】乳，指乳房；根，指基底部。本穴在乳房根部，故名乳根。

【穴位结构】皮肤，皮下组织，胸大肌，肋间外肌，肋间内叽；浅层分布有肋间神经前皮支，胸腹壁静脉；深层分布有胸前神经，肋间神经，肋间后动、静脉，胸外侧动、静脉分支与属支。

【穴位主治】乳痈；乳少；胸痛；咳嗽；呃逆。

【医案典故】

《古今医案按》：又一人得伤寒证，七日热退而呃大作，举家彷徨。虞诊其脉，皆沉细无力，人倦甚，以补中益气汤大剂加姜、附，一日三帖。兼灸气海乳根，当日呃止。脉亦充而平安。

《名医类案》：元丰中，予为鄜延经略使，有幕官张平序病伤寒已困，咳逆甚，气已不属，忽记灸法，试令灸之。未食顷，遂瘥。其法乳下一指许（足阳明乳根穴）正与乳相直骨间陷中，妇人即屈乳头度之，乳头齐处是穴。艾炷如小豆大，灸三壮，男左女右，只一处，火到肌即瘥。若不瘥，则多不救矣。

髀关穴（ST 31）

【穴位定位】足阳明胃经。仰卧，伸下肢，在股前区，股直肌近端、缝匠肌与阔筋膜张肌 3 条肌肉之间凹陷中。

【穴位内涵】本穴最早见于《灵枢·本输》。髀，股，大腿，古代解剖名词；关，机关，关隘，关要。本穴位于髋关节前方，胃经在此处离腹而下行，有如关隘，故名髀关。

【穴位结构】阔筋膜，阔筋膜张肌和股直肌，股外侧肌；浅层分布有股外侧皮神经；深层分布有臀上神经，股神经肌支；布有旋股外侧动、静脉。

【穴位主治】下肢痿痹，筋急拘挛，屈伸不利，腰腿疼痛；腹痛。

【医案典故】

《医学纲目》：腿膝外廉痛，股肿酸，转痿痹，或膝胫热，不能行动，侠溪五分，髀关、光明各一寸。

伏兔穴（ST 32）

【穴位别名】外勾，外丘。

【穴位定位】足阳明胃经。仰卧伸下肢，或正坐屈膝，在股前区，髌底上 6 寸，髂前上棘与髌底外侧端的连线上。

【穴位内涵】本穴最早见于《素问》《灵枢》，但均指部位名，而不是穴名。宋以前文献常写作"伏菟"，以其所在部位的形状命名。伏兔，趴着的兔子，形容本穴所在部位股四头肌形状像趴着的兔子。另，伏兔与茯菟同音，茯菟是一种植物，是因茯苓和菟丝子生长在一起而得名。茯苓健脾利水，菟丝子补肾，而伏兔穴在临床中可以主治腰痛膝冷、下肢麻痹等与脾虚有湿、肾虚腰膝酸软相关的疾病，因此名伏兔。此外，兔，是十二生肖，在十二地支属卯，卯五行属木，木盛生风，木克土，可致胃气上逆，引起呕吐，而伏兔穴能止吐，可伏上逆的胃气，故名。

【穴位结构】阔筋膜，股直肌，股中间肌；浅层分布有股前皮神经、股外侧皮神经，深层分布有股神经肌支；浅层分布有股外侧静脉，深层有旋股外侧动、静脉。

【穴位主治】主治下肢病症。常用于下肢痿痹、膝冷。

阴市穴（ST 33）

【穴位别名】阴鼎。

【穴位定位】足阳明胃经。仰卧伸下肢，或正坐屈膝，在股前区，髌底上 3 寸，股直肌肌腱外侧缘。

【穴位内涵】《说文解字》："市，上古衣蔽前而已，市以象之。"市，俗称"蔽膝"。《方言》曰："蔽膝，江淮之间谓之棉，自关东西谓之蔽膝。"本穴在膝上，正当遮蔽前阴之"市"下缘，因以名之。又本穴所在，正处于股直肌远端外缘，其内为股内侧肌，其外为股外侧肌，犹如三足鼎立，故又名阴鼎。

【穴位结构】阔筋膜，股直肌，股中间肌；浅层分布有股前皮神经、股外侧皮神经，深层分布有股神经肌支；布有旋股外侧动、静脉的降支和骨神经肌支。

【穴位主治】治局部病症。常用于腰痛引膝，下肢痿痹、屈伸不利。

【医案典故】

《针灸大成》：癸酉秋，大理李义河翁患两腿痛十余载，诸药不能奏效，相公推予治之，诊其脉滑浮，风湿入于筋骨，岂药力能愈，须针可痊。即取风市、阴市等穴针之。官至工部尚书，病不再发。

犊鼻穴（ST 35）

【穴位定位】足阳明胃经。正坐屈膝约90°。在膝前区，髌韧带外侧凹陷中。

【穴位内涵】犊，小牛；鼻，鼻子。本穴位于膝髌骨旁，外形类似牛鼻，而胃经五行属土，牛在五畜中也属土，故名犊鼻。

【穴位结构】膝关节囊，翼状皱襞；浅层分布有腓肠外侧皮神经、股前皮神经，深层分布有胫神经、膝总神经的膝关节支；布有膝关节动、静脉网。

【穴位主治】膝关节肿痛、屈伸不利；脚气。

【医案典故】

《针灸资生经》：舍弟行一二里路膝必酸疼不可行，须坐定，以手抚摩久之而后能行，后因多服附子而愈。予冬月膝亦酸疼，灸犊鼻而愈。

《灵枢·杂病》：膝中痛，取犊鼻，以员利针，发而间之。针大如牦，刺膝无疑。

足三里穴（ST 36）

【穴位别名】鬼邪。

【穴位定位】足阳明胃经。仰卧伸下肢，或正坐屈膝，在小腿外侧，犊鼻下3寸，犊鼻与解溪连线上。

【穴位内涵】足，指下肢，相对于手而言；古代以"一里"为"一寸"，取穴的长度、深度皆如此。本穴在膝下三寸，故名足三里。三里，又指长度及人体上中下三部之里，与手阳明的三里上下相应，比喻对三焦在里的诸多病无所不治。

【穴位结构】胫骨前肌，趾长伸肌，小腿骨间膜，胫骨后肌；浅层分布有腓肠外侧皮神经，深层分布有腓深神经肌支；小腿骨间膜深面有胫神经；布有胫前动脉；小腿骨间膜深面有胫后动、静脉分支或属支。

【穴位主治】胃脘痛，呕吐，腹胀，肠鸣，消化不良，泄泻，便秘，痢疾，疳积，内脏下垂；中风，下肢痿痹；癫狂，心悸，气短；脚气，水肿；虚劳羸瘦。

【医案典故】

《针灸资生经》：执中母氏常久病。夏中，脚忽肿，旧传夏不理足，不敢着艾，谩以针置火中令热，于三里穴刺之，微见血，凡数次其肿如失去。执中素患脚肿，见此奇效，亦以火针刺之，翌日，肿亦消，何其速也！后亦常灸之。凡治脚肿，当先三里，而后阳跷等穴可也。

上巨虚穴（ST 37）

【穴位别名】巨虚上廉，上廉，巨虚，足上廉。

【穴位定位】足阳明胃经。仰卧伸下肢，或正坐屈膝，在小腿外侧，犊鼻下 6 寸，犊鼻与解溪连线上。

【穴位内涵】上，相对下；巨，大；虚，空隙。巨虚，又指马名，《广雅·释兽》"巨虚，野兽，驴马之属，善走"。本穴位于胫外侧凹陷之处，该处手按压时可觉巨大空软，故名上巨虚。

【穴位结构】胫骨前肌，趾长伸肌，小腿骨间膜，胫骨后肌；浅层分布有腓肠外侧皮神经，深层分布有腓深神经肌支，小腿骨间膜深面有胫神经；布有胫前动、静脉，小腿骨间膜深面有胫后动、静脉。

【穴位主治】腹痛，腹胀，痢疾，便秘，肠痈；下肢痿痹；脚气。

下巨虚穴（ST 39）

【穴位别名】下廉，巨虚下廉。

【穴位定位】足阳明胃经。仰卧伸下肢，或正坐屈膝，在小腿外侧，犊鼻下 9 寸，犊鼻与解溪连线上。

【穴位内涵】下，相对上；巨，大；虚，空隙。本穴位于胫外侧凹陷之处，上巨虚之下，故名下巨虚。

【穴位结构】胫骨前肌，小腿骨间膜，胫骨后肌；浅层分布有腓肠外侧皮神经，深层分布有腓深神经；布有胫前动、静脉。

【穴位主治】小腹痛，腰背痛引睾丸；下肢痿痹；乳痈；泄泻，大便脓血。

【医案典故】

《千金要方》：仁寿宫备身患脚，奉敕针环跳一穴、阳陵泉一穴、巨虚下廉一穴、阳辅一穴，凡针四穴即能起行。

《千金要方》：大理赵卿患风腰脚不随不能跪起行，针上窌一穴、环跳一穴、阳陵泉一穴、巨虚下廉一穴。凡针四穴即能跪起。

丰隆穴（ST 40）

【穴位定位】足阳明胃经。仰卧伸下肢，或正坐屈膝，在小腿外侧，外踝尖上8寸，胫骨前肌的外缘。

【穴位内涵】丰，大；隆，盛，上下通达；隆，膨隆，中间高大。本穴为胃经络穴，络脉由此发出，胃经经气盛满时可溢入络脉，胃经多气多血，经脉谷气充足，气血旺盛，故名丰隆。丰隆，也是雷神名、云师名。地气升发，万物丰隆，是也形容小腿前方肌肉高大丰满。

【穴位结构】趾长伸肌，𧿹长伸肌，小腿骨间膜，胫骨后肌；浅层分布有腓肠外侧皮神经，深层分布有腓深神经，小腿骨间膜深面有胫神经；布有胫前动、静脉，腓动脉。

【穴位主治】咳嗽痰多，哮喘；胸痛；眩晕，头痛；咽喉肿痛；下肢痿痹；呕吐；便秘；癫狂痫证。

【医案典故】

《古今医案按》：一男子年近五十，久病痰嗽。忽一日感风寒，食酒肉，遂厥气走喉，病暴喑。与灸足阳明别之丰隆二穴各三壮，足少阴照海穴各一壮，其声立出，信哉圣经之言也。

解溪穴（ST 41）

【穴位别名】鞋带。

【穴位定位】足阳明胃经。仰卧伸下肢，或正坐平放足底，在踝区，踝关节前面中央凹陷中，足踇长伸肌腱与趾长伸肌腱之间。

【穴位内涵】解，判解，解开；溪，陷者为溪。本穴位于足部胫骨与距骨相接的两筋凹隙中，为解鞋带之处，故名解溪。

【穴位结构】足踇长伸肌腱，趾长伸肌腱；浅层分布有足背内侧皮神经，足背皮下神经；深层分布有腓深神经；布有足背动、静脉。

【穴位主治】下肢痿痹，足踝肿痛；头痛，眩晕，面赤目赤；癫狂，胃热谵语；腹胀，便秘。

【医案典故】

《幼科铁镜》：惊来若急，大墩穴拿之，或鞋带穴对拿。如婴儿弱极，在大墩穴按之无脉，又在解溪穴再按又无脉，弱到十二分地位，不必医。如两处有脉，即用人参一二分服之自转，不可多用，恐弱不能受，反加一死。医者知之。

大横穴（SP 15）

【穴位别名】肾气，人横。

【穴位定位】足太阴脾经。仰卧，在腹中部，脐中旁开 4 寸。

【穴位内涵】大，长大，又指人，乃小之对言；横，与纵、竖、直相对，即平线为横，调旁侧也，又指脐。本穴在腹哀下 3 寸，内应横结肠，其处至广而大，横与脐平，在脐旁之大横纹中，故名"大横"。

别名"肾气"。肾，水也；气，天部的气态物也。肾气名意指本穴的天部之气富含水湿。本穴物质为腹结穴地部泥水混合物气化的水湿云气，在向本穴运行的过程中，它是由天部的稍高层次横向传至本穴的天部稍低层次，水湿进一步集结在云系之中，如肾水之运行，故名肾气。又称"人横"。人，气血物质所处的层次为地部之上、天部之下的人部也；横，穴内气血运行的方式为横向传输也。人横名意指穴内气血在人部横向传输。

【穴位结构】腹外斜肌肌部及腹横肌肌部；浅层布有第 9、10、11 胸神经前支的外侧皮支，深层布有第 9、10 胸神经前支的肌支；

浅层布有胸腹壁静脉的属支，深层为第 9、10、11 胸神经前支的肌支伴行的动、静脉。

【穴位主治】泄泻，便秘，腹痛。

阴郄穴（HT 6）

【穴位别名】手少阴郄，少阴郄。

【穴位定位】手少阴心经。腕横纹上 0.5 寸，尺侧腕屈肌腱的桡侧缘。

【穴位内涵】《外台秘要》作"少阴郄"，《千金要方》卷三十作"手少阴郄"。《经穴解》："穴名阴郄者，指少阴经而言也。郄者，空也。前有神门，后有通里，此有动脉，故以郄名。"另郄与隙通，隙即为狭长的通道，与灵道之"道"、通里之"里"义相近。

【穴位结构】在尺侧腕屈肌与指浅屈肌之间，深层为指深屈肌，有尺动脉通过。布有前臂内侧皮神经，尺侧为尺神经。

【穴位主治】心痛、惊悸等心病；骨蒸盗汗；吐血，衄血。

前谷穴（SI 2）

【穴位定位】手太阳小肠经。自然半握拳，在手指，第 5 掌指关节前尺侧，掌指横纹头赤白肉际。

【穴位内涵】因位于手小指本节之前，所以用写实法命名为"前"；再因孔穴所在处骨肉相会，凹陷如谷，所以用比拟法取名为"谷"。本穴位于少泽穴之后，少泽穴为井穴，是小肠经脉气生发所出的地方，来自少则穴的气血在本穴之处汇聚，如同自然界山泉会聚，通于河川；本穴位于手小指本节之前，因此称为前谷。

【穴位结构】小指展肌；尺神经的指背神经，尺神经的指掌侧固有神经；小指掌侧动、静脉。

【穴位主治】耳鸣，头痛，目痛，咽喉肿痛；癫狂，痫证；乳少；热病汗不出；疟疾。

后溪穴（SI 3）

【穴位别名】手太阳。

【穴位定位】手太阳小肠经。自然半握拳，在手内侧，第 5 掌指关节后尺侧，远端掌指横纹头赤白肉际。

【穴位内涵】本穴出自《灵枢·本输》后溪。后，与前相对；溪，小水。穴位于小指本节后的横纹头处，较前面的前谷穴高起，有小肉之会（肉之会，是古代解剖术语，指肌肉之间的纹理，小会即指肌肉内部的纹理），握拳时手尺侧横纹头状如沟溪，故名后溪。

【穴位结构】小指展肌，小指短屈肌；浅层分布有尺神经手背支、尺神经掌支，深层分布有指掌侧固有神经；浅层分布皮下浅静脉、掌背动脉，深层分布小指尺掌侧固有动、静脉。

【穴位主治】腰背痛，头项强痛；手指及肘臂挛痛；目赤，咽喉肿痛，耳聋；癫狂痫；热病，疟疾。

【医案典故】

《续名医类案》：黄如一村翁，两手搐搦，喘如曳锯，冬月不能覆被。名医张某之舞阳，道经黄如，不及用药，针其人大指后中注穴上。曰：自肘以上皆无病，惟两手搐搦，左氏所谓风淫末疾者此也。或刺后溪，手太阳穴也，屈小指握纹尽处是穴也。

腕骨穴（SI 4）

【穴位别名】完骨，脘骨，捥骨。

【穴位定位】手太阳小肠经。俯掌，在腕区，第 5 掌骨底与三角骨之间的赤白肉际凹陷中。

【穴位内涵】本穴出处《针灸甲乙经》。腕，手腕部；骨，骨为干，肉所覆之处。腕骨实为古代解剖术语，臂与腕骨相交接之处称为腕，腕前之骨称为骨，腕后之骨称为手髁骨。本穴位于腕骨之处，故名腕骨。

【穴位结构】小指展肌；浅层分布有尺神经手背支，深层分布有尺神经深支；浅层分布腕背侧动、静脉，深层分布尺动、静脉分支或属支。

【穴位主治】头痛，项强；耳鸣耳聋，目翳；热病汗不出，疟疾，黄疸，消渴；胁痛。

肩贞穴（SI 9）

【穴位别名】肩真，肩正。

【穴位定位】手太阳小肠经。臂内收时，腋后纹头上1寸。

【穴位内涵】本穴出自《素问·气穴论》。肩，指肩部；贞指正气，精气。肩部正气所居之处，不容外邪侵犯，按之盘坚骨隐中，举手与垂手皆不移其陷中，故名肩贞。

【穴位结构】在肩关节后下方，肩胛骨外侧缘，三角肌后缘，下层是大圆肌；有旋肩胛动、静脉；布有腋神经分支，深部上方为桡神经。

【穴位主治】祛风止痛，舒利关节；清头聪耳，通经活络；肩臂疼痛，上肢不遂；瘰疬。

臑俞穴（SI 10）

【穴位定位】手太阳小肠经。正坐，自然垂臂，在肩胛区，腋后纹头直上，肩胛冈下缘凹陷中。

【穴位内涵】本穴出自《针灸甲乙经》。臑，在人称为臂，羊豕称为臑，是指肩下方的肌肉，即上臂肌肉隆起的地方，凡是肉不着骨之处、肉下通透者都称为臑；俞，中空木为舟，此处比喻气血津液流行，如水载舟。本穴位于肩端后，主肩关节运动，经气上行，因此称为臑俞。

【穴位结构】三角肌，冈下肌；浅层分布有锁骨上外侧神经，深层分布有腋神经、肩胛上神经；布有肩胛上动、静脉的分支或属支，旋肱后动、静脉分支或属支。

【穴位主治】肩臂疼；瘰疬。

曲垣穴（SI 13）

【穴位定位】手太阳小肠经。正坐，自然垂臂，在肩胛区，肩胛冈内侧端上缘凹陷中。

【穴位内涵】本穴出自《针灸甲乙经》。曲，同屈，有弯的含义；垣，墙。本穴位于肩胛冈，肩胛冈弯曲如墙，而本穴在气内侧端，弯曲如墙，故名曲垣。《经穴解》："以其骨形如垣而曲，故曰曲垣。"

【穴位结构】斜方肌，冈上肌；浅层分布有第2、第3胸神经后支的皮支重叠分布，深层有肩胛上神经、副神经；浅层分布有第2及第3胸动、静脉，深层有肩胛上动、静脉分支，肩胛背动、静脉。

【穴位主治】肩背痛、肩胛部拘挛疼痛。

攒竹穴（BL 2）

【穴位别名】员柱，始光，夜光，明光，鱼头，眉本。

【穴位定位】足太阳膀胱经。正坐或仰卧，在面部，眉头凹陷中，眶切迹处。

【穴位内涵】本穴最早见于《针灸甲乙经》。攒，聚集；竹，山林之竹。人的眉毛外形犹如竹叶，本穴位于面部眉头眉毛攒聚处，如竹叶的蒂柄，故名"攒竹"。

别名眉本。眉，穴所在的部位；本，根也。指本穴所处的部位。又名始光。始，开始；光，光明也。指刺激本穴具有明目复明之功用。

【穴位结构】眼轮匝肌，皱眉肌；浅层有额神经的滑车上神经，眶上动、静脉分支；深层有面神经颞支和颧支分布。浅层有眶上动、静脉分支，深层有额动脉分支分布。

【穴位主治】头痛，眉棱骨痛；目眩，目赤肿痛，目视不明，流泪，眼睑瞤动，近视，口眼㖞斜，眼睑下垂；面瘫，面肌痉挛。

曲差穴（BL 4）

【穴位别名】鼻冲。

【穴位定位】足太阳膀胱经。正坐或仰卧，在头部，前发际正中直上0.5寸，旁开1.5寸。

【穴位内涵】本穴最早见于《针灸甲乙经》。曲，不平；差，横列不齐。本穴于眉冲穴旁开稍下，距神庭穴1.5寸，此处不平，横列不与发际诸穴相齐，故名曲差。

【穴位结构】额肌；浅层有眶上神经，深层有面神经颞支；布有眶上动、静脉的分支。

【穴位主治】头痛，头晕；目视不明，目痛，目眩；鼻塞，鼻衄。

玉枕穴（BL 9）

【穴位定位】足太阳膀胱经。正坐或俯卧，在头部，横平枕外隆凸上缘，后发际正中旁开 1.3 寸。

【穴位内涵】玉，贵称，金性器物，肺金之气；枕，头与枕接触之部位。本穴位于枕骨粗隆之外侧，即枕骨两旁高起之骨，古称玉枕骨，故名玉枕。

【穴位结构】帽状腱膜；枕大神经；枕动、静脉分布。

【穴位主治】头痛；目赤肿痛，不能远视，目视不明，鼻塞；呕吐；癫痫。

上髎穴（BL 31）

【穴位别名】上聊，上窌。

【穴位定位】足太阳膀胱经。在骶部，当髂后上棘与后正中线之间，适对第 1 骶后孔处。

【穴位内涵】本穴出自《素问·骨空论》《针灸甲乙经》。上，高也；髎，即骨隙，有深空之义，在此意指骶后孔。此穴在第 1 骶后孔中，为骶后孔之最高者，故名上髎。

【穴位结构】在骶棘肌起始部及臀大肌起始部；当骶外侧动、静脉后支处；布有第 1 骶神经后支。

【穴位主治】腰膝冷痛，痉瘈反折，下肢痿痹，历节痛风；月经不调，赤白带下，阴中痒痛，不孕症，遗精，阳痿；淋证，尿闭；热病汗不出；呃逆，反胃等。

【医案典故】

《千金要方》：大理赵卿患风腰脚不随不能跪起行，针上窌一穴、环跳一穴、阳陵泉一穴、巨虚下廉一穴。凡针四穴即能跪起。

次髎穴（BL 32）

【穴位别名】中空。

【穴位定位】足太阳膀胱经。在髂后上棘与后正中线之间，适对第 2 骶后孔。

【穴位内涵】本穴出自《素问·骨空论》《针灸甲乙经》。次，第二；髎，即骨隙，有深空之义，在此意指骶后孔。四对骶后孔分别对应八髎，本穴位居第二，故名次髎。

【穴位结构】在臀大肌起始部；当骶外侧动、静脉后支处；第2骶神经后支。

【穴位主治】月经不调，赤白带下，痛经，不孕，遗精，阳痿；疝气，癃淋；衄血；呕吐，肠鸣泄泻；背寒，腰脊痛，下肢不仁，腰痛；现代又多用次髎穴治疗阴痒，子宫脱垂，卵巢炎，子宫内膜炎，睾丸炎，骶髂关节炎，下肢瘫痪等。并可作催产、引产之用。

中髎穴（BL 33）

【穴位定位】足太阳膀胱经。在骶部，当次髎下内方，适对第3骶后孔处。

【穴位内涵】本穴出自《素问·骨空论》。中，中间；髎，骨隙，有深空之义，在此意指骶后孔。本穴居八髎穴中部，故名中髎。

【穴位结构】在臀大肌起始部；当骶外侧动、静脉后支处；布有第3骶神经后支。

【穴位主治】小便淋沥，癃闭；呕吐，腹胀，泄泻，痢疾，大便难；月经不调，赤白带下，痛经，阴痒，不孕，遗精，阳痿；腰膝冷痛；痴呆等。

下髎穴（BL 34）

【穴位定位】足太阳膀胱经。在骶部，当中髎下内方，适对第4骶后孔处。

【穴位内涵】本穴出自《素问·骨空论》。下，与上对，髎，骨隙，有深空之义，在此意指骶后孔。四对骶后孔为八髎穴所在，本穴位居最下，故名下髎。

【穴位结构】为皮肤、皮下组织、骶棘肌、第4骶后孔。有臀下动、静脉分支。为第4骶神经后支通过处。

【穴位主治】腹痛，肠鸣，大便下血，泻痢，尿血，尿闭，淋证；月经不调，痛经，阴中痒痛，带下；腰骶痛，少腹疼痛。

承扶穴（BL 36）

【穴位别名】扶承，肉郄，阴关，皮部。

【穴位定位】足太阳膀胱经。俯卧，在股后区，臀沟的中点。

【穴位内涵】承，受；扶，助。本穴位于大腿臀横纹正中，为支撑身体的部位，故名承扶。

【穴位结构】臀大肌、半腱肌及股二头肌长头之间；浅层有股后皮神经及臀下皮神经的分支，深层有股后皮神经本干、坐骨神经干；布有股深动、静脉的分支。

【穴位主治】腰骶臀股疼痛，下肢痿痹；痔疾。

委中穴（BL 40）

【穴位定位】足太阳膀胱经。俯卧，在膝后区，腘横纹中点。

【穴位内涵】委，曲；中，中间。穴位于腘窝弯曲之处的中央，故名委中。

【穴位结构】腓肠肌内、外侧头之间；浅层有股后皮神经，深层有胫神经、腓肠内侧皮神经起始端；浅层有小隐静脉，深层有腘动、静脉分布。

【穴位主治】腰痛，下肢痿痹；中风昏迷，半身不遂；腹痛，吐泻；遗尿，小便不利；丹毒，隐疹，皮肤瘙痒。

【医案典故】

《东垣试效方》：陕帅郭巨济病偏枯，二指著足底不能伸，迎先师于京，师治之至，则以长针刺委中，深至骨而不知痛，出血一二升，其色如墨，又且缪刺之，如是者六七次，服药三月病良愈。

昆仑穴（BL 60）

【穴位别名】上昆仑，外昆仑，巨阳，足太阳。

【穴位定位】足太阳膀胱经。在踝区，外踝尖与跟腱之间凹陷中。

【穴位内涵】本穴最早见于《灵枢·本输》。昆，山名；仑，山名。此穴在外踝之后，外踝高突起如山，故名昆仑。

【穴位结构】腓肠神经；小隐静脉及外踝后动、静脉。

【穴位主治】头痛，目眩，项强，鼻衄；腰痛，脚跟痛；小儿癫痫，难产，胞衣不下；下肢麻痹或瘫痪，坐骨神经痛，足踝关节及周围软组织疾患等。

京骨穴（BL 64）

【穴位定位】足太阳膀胱经。在跖区，第5跖骨粗隆前下方，赤白肉际处。

【穴位内涵】本穴最早见于《灵枢·本输》。京，大、巨也，有绝高之义；骨，肉之核；京骨为古代骨骼名。本穴位于第5跖骨粗隆即京骨下，赤白肉际处，故以骨名代为穴名，称为京骨。

【穴位结构】足背外侧皮神经；深层为足底外侧神经；并有足底外侧动、静脉。

【穴位主治】头痛，项强，癫痫；腰腿痛，踝关节痛等。

束骨穴（BL 65）

【穴位定位】足太阳膀胱经。在跖区，第5跖趾关节的近端，赤白肉际处。

【穴位内涵】本穴最早见于《灵枢·本输》。束，有捆、系之义，束缚，收束；骨，肉之核；束骨为古代骨骼名。本穴位于第5跖骨粗隆前方，跖骨小头后缘，骨形似束，故名束骨。

【穴位结构】有第4趾跖侧总动、静脉，第4趾跖侧神经及足背外侧皮神经。

【穴位主治】癫狂，头痛，项强，目眩；腰背及下肢痛。

横骨穴（KI 11）

【穴位别名】下极。

【穴位定位】足少阴肾经。仰卧，在下腹部，脐中下5寸，前正中线旁开0.5寸。

【穴位内涵】横，与竖、直、纵相对；骨，为肉之核。横骨，古解剖名，即耻骨。横骨者，横于阴上之骨，其上为少腹，下即交骨，故称横骨。因本穴位于其上而得名。

【穴位结构】腹直肌鞘前壁，锥状肌，腹直肌；浅层布有髂腹下神经前皮支，第11、12胸神经前支的分支；浅层布有腹壁浅静脉的属支，深层有腹下动、静脉的分支。

【穴位主治】少腹胀痛；遗精，阳痿，遗尿，小便不利；疝气。

臑会穴（SJ 13）

【穴位定位】手阳明大肠经。正坐或侧卧，臂自然下垂，在臂后区，肩峰角下 3 寸，三角肌的后下缘。

【穴位内涵】臑，在人称为臂，羊豕称为臑，是指肩下方的肌肉，即上臂肌肉隆起的地方，凡是肉不着骨之处，肉下通透者都称为臑；会，交会。臑指上臂，本穴是三焦、阳维交会的地方，因此名臑会。

【穴位结构】肱三头肌长头与外侧头之间；前臂背侧皮神经，桡神经肌支，深层为桡神经；中侧副动、静脉。

【穴位主治】瘿气，瘰疬；上肢痿痹。

肩髎穴（SJ 14）

【穴位定位】手少阳三焦经。正坐或俯卧位，在三角肌区，肩峰角与肱骨大结节两骨间凹陷中。

【穴位内涵】肩，肩部，肩关节；髎，与窌同，窌，空穴。在古代，骨与骨相接的关节处，骨骼突起，旁有凹陷的地方，以及骨的空隙等部位都有"髎"之义。本穴位于肩关节处，故名肩髎。

【穴位结构】三角肌中；腋神经的肌支；旋肱后动脉。

【穴位主治】肩臂挛痛不遂。

瘈脉穴（SJ 18）

【穴位别名】资脉，体脉，资生。

【穴位定位】手少阳三焦经。在头部，乳突中央，角孙（TE20）至翳风（TE17）沿耳轮弧形连线的上 2/3 与下 1/3 的交点处。

【穴位内涵】瘈，指犬的发狂之状，本处指穴内气血急速运行之状；脉，脉气也，经脉中的气血，也指筋脉及耳后的青脉。《论疾诊尺》："婴儿病，耳间青脉起者掣痛。"《灵枢·五邪》："取耳间青脉以去其掣。"本穴在耳后青筋处，因其用而得名，故名瘈脉。

别名资脉，资，供给、资助也。资脉意指三焦经的经气在此得到资助。体脉，体，身体也；脉，经脉中的气血也；体脉意指三焦经经气在此得到充实，身体的经脉气血才得以连贯畅通。

【穴位结构】耳后肌；耳大神经耳后支；耳后动、静脉。

【穴位主治】耳鸣，耳聋；小儿惊风；头痛。

颧髎穴（SI 18）

【穴位别名】兑骨。

【穴位定位】手太阳小肠经。正坐，或仰卧位，在面部，颧骨下缘，目外眦直下凹陷中。

【穴位内涵】本穴最早见于《针灸甲乙经》。颧，颧骨也；髎，孔隙。本穴位于颧骨下缘凹陷中，故名颧髎。

兑骨为尖锐之骨，本穴位于面部尖锐之颧骨之下陷中，故名"兑骨"。

【穴位结构】颧肌，咬肌，颞肌；浅层分布有上颌神经的眶下神经分支；深层分布有面神经的颧支、颊支，下颌神经肌支；浅层分布有面横动、静脉分支。

【穴位主治】口眼㖞斜，眼睑瞤动；齿痛；唇肿；面痛。

丝竹空穴（SJ 23）

【穴位别名】目窌。

【穴位定位】手少阳三焦经。正坐或仰卧，在面部，眉梢凹陷中。

【穴位内涵】丝，纤细；竹，竹子，竹叶；空，空窍。本穴位于眉梢之空隙中，眉形状如细竹，故名丝竹空。

【穴位结构】眼轮匝肌；面神经颧眶支及耳颞神经分支；颞浅动、静脉额支。

【穴位主治】目赤肿痛，眼睑瞤动，目眩；头痛；癫狂痫。

颔厌（GB 4）

【穴位定位】足少阳胆经。从头维至曲鬓的弧形连线（其弧度与鬓发弧度相应）的上 1/4 与下 3/4 交点处。

【穴位内涵】颔，下巴；厌，顺从。本穴位于颞颥部，随着下巴一同运动，故名颔厌。《医经理解》曰："颔厌：颔，含也；

厌，揎也。上曰顾，下曰额。额以含物，次则以上揎下也，覆蔽之意。"

【穴位结构】颞肌；浅层分布有上颌神经颧颞支、耳颞神经，深层分布有面神经颜支、下颌神经肌支；布有颞浅动、静脉顶支。

【穴位主治】偏头痛、耳鸣、癫痫等症。

曲鬓穴（GB 7）

【穴位别名】曲发。

【穴位定位】足少阳胆经。正坐或仰卧，在头部，耳前鬓角发际后缘与耳尖水平线交点处。

【穴位内涵】曲，弯曲；鬓，鬓发。本穴位于耳尖鬓角发际边的弯曲处，故名曲鬓。《经穴解》："此穴虽在二耳际，乃在耳微前，发际曲隅陷中，以鼓颔有空证之。耳上发际，鼓颔而不动，耳微前发际，鼓颔而有动处，穴名曲鬓，则在耳上微前，不在正耳上矣。"

【穴位结构】耳上肌，颞肌；浅层分布有耳颞神经，深层分布有耳后神经、面神经分支、下颌神经肌支；布有颞浅动、静脉顶支。

【穴位主治】头痛；齿痛；暴喑。

完骨穴（GB 12）

【穴位定位】足少阳胆经。正坐侧伏或侧卧，在头部，耳后乳突的后下方凹陷中。

【穴位内涵】完骨，即耳后高起之骨。本穴位于耳后颞骨乳突后下方凹陷中，故名完骨。

【穴位结构】帽状腱膜；浅层分布有枕小神经、耳大神经，深层分布有耳后神经；布有耳后动脉。

【穴位主治】头痛，颈项强痛；齿痛，口㖞；疟疾，癫痫。

承灵穴（GB 18）

【穴位定位】足少阳胆经。正坐或仰卧，在头部，前发际上4寸，瞳孔直上。

【穴位内涵】承，承受；灵，神灵。脑主神，头顶骨又称天灵盖，本穴位于头顶骨之下，故名承灵。《经穴解》："灵指百会而言，有君象焉，此穴与之横直，有承君之象，故曰承灵。"

【穴位结构】帽状腱膜；枕大神经，枕小神经；枕动、静脉，耳后动脉。

【穴位主治】头痛，眩晕；目痛，鼻塞，鼽衄。

脑空穴（GB 19）

【穴位定位】足少阳胆经。正坐或俯卧，在头部，横平枕外隆凸的上缘，风池直上。

【穴位内涵】脑，脑，髓；空，通，空窍。本穴位于枕外隆凸的上缘，内通脑窍，以治疗脑病见长，故名脑空。

【穴位结构】枕肌；浅层分布有枕大神经，深层分布有耳后神经；布有枕动脉。

【穴位主治】头痛，目眩；颈项强痛；癫狂痫。

肩井穴（GB 21）

【穴位别名】膊井。

【穴位定位】足少阳胆经。肩上，大椎穴与肩峰连线的中点。

【穴位内涵】纵横交错为井，考手足少阳、太阳在颈项交错，穴下冈上肌、斜方肌、肩胛提肌等多条肌肉交错，状如井焉。又《经穴解》："此穴在肩之上，其下内五脏，其深不测，如井然，故曰肩井。"

【穴位结构】斜方肌，深部为肩胛提肌与冈上肌；布有颈横动、静脉分支；布有腋神经分支，深部上方为桡神经。

【穴位主治】颈项强痛，肩背疼痛，上肢不遂；难产；乳痈，乳汁不下；瘰疬。

【医案典故】

《古今医案按》：张安抚半身不遂，语言謇涩，自汗恶风，痰嗽不寐。罗（罗谦甫）谓风寒伤形，忧恐忿怒伤气。经云：形乐志苦，病生于脉，神先病也。邪风加之，动无常处，治病必求其本，邪气乃服。用加减冲和汤，汗加黄，嗽加五味；其昼夜不睡，因心事烦冗，心火上乘阳分，卫气不得入于阴，用朱砂安神丸，遂得寐。诸证渐减，惟右肩臂痛。经云：虚与实邻，决而通之。又云：下陷者灸之。为阳气下陷入阴中，故肩膊痛不能动，宜以火导之补之，乃于右肩臂上肩井穴，先针后灸，隔一月，再灸肩井，次于尺泽穴，各灸二十八壮，引气下行，与正气相接，遂能运动。仲夏用清肺饮子，秋分用益气调营汤，全愈。

居髎穴（GB 29）

【穴位定位】足少阳胆经。在臀区，髂前上棘与股骨大转子最凸点连线的中点处。

【穴位内涵】本穴最早见于《针灸甲乙经》。居，踞，蹲；髎，髋。本穴位于髂骨凹陷处，在髂前上棘与股骨大转子最凸点连线的中点，端坐是正位于凹陷中，以居则成髎，故称居髎。

【穴位结构】布有股外侧皮神经，旋髂浅动、静脉分支和旋股外侧动、静脉升支。

【穴位主治】腰腿痹痛，瘫痪足痿；疝气，白带，下腹痛。

膝关穴（LR 7）

【穴位定位】足厥阴肝经。位于小腿内侧，胫骨内髁的后下方，阴陵泉穴后 1 寸。

【穴名内涵】本穴最早见于《针灸甲乙经》。膝，指穴在膝部；关，关卡。本穴位于膝关节之下，肝经之经脉自下而上进入膝关节，至此穴，阴精流注，如入关隘，故名膝关。

【穴位结构】腓肠肌内侧头的上部；胫后动脉；布有腓肠内侧皮神经，深层为胫神经。

【穴位主治】膝髌肿痛，下肢痿痹。

【医案典故】

《针灸资生经》：舍弟行一二里路膝必酸疼不可行，须坐定，以手抚摩久之而后能行，后因多服附子而愈。予冬月膝亦酸疼，灸犊鼻而愈。以此见药与灸不可偏废也。若灸膝关、三里亦得，但按其穴酸疼即是受病处，灸之不拘。

足五里穴（LR 10）

【穴位别名】五里。

【穴位定位】足厥阴肝经。大腿内侧，当耻骨联合上缘旁开2寸再直下3寸，长收肌外缘，股动脉搏动处。

【穴名内涵】本穴最早见于《针灸甲乙经》。足，指穴位于足部；五里，古代以"一里"为"一寸"，取穴的长度、深度皆如此。本穴是肝经之穴，位于下肢，是先天之精所居之处，在内主出，其气血作用范围如五里之广，故名足五里。另《经穴解》："穴名五里者，言其远也，肝经自大敦起，过足指、足趺、足行、足膝、足股至此，乃有动脉应手，将入腹故曰五里。"

【穴位结构】有内收长肌，内收短肌；有股内侧动脉浅支；布有闭孔神经浅、深支。

【穴位主治】少腹痛，小便不通，阴挺，睾丸肿痛，瘰疬。

阴廉穴（LR 11）

【穴位定位】足厥阴肝经。位于大腿内侧，当耻骨联合上缘旁开2寸，再直下2寸，长收肌外缘处。

【穴名内涵】本穴最早见于《针灸甲乙经》。阴，为阳之对，内为阴；廉，即边缘。本穴位于大腿内侧前阴部耻骨下方边缘有棱处，故名阴廉。

【穴位结构】有内收长肌和内收短肌；有旋股内侧动、静脉浅支；布有股神经的内侧皮支，深层为闭孔神经浅、深支。

【穴位主治】月经不调，带下，少腹痛，下肢痉挛疼痛等。

急脉穴（LR 12）

【穴位别名】羊矢。

【穴位定位】足厥阴肝经。急脉穴位于耻骨联合下缘旁开2.5寸，当腹股沟处。

【穴名内涵】本穴最早见于《素问·气府论》。急，即急促；脉，即经脉、动脉。本穴在大腿根部内侧，腹股沟动脉搏动应手处，能舒前阴及下腹筋脉拘急之病，故名急脉。

【穴位结构】有阴部外动、静脉分支及腹壁下动、静脉的耻骨支，外方有股静脉；布有髂腹股沟神经，深层为闭孔神经的分支。

【穴位主治】少腹痛，月经不调，阴部肿痛，疝气。

会阴穴（CV 1）

【穴位别名】屏翳，金门。

【穴位定位】任脉。男性在阴囊根部与肛门连线的中点；女性在大阴唇后联合与肛门连线的中点处。

【穴位内涵】穴为任脉别络，侠督脉、冲脉之会，位在前后两阴之间，故名会阴。

【穴位结构】在海绵体的中央，有会阴浅、深横肌；有会阴动、静脉分支；布有会阴神经的分支。

【穴位主治】溺水窒息，昏迷，癫狂痫等；小便不利、遗尿、遗精、阴痛等前后二阴疾患；月经不调。

【医案典故】

《针灸资生经》：有贵人内子产后暴卒，急呼其母为办后事。母至，为灸会阴、三阴交各数壮而苏。母盖名医女也。

曲骨穴（CV 2）

【穴位定位】任脉。在下腹部，耻骨联合上缘，前正中线上。

【穴位内涵】曲，不直，与直相对；骨，为肉之核。本穴位于横骨上中极穴下一寸阴毛部凹陷处，居横骨中央屈曲之处，故名曲骨。

【穴位结构】腹白线上；浅层为髂腹下神经前皮支；深层主要为髂腹下神经分支；布有腹壁下动脉及闭孔动脉的分支。

【穴位主治】小便不利，遗尿，疝气，遗精，阳痿，阴囊湿痒，月经不调，赤白带下，痛经。

鸠尾穴（CV 15）

【穴位别名】尾翳，臆前，神府。

【穴位定位】任脉。在上腹部，前正中线上，当胸剑结合部下1寸。

【穴位内涵】鸠，鸟名，即斑鸠。穴在剑突下方，因胸骨剑突形似斑鸠之尾，故名鸠尾。《素问·气府论》王冰注："鸠尾，心前穴名也。其正当心蔽骨之端，言其骨垂下如鸠鸟尾形，故为名也。"

【穴位结构】皮肤，皮下组织，腹白线，腹横筋膜，腹膜外脂肪，壁腹膜；浅层主要布有第 7 胸神经前支的前皮支；深层主要有第七胸神经前支的分支。

【穴位主治】胸闷咳嗽；心悸，心烦，心痛；呃逆；呕吐；惊狂，癫病；脏躁；胃神经痛；肋间神经痛；胃炎；支气管炎；神经衰弱。

膻中穴（CV 17）

【穴位别名】任脉，胸堂，上气海，元儿，元见，气会。

【穴位定位】任脉。在胸部，当前正中线上，平第 4 肋间，两乳头连线的中点。

【穴位内涵】胸中两乳间曰膻。穴在两乳间陷中，故名膻中。

【穴位结构】皮肤，皮下组织，胸骨体；主要布有第 4 肋间神经前皮支和胸廓内动、静脉的穿支。

【穴位主治】胸闷塞，气短，咳喘；心胸痛，心悸，心烦；噎膈；咳唾脓血；产妇乳少；支气管哮喘，支气管炎；食管狭窄；肋间神经痛；心绞痛；乳腺炎。

【医案典故】

《针灸资生经》：有男子忽气不出绝声，病数日矣，以手按其膻中穴而应，微以冷针频频刺之而愈，初不之灸，何其神也。

悬枢穴（GV 5）

【穴位别名】悬极俞，悬柱。

【穴位定位】督脉。在腰部，当后正中线上，第 1 腰椎棘突下凹陷中。

【穴位内涵】本穴出自《针灸甲乙经》。悬，悬挂，为托空不着之处；枢，枢纽，通上连下为枢，为致动之机。本穴位于人身旋转枢要之处，物必悬而能旋，上身为下身旋转之所悬附，故人身之旋动必以腰椎为其枢纽；人当仰卧之时，腰脊处约有数寸悬空，可以探手通过，本穴适当此处之上端，两条膂脊之间，故名悬枢。

【穴位结构】棘上韧带，棘间韧带；布有第 1 腰神经后支的内侧支和伴行的动、静脉；深层有棘间的椎外（后）静脉丛，第 1 腰神经后支分支；第 1 腰动、静脉背侧支分支或属支。

【穴位主治】脾胃虚弱，胃痛，腹胀，腹痛，水谷不化，肠鸣，泄泻，痢疾，急性胃肠炎；腰脊强痛，腰肌筋膜炎，不得俯仰；脱肛；奔豚，疝气。

脊中穴（GV 6）

【穴位别名】神宗，脊俞。

【穴位定位】督脉。在背部，当后正中线上，第 11 胸椎棘突下凹陷中。

【穴位内涵】本穴出自《针灸甲乙经》。脊，脊柱；中，中间。成人脊柱共有 24 个椎体，本穴在 11 椎之下，正处于脊柱当中，故名脊中。

【穴位结构】棘上韧带、棘间韧带；第 11 胸神经后支的内侧皮支和伴行的动、静脉，棘突间的椎外（后）静脉丛；第 11 胸神经后支的分支；第 11 肋间后动、静脉背侧支分支或属支。

【穴位主治】急性胃肠炎，腹胀，腹泻，呕吐，胃溃疡，胃神经痛，小儿痢下赤白，黄疸，肝炎；不得俯仰，腰脊强痛；小儿疳积；便血，痔疮等。

神道穴（GV 11）

【穴位定位】督脉。俯伏坐位，在脊柱区，第 5 胸椎棘突下凹陷中，后正中线上。

【穴位内涵】《经穴解》："此穴在足太阳经两心俞之中，正在心之后，心为主宰之官，神明出焉，故曰神道。"

【穴位结构】腰背筋膜、棘上韧带及棘间韧带中；布有第 5 胸神经后支内侧支；第 5 肋间动脉后支，棘间皮下静脉丛。

【穴位主治】心悸，健忘，失眠，小儿惊痫；咳嗽；脊背强痛。

大椎穴（GV 14）

【穴位别名】百劳，大顀。

【穴位定位】督脉。俯伏坐位，在脊柱区，第 7 颈椎棘突下凹陷中，后正中线上。

【穴位内涵】穴在第 7 颈椎棘突之下凹陷中。而第 7 颈椎为颈后最高起之骨，亦为 7 个颈椎最下、最大之骨，故名。

【穴位结构】腰背筋膜、棘上韧带及棘间韧带中；有第 8 颈神经后支内侧支；布有颈横动脉分支，棘间皮下静脉丛。

【穴位主治】热病，疟疾，骨蒸盗汗；咳嗽，气喘；头痛项强，肩背痛，腰脊强痛；癫痫；感冒，风疹。

【医案典故】

《圣济总录》：患面目俱青，好向暗处眠卧，不欲见明。手舁衣服，状如鬼神。望见黄花生者，此是鸡黄。六日堪医，七日难治，宜先烙大椎，次烙风府及手心，更灸后心、天窗，百壮即瘥。若脚冷腰疼搐掣，左足眼睛忽陷，不可治也。如无此状，宜服地黄饮方。

脑户穴（GV 17）

【穴位别名】匝风，会颅，合颅。

【穴位定位】督脉。俯伏坐位，在头部，枕外隆凸的上缘凹陷中。

【穴位内涵】脑，脑，髓；户，门户，通道。本穴位于枕部，近枕骨大孔，为脑的门户，故名脑户。

【穴位结构】左右枕骨肌之间；枕大神经分支；枕动、静脉分支。

【穴位主治】头痛，头晕，项强；失音；癫狂。

强间穴（GV 18）

【穴位别名】大羽。

【穴位定位】督脉。正坐位或俯伏坐位，在头部，后发际正中直上 4 寸。

【穴位内涵】强，强盛也；间，二者之中也。《医经理解》："强间，在后顶后一寸五分，盖枕骨刚强之间也。"《会元针灸学》："强间者，脑后枕骨与顶骨，有坚强力相连，中有缝如巨牙相交，上寸半通后顶连囟，下半寸通脑户连枕骨而护脑。关乎脑之力强；

思虑广而不乱，微有郄孔间停，故名强间。"《经穴解》："穴在脑户之上，后顶之下，最坚固之所，故曰强间。"

【穴位结构】浅筋膜、帽状腱膜中；枕大神经分支；左右枕动、静脉吻合网。

【穴位主治】头痛，目眩，项强；癫痫。

后顶穴（GV 19）

【穴位别名】交冲。

【穴位定位】督脉。正坐位，在头部，后发际正中直上5.5寸。

【穴位内涵】后，指本穴所处之位为头之后部；顶，挤顶也。《经穴解》："穴在百会之后，百会为顶也，故曰后顶。"

别名交冲，交，交会也；冲，冲撞也。交冲意指督脉气血在此交会并相互冲撞。

【穴位结构】浅筋膜、帽状腱膜中；枕大神经分支；左右枕动、静脉网。

【穴位主治】头痛，眩晕；癫狂痫。

前顶穴（GV 21）

【穴位定位】督脉。正坐位，在头部，前发际正中直上3.5寸。

【穴位内涵】前，前部也；顶，挤顶也。《经穴解》："百会为顶，布有此穴在百会之前，故曰前顶。"

【穴位结构】帽状腱膜中；额神经分支和枕大神经分支会合处；布有左右颞浅动、静脉吻合网。

【穴位主治】头痛；中风偏瘫；癫痫；目赤肿痛。

囟会穴（GV 22）

【穴位别名】天窗，鬼门，顶门。

【穴位定位】督脉。正坐位，在头部，前发际正中直上2寸。

【穴位内涵】此处为人之囟门，因与督脉相交会，故名囟会。

【穴位结构】帽状腱膜；额神经分支；布有左右颞浅动、静脉吻合网。

【穴位主治】头痛，眩晕；鼻渊；癫痫。

【医案典故】

《续名医类案》：王叔权云：予年逾壮，寒夜观书，每觉脑冷，饮酒过量，脑亦痛甚，后因灸囟会穴而愈。有兵士患鼻衄不已，予教令灸此穴即愈。有人久患头风，亦令灸此穴即愈。但《铜人明堂经》只云主鼻塞不闻香臭等疾而已，故予书此，以补其治疗之缺。然以脑户不宜针观之，囟会亦不宜针。针经只云八岁以下不宜针，恐未尽也。

《续名医类案》：有士人患脑热疼，甚则自床下头以脑拄地，或得冷水稍得安，而疼终不已，服诸药不效，人教灸囟会而愈。热疼且可灸，况冷疼乎。凡脑痛脾泻，先宜灸囟会，而强间等穴，盖其次也。（以上并《资生经》。）

素髎穴（GV 25）

【穴位别名】面王。

【穴位定位】督脉。仰靠坐位，在面部，鼻尖的正中央。

【穴位内涵】素，古指白色的生绢；髎，孔隙也。《尔雅·释兽》："素，鼻茎也。"穴正在鼻茎端陷中，故曰"素髎"。鼻茎又名"鼻准""鼻柱""面王"。《医经理解》："素髎，在鼻端。素，始也。人之胚胎，鼻先结形，故谓是太始之骨髎也。"

【穴位结构】鼻尖软骨中；筛前神经鼻外支（眼神经分支）；面动、静脉鼻背支。

【穴位主治】鼻渊，鼻衄；喘息；昏迷，惊厥；新生儿窒息。

兑端穴（GV 27）

【穴位别名】兑通锐，唇上端，壮骨。

【穴位定位】督脉。仰靠坐位，在面部，上唇结节的中点。

【穴位内涵】兑为口，以卦喻形体。穴在唇上端，故名兑端。《医经理解》："兑端。在上唇端。《易》曰：兑为口也。"《会元针灸学》："兑端者，……穴居人中之下，五形之端，又在唇棱锐端，故名兑端。"

【穴位结构】口轮匝肌；面神经颊支及眶下神经分支；上唇动、静脉。

【穴位主治】癫狂；齿龈肿痛，口㖞，鼻衄。

五、特殊作用类

某些穴位的名称是由病理影响而来，如风气出入之处叫"风门"、风气中人之处叫"风府"等；还有一些穴位是因为在治疗上有特殊的影响，人们为了记录这种特性，故以治疗效果来命名，如"睛明""光明"（能使目视物光明之意）；胆为中正之官，决断所出，十一脏皆取决于胆，决断务求其明，"明"字从日从月，所以胆募命名为"日月"；"承浆"穴位于嘴的正下方，有承接口浆之意，故名承浆；"承泣"穴在目下，当悲泣泪下，此穴处首先受之，故名承泣。"关元"穴在脐下3寸，为男子藏精、女子藏血之处，是人生之关要，真元之所存，为元气之关隘，故名；"气海"实录了生气之海的生理作用；"睛明"反映出能治疗眼目视物不明的性能。

迎香穴（LI 20）
【穴位别名】冲阳。

【穴位定位】手阳明大肠经。在面部，在鼻翼外缘中点旁，鼻唇沟中。

【穴位内涵】迎，逢也（《说文解字》）；香，芳香、香气。本穴临近鼻窍，临床擅长宣肺通窍，肺气通于鼻，则鼻能知香臭，故名迎香。

【穴位结构】提上唇肌。浅层分布有眶下神经，深层分布有面神经颊支、颧支；布有面动、静脉的分支或属支。

【穴位主治】鼻塞，鼻衄，鼻息肉；口㖞；面痒；胆道蛔虫。

承泣穴（ST 1）
【穴位别名】鼷穴，面髎，溪穴。

【穴位定位】足阳明胃经。在面部，眼球与眶下缘之间，瞳孔直下。

【穴位内涵】本穴最早见于《灵枢·本输》。承，受也；泣，无声出涕曰泣（《说文解字》）。本穴位于眼睛之下，当悲泣泪下时，此穴处首先受之，故名承泣，俗名泪窝。

【穴位结构】眼轮匝肌，眶内眼球下直肌和下斜肌。浅层分布有眶下神经、面神经颧支，深层分布有动眼神经分支。布有眼动、静脉的分支与属支。

【穴位主治】目赤肿痛，夜盲，近视，眼睑瞤动；口眼㖞斜，面肌痉挛。

【医案典故】

《儒门事亲》：证口眼㖞斜是经非窍辨：一长吏病此，命予疗之。目之斜，灸以承泣；口之㖞，灸以地仓，俱效。苟不效者，当灸人迎。夫气虚风入而为偏，上不得出，下不得泄，真气为气邪所陷，故宜灸。

不容穴（ST 19）

【穴位定位】足阳明胃经。仰卧，在上腹部，脐中上 6 寸，前正中线旁开 2 寸。

【穴位内涵】不，不能，不可；容，容纳，包容，盛也。本穴位于膈膜之外，环胃而生，是饮食上下的要塞，不能容任何之物，故名不容。《医经理解》："喻水谷至此已满，不能再容纳，故名不容。"《会元针灸学》："不容者，在膈微下，澄胃之气满，不容浊气熏蒸五脏也，故名不容。"

【穴位结构】腹直肌鞘前壁，腹直肌，腹直肌鞘后壁；浅层分布有肋间神经前皮支，深层有肋间神经；浅层分布有胸腹壁静脉，深层有肋间动脉，腹壁上动、静脉分支与属支。

【穴位主治】呕吐，胃痛，腹胀；食欲不振。

【医案典故】

《医学纲目》：呕血，胁痛口干不可咳，引肾痛，不容旁向外、上脘三寸半、大陵、郄门、神门。

滑肉门穴（ST 24）

【穴位别名】滑幽门。

【穴位定位】足阳明胃经。仰卧，在上腹部，脐中上 1 寸，前正中线旁开 2 寸。

【穴位内涵】滑，光滑，滑利，利也；肉，肌肉，可食之肉；门，出入之处，通往与指向之意。本穴是胃经脉气所发之处，善治脾胃之疾，为利脾胃之门，位在太乙下一寸，右侧穴近幽门处，为腹部滑肉所处，故称滑肉门，又名滑幽门。

【穴位结构】腹直肌鞘前壁、腹直肌、腹直肌鞘后壁；浅层分布有肋间神经前皮支，深层分布有肋间神经；浅层分布有胸腹壁静脉，深层分布有肋间动脉，腹壁上动、静脉分支与属支。

【穴位主治】胃痛，腹胀，腹泻；癫狂；吐舌，舌强。

大巨穴（ST 27）

【穴位别名】腋门，掖门，液门。

【穴位定位】足阳明胃经。仰卧，在下腹部，脐中下 2 寸，前正中线旁开 2 寸。

【穴位内涵】大，饱满充实之意；巨，同钜，富也。大巨者，像腹壁之丰满光泽，而内容又复钜富也。钜桥，古代粮仓名。本穴位于腹部隆起最高大处，内应小肠及膀胱部位，其所包裹者至为丰富珍贵，有如巨大的仓库，小肠属手太阳经，膀胱属足太阳经，二经俱称巨阳，太与大通，故本穴命名大巨。

别名液门、腋门。腋，通液；液，地部水液也；门，出入的门户也。腋门、液门皆指本穴为胃经经水出入的门户。

【穴位结构】腹直肌鞘前壁，腹直肌，腹直肌鞘后壁；浅层分布有肋间神经前皮支，深层分布有肋间神经；浅层分布有腹壁前动、静脉，深层分布有肋间动脉，腹壁下动、静脉分支与属支。

【穴位主治】小腹胀满；便不利；遗精，早泄；惊悸不眠；疝气。

归来穴（ST 29）

【穴位别名】肠遗，遗道，谿谷。

【穴位定位】足阳明胃经。仰卧，在下腹部，脐中下 4 寸，前正中线旁开 2 寸。

【穴位内涵】归，还；来，返。本穴为腹气下降时的根，能使不归之气，返回本位，故名归来。凡养生吐纳者，当吸气时，腹气上升，与中气交会于气海处；呼气时，腹气下降，名曰气息归根。

【穴位结构】腹直肌鞘前壁，腹直肌；浅层分布有髂腹下神经；深层分布有肋下神经；浅层分布有腹壁浅动、静脉；深层分布有腹壁下动、静脉。

【穴位主治】少腹疼痛，疝气偏坠；月经不调，白带，阴挺，茎中痛；小便不利。

腹结穴（SP 14）

【穴位别名】腹屈，肠结，肠窟，临窟。

【穴位定位】足太阴脾经。仰卧，在下腹部，脐中下 1.3 寸，前正中线旁开 4 寸。

【穴位内涵】腹，指腹腔；结，结聚、结束、收敛、弯曲。腹结名意指腹气在所集聚。《素问·评热病论》："腹者，至阴之所居。"《说文解字》："结，缔也，从系吉声。"本穴在府舍上 3 寸，为腹气结聚之处，肠之痛结者可舒，而滑泄者亦可敛也。位于约当腹部结束衣带之处，临床亦多用于治疗腹痛积聚之疾，以其取之有行郁破结之效，故名腹结。

别名"腹屈"。腹，腹部也，脾也；屈，亏也。腹屈名意指脾经气血在此亏缺。本穴为脾经的地部泥水混合物集结沉降之处，脾之气不足，如亏缺之状，故名腹屈。又称"肠结""肠窟"，名意与"腹屈"同，肠指大肠金性之气，窟，空窍也，皆指本穴的气亏之意。又称"临窟"。临，至也、到也；窟，空窍也。临窟名意指本穴所处为气血物质空虚之处。理同腹结名解。

【穴位结构】腹内、外斜肌及腹横肌肌部；第 11 肋间神经；第 11 肋间动、静脉。

【穴位主治】腹痛，泄泻，便秘；疝气。

腹哀穴（SP 16）

【穴位别名】肠哀。

【穴位定位】足太阴脾经。仰卧，在上腹部，脐中上 3 寸，前正中线旁开 4 寸。

【穴位内涵】腹，腹腔，也是重复和富有之意，乃肚之总称；哀，悲鸣也，哀痛也。腹中所裹充沛，脾土为太阴之象，必须珍视爱护，本穴在日月下1.5寸，因穴居腹部，于此处常有肠的哀鸣之声，故为腹哀名。另，《经穴解》："脾之穴至此，将离腹而入胸矣。哀者，衰也。脾之气至此将衰，故曰哀。正当胁下空隙，腹之上左右两空内缩之地，故其名如是也。"

【穴位结构】腹内外斜肌及腹横肌肌部；浅层布有第7、8、9胸神经前支的外侧皮支，深层布有第7、8、9胸神经前支的肌支；浅层布有胸腹壁静脉的属支，深层为第7、8、9胸神经前支的肌支伴行的动、静脉。

【穴位主治】腹痛，肠鸣，腹泻，大便秘结，泄泻，痢疾，消化不良。

食窦穴（SP 17）

【穴位别名】命关，食关。

【穴位定位】足太阴脾经。在胸外侧部，当第5肋间隙，距前正中线6寸。

【穴位内涵】窦，空也。食气由此空穴而入，故名食窦。《经穴解》："窦者，隙也。饮食自胸而下，入于上脘，而脾为之运化。此穴乃脾经入胸之始，而脾气受而化炎，故曰食窦。"

【穴位结构】皮肤，皮下组织，前锯肌，肋间外肌；浅层布有第5肋间隙神经外侧皮支和胸腹壁静脉；深层有胸长神经的分支，第5肋间神经和第5肋间动、静脉。

【穴位主治】腹胀肠鸣，反胃，胃炎，食已即吐；水肿；胸胁胀痛，肝区痛；肋间神经痛。

【医案典故】

《续名医类案》：窦材治一人，遍身皆黄，小便赤色而涩，灸食窦穴五十壮，服姜附汤、全真丹而愈。

周荣穴（SP 20）

【穴位别名】周管，周营。

【穴位定位】足太阴脾经。在胸外侧部，当第2肋间隙，距前正中线 6 寸。

【穴位内涵】周，指周行；荣，指荣养。穴为足太阴脾经腧穴，位于肺俞、中府之下，当脾、肺经气相接处，脾气散精，上归于肺，赖肺气敷布调节以荣养周身，故名周荣。

【穴位结构】皮肤，皮下组织，胸大肌，胸小肌；浅层布有第 2 肋间神经的外侧皮支和浅静脉，深层有胸内、外侧神经和胸肩峰动、静脉的胸肌支。

【穴位主治】胸胁胀满，胸胀痛，气喘，咳唾秽脓；食不下。

大包穴（SP 21）

【穴位定位】足太阴脾经。在侧胸部，腋中线上，当第 6 肋间隙处。

【穴位内涵】该穴为"脾之大络"，总统阴阳诸络，灌溉五脏六腑，无所不包，故名大包。

【穴位结构】皮肤，皮下组织，前锯肌；浅层布有第 6 肋间神经外侧皮支和胸腹壁静脉的属支，深层有胸长神经的分支和胸背动、静脉的分支或属支。

【穴位主治】咳喘；胸胁胀痛；全身疼痛；四肢无力。

青灵穴（HT 2）

【穴位别名】青灵泉。

【穴位定位】手少阴心经。臂内侧，在极泉穴与少海穴的连线上，肘横纹上 3 寸，肱二头肌的尺侧缘。

【穴位内涵】出自于《太平圣惠方》。青，指神仙，又通清，主痛；灵，指神灵、心灵、性灵、效验。本穴主治肩臂不举，疼痛不能带衣，以及头痛胁痛，灸此有止痛之效，因名青灵。

【穴位结构】当肱二头肌内侧沟处，有肱三头肌；有贵要静脉、尺侧上有副动脉；布有前臂内侧皮神经、尺神经。

【穴位主治】头痛，振寒；胁痛，肩臂疼痛。

少冲穴（HT 9）

【穴位别名】经始。

【穴位定位】手少阴心经。小指末节桡侧，距指甲角 0.1 寸处。

【穴位内涵】《黄帝明堂经》："心出少冲，少冲者，木也，一名经始。在手小指内廉之端，去爪甲如韭叶。手少阴脉之所出也，为井。"《经穴解》："少冲云者，以本经为手少阴，故曰少。以井为木，故曰冲。木有上腾之象，或有上炎之义，故以少冲名之。"

【穴位结构】有指掌侧固有动、静脉所形成的动、静脉网；布有指掌侧固有神经。

【穴位主治】心悸、心痛、癫狂、昏迷等心及神志病症；热病；胸胁痛。

【医案典故】

《奇症汇》：李东垣治一富者，前阴间尝闻臊臭，又因连日饮酒，腹中不和，求东垣治之。曰：夫前阴者，足厥阴之脉络，阴气出其挺末，臭者心之所主，散入于五方为臭，入肝为臊臭，此其一也。当于肝中泻行间，是治其本，后于心经泻少冲，以治其标。

养老穴（SI 6）

【穴位定位】手太阳小肠经。侧腕对掌，在前臂后区，腕背横纹上1寸，尺骨头桡侧凹陷中。

【穴位内涵】本穴出自《针灸甲乙经》。养，奉养，供养；老，年老，年迈，七十曰老。本穴为郄穴，阳气由内发外，临床中主要治疗因风寒闭郁所引起的四肢关节病变，以及阳气不升所导致的上窍闭塞等症；而这些都是老年常见病，因此而得名养老穴；本穴还有舒筋明目的作用，益于老人的健康长寿，因此称为养老。《经穴解》："其所治之症，皆老人之病也，故名。"

【穴位结构】尺侧腕伸肌腱与小指固有伸肌腱之间；浅层分布有前臂后皮神经、前臂内侧皮神经、尺神经手背支，深层有骨间后神经；浅层分布贵要静脉属支，深层有腕背动、静脉网。

【穴位主治】急性腰痛，肩、背、肘臂、腕关节酸痛；目视不明。

睛明穴（BL 1）

【穴位别名】目内眦，泪孔，精明，泪空，泪腔、目眦外。

【穴位定位】足太阳膀胱经。在面部，目内眦内上方眶内侧壁凹陷中。

【穴位内涵】本穴最早见于《针灸甲乙经》。睛，指眼睛；明为光明。该穴位于眼部目内眦上，善治目疾，为防治目疾第一要穴，有明目除翳之功，故名睛明。

别名：目内眦，泪孔，精明，泪空，泪腔、目眦外。精为精气之精，五脏六腑之精皆上注于目，精充则目明，故名精明。目内眦，言本穴所在的部位为目内眶也。泪，泪水也；孔，孔隙也；空、腔，空腔也。该穴位于眼之目内眦内上方眶内侧壁凹陷中，故名泪孔、泪空、泪腔。

【穴位结构】眼轮匝肌，皱眉肌；浅层有三叉神经眼支的滑车上神经，深层有面神经颞支；浅层有内眦动、静脉分支，深层有眼动、静脉。

【穴位主治】目赤肿痛，迎风流泪，胬肉攀睛，目翳，目视不明，近视，夜盲，色盲，目眩；急性腰痛。

承光穴（BL 6）

【穴位定位】足太阳膀胱经。在头部，前发际正中直上2.5寸，旁开1.5寸。

【穴位内涵】承，受也，亦有承受、继承之义；光，亮也，阳也，热也。该穴主治目生云翳，近视不明，为治目视不明的要穴，因目之能视，必赖光线，刺之可使目继得光明，故名之。

【穴位结构】帽状腱膜；耳颞神经的分支；额动、静脉、颞浅动、静脉。

【穴位主治】头痛，眩晕；癫痫；目视不明；鼻塞。

风门穴（BL 12）

【穴位别名】热府。

【穴位定位】足太阳膀胱经。在脊柱区，第2胸椎棘突下，后正中线旁开1.5寸。

【穴位内涵】本穴出自出《针灸甲乙经》。风，指气，又指风邪；门，为出入之处。肺主气司呼吸，调节全身气机的功能，本穴是肺气出入的门户，呼吸气息出纳的通路；风也可为风邪，当风邪侵袭时，可从此穴入里，故名风门。

【穴位结构】斜方肌，菱形肌，上后锯肌，竖脊肌；第2、3胸神经后侧皮支及伴行动静脉；副神经，肩胛背神经，第2胸神经后支，第3胸神经后支；肩胛背动脉分支。

【穴位主治】伤风，咳嗽，鼻塞流涕，发热头痛；目眩；项强，胸背痛。

大赫穴（KI 12）

【穴位别名】阴关，阴维。

【穴位定位】足少阴肾经。仰卧，在下腹部，脐中下4寸，前正中线旁开0.5寸。

【穴位内涵】大，与小相对；赫，有显赫盛大之义。本穴位于气穴下1寸，为冲脉、足少阴经的交会穴，本穴阴气盛大，精气阜聚，为下焦元阳升起、旺盛之处，与胞宫精室相应，蕴有赫赫之势，妇人妊娠之后，此处突起易显，因而名大赫。

又，《经穴解》："前名横骨之穴，部分犹在骨际，至此穴，初入腹中，内之所藏，深入广布测，故曰大赫。又名阴关，以足少阴之脉，离骨入腹，有关之象焉。"

【穴位结构】腹直肌鞘前壁，椎状肌上外侧缘，腹直肌；浅层布有第11、12胸神经和第1腰神经前支的前皮支，深层有第11、12胸神经前支的肌支；浅层布有腹壁浅动、静脉的分支或属支，第11、12胸神经和第1腰神经前支的前皮支伴行的动静脉，深层有腹壁下动、静脉的分支或属支，第11、12肋间动、静脉。

【穴位主治】阴挺，带下，月经不调，痛经，遗精，滑精，阳痿，阴茎疼痛；泄泻。

关冲穴（SJ 1）

【穴位定位】手少阳三焦经。在手指，第4指末节尺侧，指甲根角侧上方0.1寸（指寸）。

【穴位内涵】《会元针灸学》："关冲者，关乎上，而通下，从下而冲上，达于上中下，头腰腿也。内关于脑胸，外关于肢体，三焦经络从四肢外侧始发之根，故名关冲。"《经穴解》："三焦经行于手太阳、手阳明两脉之间中，有关象焉，冲而上行，故曰关冲，以与包络之中冲者对。"

【穴位结构】指掌侧固有神经；指掌固有动、静脉指背支形成的动、静脉网。

【穴位主治】口干，喉痹；胸中气噎；目翳，目昏；掌热，烦满臂痛；小儿惊厥等症。

颅息穴（SJ 19）

【穴位别名】颅囟，阳维。

【穴位定位】手少阳三焦经。在头部，角孙至翳风沿耳轮弧形连线的上 1/3 与下 2/3 的交点处。

【穴位内涵】本穴最早见于《针灸甲乙经》。颅，颅脑，头颅；息，安也（《广雅·释诂》)，休也（《释言》)，为安息、休息、塞满之意。本穴能够醒脑安神，治头目昏沉如塞诸病；又能治惊恐失神、惊痫瘛疭诸病；针刺本穴谓颅脑可以得而安息，故名颅息；且本穴在颅侧睡眠着枕处，故名颅息。

【穴位结构】耳后肌；耳大神经和枕小神经的吻合支；耳后动、静脉。

【穴位主治】头痛；耳鸣，耳聋；小儿惊风。

耳门穴（SJ 21）

【穴位定位】手少阳三焦经。正坐，侧伏或侧卧，在耳区，耳屏上切迹与下颌骨髁突之间的凹陷中。

【穴位内涵】耳，耳部；门，出入的门户。本穴位于耳前上切迹微前陷中，三焦经支线从耳后进入耳中，经由本穴出走耳前，有如声音入耳之门户，具有聪耳助听的作用，故名耳门。

【穴位结构】耳颞神经，面神经分支；颞浅动、静脉耳前支。

【穴位主治】耳鸣，耳聋，聤耳；齿痛。

耳和髎穴（SJ 22）

【穴位别名】和窌，和髎。

【穴位定位】手少阳三焦经。正坐，侧伏或侧卧，正卧位，在头部，鬓发后缘，耳郭根的前方，颞浅动脉的后缘。

【穴位内涵】耳，耳部；和，调和；髎：骨隙。本穴位于耳前骨的浅表陷隙中，可调和耳窍疾病，故名耳和髎。

【穴位结构】颞肌；耳颞神经分支，面神经颞支；颞浅动、静脉。

【穴位主治】头痛；耳鸣；牙关紧闭；口㖞。

听会穴（GB 2）

【穴位别名】听呵，听河，后关，机关。

【穴位定位】足少阳胆经。在面部，耳屏间切迹与下颌骨髁突之间的凹陷中。

【穴位内涵】听，听觉；会，汇聚。本穴位于耳部，为听觉汇聚之所，主治耳部疾患，调理耳听之用，故名听会。

【穴位结构】腮腺囊，腮腺；浅层分布有耳颞神经、耳大神经，深层分布有面神经丛；布有颞浅动、静脉。

【穴位主治】耳鸣，耳聋，聤耳；面痛、齿痛、口㖞等症。

【医案典故】

《针灸资生经》：此范子默自壬午五月间口眼斜，灸听会等三穴即正。

《续名医类案》：吴孚先治张司马，素有火症，两耳肿痛。系少阳风热，劝延针灸科，刺听会、合谷、临泣寻愈。

上关穴（GB 3）

【穴位别名】客主人，客主，容主。

【穴位定位】足少阳胆经。在面部，颧弓上缘中央凹陷中。

【穴位内涵】上，上行；关，关口。本穴位于耳前（《释骨》曰："耳前曰关。"），胆经之气由此上行入关，故名上关。

【穴位结构】颞肌；浅层分布有上颌神经颧颞支，深层分布有面神经颧支；浅层分布颞浅动脉，深层分布有上颌动脉。

【穴位主治】耳鸣，耳聋；偏头痛；口眼㖞斜、齿痛、口噤等症。

悬颅穴（GB 5）

【穴位别名】髓空，髓孔，髓中，米啮。

【穴位定位】足少阳胆经。从头维至曲鬓的弧形连线（其弧度与鬓发弧度相应）的中点处。

【穴位内涵】悬，悬挂；颅，头颅。本穴位于颞颥部，如悬挂在头颅两侧，故名悬颅。本穴主治头晕旋转，以及风痉、瘛疭等疾病，故名悬颅。

【穴位结构】颞肌；浅层分布有上颌神经颧颞支、耳颞神经、深层分布有面神经颞支、下颌神经肌支；布有颞浅动、静脉顶支。

【穴位主治】偏头痛；目赤肿痛；齿痛等症。

天冲穴（GB 9）

【穴位别名】天衢。

【穴位定位】足少阳胆经。在头部，耳根后缘直上，入发际2寸。

【穴位内涵】天，天空，头部；冲，冲要，重要。本穴位于头部两侧，为足少阳胆经循行的重要处，故名天冲。

别名天衢。天，泛指上部、头部之经脉之气；衢，指参差交错或四处贯通之状。胆经气血经由本穴向头部输布，故名天衢，意指穴内经气的输导状态。

【穴位结构】耳上肌，颞筋膜，颞肌；浅层分布有枕小神经、耳颞神经，深层分布耳后神经；布有耳后动脉。

【穴位主治】头痛、牙龈肿痛、癫疾等症。

浮白穴（GB 10）

【穴位定位】足少阳胆经。在头部，耳后乳突的后上方，从天冲至完骨的弧形连线（其弧度与耳郭弧度相应）的上 1/3 与下 2/3 交点处。

【穴位内涵】浮，漂浮，表浅；白，明白，清晰。本穴位于头部耳后浮浅部位，具有清明头目的功效，故名浮白。白色应肺，本穴具有治肺平喘的作用，故名浮白。从中医理论讲，年龄 48 岁始，肾气开始衰退，齿脱发堕，肾不养肝，肝阳上浮，发白；因本穴有专治白发的作用，故名浮白。

【穴位结构】帽状腱膜；浅层分布有枕小神经、耳大神经，深层分布有耳后神经、耳后动脉；布有耳后动脉。

【穴位主治】头痛、耳鸣、目痛、瘿气等症。

头窍阴穴（GB 11）

【穴位别名】窍阴，枕骨。

【穴位定位】足少阳胆经。在头部，耳后乳突的后上方，从天

冲到完骨的弧形连线（其弧度与耳郭弧度相应）的上 2/3 与下 1/3
交点处。

【穴位内涵】头，部；窍，孔窍；阴，与阳相对。本穴位于头
部耳后，善治头窍诸病，五脏诸窍皆属阴，故名头窍阴。

【穴位结构】帽状腱膜；浅层分布有枕小神经、耳大神经，深
层分布有耳后神经；布有耳后动脉。

【穴位主治】头痛、眩晕、耳鸣、耳聋等症。

本神穴（GB 13）

【穴位定位】足少阳胆经。在头部，前发际上 0.5 寸，头正中
线旁开 3 寸。

【穴位内涵】本，本质，根本；神，意识，神志。本穴位于
前发际上中线旁，脑在其内，为元神之府，主神志，是身体之本，
故名本神。

【穴位结构】胸锁乳突肌；浅层有枕小神经、耳大神经，深层
有副神经、颈神经丛肌支；浅层分布有耳后动、静脉的分支，深
层有枕动脉、颈深动脉、颈深静脉。

【穴位主治】头痛、目眩、癫痫、小儿惊风等症。

目窗穴（GB 16）

【穴位别名】至荣，至宫，至营。

【穴位定位】足少阳胆经。在头部，前发际上 1.5 寸，瞳孔
直上。

【穴位内涵】目，眼睛；窗，窗户。本穴位于头部瞳孔直上，
善调眼疾诸症，如目之有窗而明，故名目窗。

别名至荣。至，非常，形容程度，如极致；荣，指繁荣茂盛。
胆经气血在本穴充盈饱满，荣实至极，故名至荣。

【穴位结构】帽状腱膜；眶上神经，耳颞神经；眶上动脉，颞
浅动、静脉额支。

【穴位主治】疔痛、目赤肿痛、青盲、鼻塞、癫痫等症。

【医案典故】

《普济方·针灸》：治忽头旋（《资生经》），穴目窗；治头旋
耳鸣，穴络却；治头旋脑重，穴大杼；治坐如在船车中，穴中脉。

王氏云：随母赴任，为江风所吹，自觉头摇动，如坐舟车上，如是半年，乃大吐痰。遍服痰药，并灸头风诸穴，方愈。

风池穴（GB 20）

【穴位别名】热府。

【穴位定位】足少阳胆经。在颈后区，枕骨之下，胸锁乳突肌上端与斜方肌上端之间的凹陷中。

【穴位内涵】本穴最早见于《灵枢·热病》。风，风邪，天之气；池，水之聚。本穴属于足少阳胆经，位于项部，是风邪侵袭人体先受之处，也是临床中祛除风邪的要穴，故名风池。

【穴位结构】皮肤，皮下组织，头夹肌，头半棘肌；穴区内有枕小神经，深层有枕大神经和枕动脉分布。

【穴位主治】头痛，眩晕，目赤肿痛，鼻渊，鼻衄，耳鸣，耳聋；颈项强痛，感冒；癫痫，中风；热病，疟疾，瘿气。

【医案典故】

《临证指南医案》：赵右偏头痛，鼻窍流涕，仍不通爽，咽喉疳腐，寤醒肢冷汗出，外邪头风，已留数月，其邪混处，精华气血，咸为蒙闭，岂是发散清寒可解，头巅药饵，务宜清扬，当刺风池、风府，投药仍以通法，苟非气血周行，焉望却除宿病。

光明穴（GB 37）

【穴位定位】足少阳胆经。在小腿外侧，外踝尖上 5 寸，腓骨前缘。

【穴位内涵】本穴最早见于《灵枢·经脉》。光，明也；明，日出有光耀也。《道德经》："左目为神，字英明；右目神，字玄光。二目之神相合，则为光明。"本穴属足少阳胆经，与目的关系非常密切，擅长治疗眼疾，使患眼复明，重见光明，故称光明。

【穴位结构】当伸趾长肌和腓骨短肌之间，胫前动、静脉分支，腓浅神经。

【穴位主治】膝痛，下肢痿痹；目痛，夜盲；乳胀痛；偏头痛；颊肿。

维道穴（GB 28）

【穴位定位】足少阳胆经。五枢穴前下方 0.5 寸。

【穴位内涵】穴在章门下五寸三分，足少阳、带脉之会。带以维系一身，维护阴阳脉之道路，故名维道。

【穴位结构】在髂前上棘前内方，有腹内、外斜肌及腹横肌；有旋髂浅、深动、静脉；布有髂腹股沟神经。

【穴位主治】阴挺、赤白带下、月经不调等妇科病证；疝气；少腹痛，腰胯痛。

带脉穴（GB 26）

【穴位定位】足少阳胆经。侧腹部，第 11 肋骨游离端直下平脐处。

【穴位内涵】穴在季胁下一寸八分，足少阳、带脉之会。如带绕身，管束诸经，又主带脉病及妇人经带疾患，故名带脉。

【穴位结构】有腹内、外斜肌及腹横肌；有第 12 肋间动、静脉；布有第 12 肋间神经。

【穴位主治】月经不调、闭经、赤白带下等妇科经带病证；疝气；腰痛，胁痛。

阴包穴（LR 9）

【穴位别名】阴胞。

【穴位定位】足厥阴肝经。股骨内上髁上 4 寸，缝匠肌后缘。

【穴名内涵】本穴最早见于《针灸甲乙经》。阴，与阳相对，内属阴；包通"胞"，包裹之意，在此指膀胱和子宫。本穴位于大腿内侧，主治膀胱和子宫疾患，故名阴包。

【穴位结构】在股内肌与缝匠肌，内收长肌中点，深层为内收短肌；有股动、静脉，旋股内侧动脉浅支；布有股前皮神经，闭孔神经浅、深支。

【穴位主治】月经不调，小便不利，遗尿；腰骶痛引少腹。

承浆穴（CV 24）

【穴位别名】下唇，天池，鬼市，悬浆，羕浆。

【穴位定位】任脉。在面部，颏唇沟的正中凹陷处。

【穴位内涵】承，承受；浆，浆液。本穴位于嘴的正下方，有承接口浆之意，故名承浆。肾水循督脉上升降甘露，任脉上华面，任督二脉由上下牙齿相通，牙生酸汁而助消化，与甘露相合为浆，承于上而落于下，故名承浆。

【穴位结构】口轮匝肌和颏肌之间；面神经及颏神经分支；下唇动、静脉分支。

【穴位主治】口眼㖞斜；唇紧；面肿；齿痛，齿衄；流涎；口舌生疮；暴喑不言；消渴嗜饮；小便不禁；癫痫。

筋缩穴（GV 8）

【穴位别名】缩筋。

【穴位定位】督脉。在背部，当后正中线上，第9胸椎棘突下凹陷中。

【穴位内涵】本穴出自《针灸甲乙经》。筋，筋肉，肉之力，为附着在骨上的韧带，引申为肌肉的通称；缩，挛缩。本穴与肝俞穴相平，与肝俞经气相通，肝主筋，因本穴擅治瘛疭等抽搐筋缩等症，有舒服筋经之意，故名筋缩。

【穴位结构】棘上韧带，棘间韧带；第9胸神经后支的内侧皮支和伴行的动、静脉；棘突间的椎外（后）静脉丛；第9胸神经后支的分支；第9肋间后动、静脉背侧支分支或属支。

【穴位主治】强直性痉挛，脊强，抽搐，四肢拘挛，小儿惊痫，瘛疭，两目上翻，手足不收；胃痉挛。

哑门穴（GV 15）

【穴位别名】舌横，舌厌，横舌穴，舌黄穴，舌肿，瘖门，喑门，痉门。

【穴位定位】督脉。在颈后区，第2颈椎棘突上际凹陷中，后正中线上。

【穴位内涵】哑，音哑，失声；门，门户，通道。本穴可治疗音哑，亦可导致音哑，故名哑门。

【穴位结构】项韧带和项肌中，深部为弓间韧带和脊髓；第3颈神经和枕大神经支；枕动、静脉分支及棘间静脉丛。

【穴位主治】暴喑，舌强不语；癫狂痫；头痛；项强。

风府穴（GV 16）

【穴位别名】舌本，鬼枕，鬼穴。

【穴位定位】督脉。在项部，当后发际正中直上1寸，枕外隆突直下，两侧斜方肌之间凹陷中。

【穴位内涵】本穴最早见于《灵枢·本输》。风，指气，又指风邪；府，府库，聚居所在。本穴位于脊柱最上，穴居正中，与"风池""翳风"相平，犹如统领风穴之衙府，故名风府。本穴具有祛散内外风、开窍醒神之功，凡疾病有关风者，均宜取本穴处治疗，故名风府。

【穴位结构】项韧带和项肌中，深部为环枕后膜和小脑延髓池；第3颈神经和枕大神经支；枕动、静脉分支及棘间静脉丛。

【穴位主治】中风不语；癫狂；头痛；颈项强痛；咽喉肿痛；眩晕；鼻衄。

百会穴（GV 20）

【穴位别名】顶中央，三阳五会，天满，天蒲，三阳，五会，巅上。

【穴位定位】督脉。正坐位，在头部，前发际正中直上5寸。

【穴位内涵】百，数量词，多之意；会，交会也。本穴位于头顶，在人体的最高处，手足三阳经及督脉的阳气均本穴处交会，故名百会。

别名顶中央。指本穴位于头顶中央，无他意。天满，天，天部；满，满盛也。天满名意指穴内阳气为满盛之状，理同百会名解。天蒲，天，天部也；蒲，古指草盖的园屋，此指穴内气血为人体的卫外之气，理同百会名解。巅上，巅，顶也；上，上部也。巅上名意指本穴位处头顶，且气血为天之上部的阳热之气。三阳五会、三阳、五会名意与百会同，三阳指手足三阳经，五会指五脏六腑的气血皆会于此。

【穴位结构】帽状腱膜中；枕大神经及额神经分支；左右颞浅动、静脉及左右枕动、静脉吻合网。

【穴位主治】头痛，眩晕，中风失语，癫狂；健忘，不寐；脱肛，泄泻，阴挺。

【医案典故】

《史记·扁鹊仓公列传》：其后扁鹊过虢。虢太子死，扁鹊至虢宫门下，问中庶子喜方者曰："太子何病，国中治穰过于众事？"

中庶子曰："太子病血气不时，交错而不得泄，暴发于外，则为中害。精神不能止邪气，邪气蓄积而不得泄，是以阳缓而阴急，故暴厥而死。"扁鹊曰："其死何如时？"曰："鸡鸣至今。"曰："收乎？"曰："未也，其死未能半日也。"言："臣齐勃海秦越人也，家在于郑，未尝得望精光侍谒于前也。闻太子不幸而死，臣能生之。"中庶子曰："先生得无诞之乎？何以言太子可生也！臣闻上古之时，医有俞跗，治病不以汤液醴酒，镵石挢引，案扤毒熨，一拨见病之应，因五脏之输，乃割皮解肌，诀脉结筋，搦髓脑，揲荒爪幕，湔浣肠胃，漱涤五脏，练精易形。先生之方能若是，则太子可生也；不能若是而欲生之，曾不可以告咳婴之儿。"终日，扁鹊仰天叹曰："夫子之为方也，若以管窥天，以郄视文。越人之为方也，不待切脉望色听声写形，言病之所在。闻病之阳，论得其阴；闻病之阴，论得其阳。病应见于大表，不出千里，决者至众，不可曲止也。子以吾言为不诚，试入诊太子，当闻其耳鸣而鼻张，循其两股以至于阴，当尚温也。"

中庶子闻扁鹊言，目眩然而不瞚，舌挢然而不下，乃以扁鹊言入报虢君。虢君闻之大惊，出见扁鹊于中阙，曰："窃闻高义之日久矣，然未尝得拜谒于前也。先生过小国，幸而举之，偏国寡臣幸甚。有先生则活，无先生则弃捐填沟壑，长终而不得反。"言末卒，因嘘唏服臆，40 魂精泄横，流涕长潸，忽忽承睫，悲不能自止，容貌变更。扁鹊曰："若太子病，所谓'尸厥'者也。夫以阳入阴中，动胃缠缘中经维络，别下于三焦、膀胱，是以阳脉下遂，阴脉上争，会气闭而不通，阴上而阳内行，下内鼓而不起，上外绝而不为使，上有绝阳之络，下有破阴之纽，破阴绝阳，色废脉乱，故形静如死状。太子未死也。夫以阳入阴支兰脏者生，以阴入阳支兰脏者死。凡此数事，皆五脏蹙中之时暴作也。良工取之，拙者疑殆。"

扁鹊乃使弟子子阳厉针砥石，以取外三阳五会。有间，太子苏。乃使子豹为五分之熨，以八减之齐和煮之，以更熨两胁下。太子起坐。更适阴阳，但服汤二旬而复故。故天下尽以扁鹊为能生死人。扁鹊曰："越人非能生死人也，此自当生者，越人能使之起耳。"

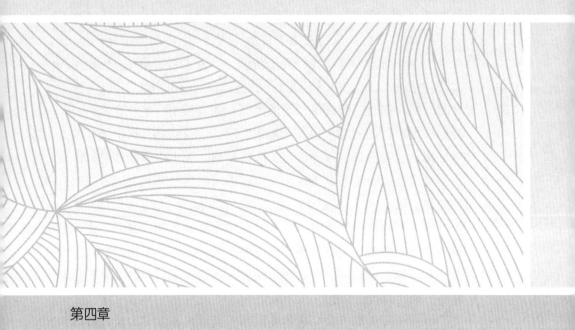

第四章

经穴的传承印迹

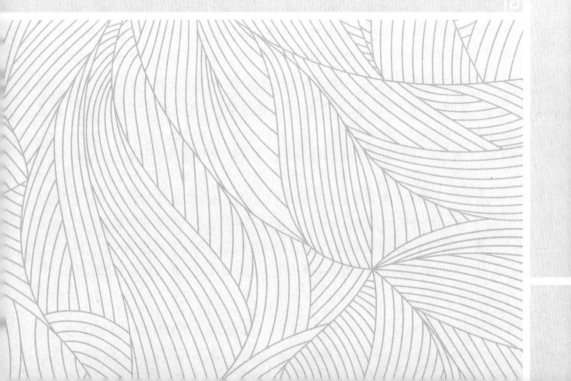

一、经络图纪

针灸学中的经络循行、腧穴定位与人体的体表形态和内脏定位等密切相关，如何表示出腧穴体表定位、腧穴与经络的关系、经络的循行规律，即经络、腧穴内涵的可视化，于是古代医家发明了各种针灸图谱，以便增强直观的印象记忆，加强针灸教学培训和临床操作的准确性。针灸图谱有腧穴图、经络图，古代亦称为明堂图，如敦煌文献中的《明堂五脏论》所说"明堂二字，其义不轻。明者，命也；堂者，躯也。立形躯于世间，着明堂而医疗"。可见，记载穴位位置、经络循行的图谱，在中医针灸发展的历程中，发挥了很重要的作用。

1. 文献记载的早期明堂图

从现存文献资料来看，三国时期有针灸图谱的缩影。据《唐志》记载，三国时魏国曹翕著有《十二经明堂偃侧图》，《新唐书》中载有"曹氏黄帝十二经明堂偃侧人图十二卷"。《隋书·经籍志》著录有"秦氏承祖偃侧杂针灸经，偃侧人经，明堂孔穴，明堂孔穴图，偃侧图"等，之后欧阳修的《新唐书·艺文志》中，记有《秦承祖明堂图》字样。秦承祖为南朝刘宋医家。这是最早有关绘制经络图医家姓名的记载。

晋代葛洪《抱朴子·杂应》中有言："又多今人以针治病，灸法不明处所分寸，自非旧医备览《明堂流注偃侧图》者，岂能晓之哉。"可以看出，后世医家对这些图谱的高度认可，可惜的是，这些图书均已佚。

"偃侧图"是早期腧穴图的一种称谓，从有限的文字记载来看，这些早期的偃侧图只是很简单地点出腧穴的位置，并且所绘腧穴与后世的明堂图比较其数目也较少。当时的针灸理论中尚未出现明确穴位归属十二经、十四经的确切连线，虽四肢部已经按三阴三阳经归属腧穴，但走向并未区分向心或离心性质，四肢以外部位的腧穴则不按经络排列。如皇甫谧的《针灸甲乙经》书中共叙述腧穴349个，这些穴位是按头、面、项、胸、腹、臂、股等部位排列的，未完全按经络循行叙述穴位。

2. 现存最早的明堂图

1990年，在我国敦煌出土的古代医学卷子中，发现3片针灸腧穴文献残页（图4-1），经考证确认是《黄帝明堂经》的一种古传本，其中图文相间的针灸明堂图保存为完整，经专家考证认为绘制年代为唐咸通年间。其残卷保存一正面人形的上半身图，并存有一部分穴名、部位、主治和灸壮等内容。而在图的正中、面首的正上方，写着"明堂"两字，这是所有已知考古发现和古医籍中以"明堂"两字与腧穴图对应记录的最直接有力的实物证据，

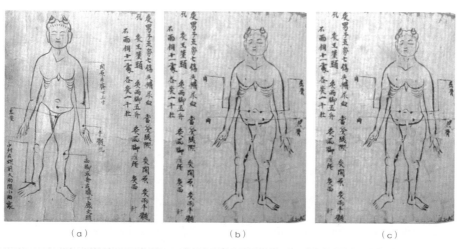

（a）　　　　　　　　（b）　　　　　　　　（c）

图 4-1　唐代敦煌卷子佚名灸方图

也是目前已知中国存世最早的明堂图。现存于英国伦敦不列颠博物馆，存5幅完整图，13幅残图，记载近80个穴位。现有文献中并无记载其作者与书目，据王德琛等学者考证孙思邈晚年著作《千金翼方》杂灸法，有较多引文，其语言风格与灸疗内容多与其中的《灸经图》注文相似。

3. 最早的官修腧穴图

据王雪苔先生考证，最早的官修明堂图是《明堂针灸图》，它是在唐·甄权所著《明堂人形图》的基础上修订而成的。甄权是隋唐年间针灸医家，一生著述颇多，绘有《明堂人形图》1卷，撰有《针经钞》3卷，《针方》《脉诀赋》各1卷，《药性论》4卷。这些著作均已亡佚。其中《明堂人形图》是一部以图为主，同时有详细文字说明的著作，在当时流传广泛。据孙思邈《千金翼方》记载，对于这部《明堂人形图》的编绘，甄权付出了辛勤的劳动，他以秦承祖所绘的针灸图为蓝本，并用《针灸甲乙经》等著作对秦图进行了校定，发现了许多错误之处，在纠正和补充秦图的基础上，新撰了明堂针灸经穴图。

据记载，唐太宗李世民曾亲临甄权之家，咨询药性及养生之道。唐贞观年间（公元627—649），政府组织人员修订明堂图，这是官方首次主持修订明堂图，此次修订的明堂图称为《明堂针灸图》。官方这次主持修订的明堂图是以甄权《明堂人形图》为基础，而且还于完成之后以所作呈示甄权审定。在编撰体例和内容上，两部明堂图非常相似，都是以仰人、伏人、侧人三幅图形统编了349个穴名，明显带有对《明堂人形图》的修订痕迹，即增加了腧穴别名和郄、络穴性，更加明确了对腧穴位置的表达，并且纠正了个别腧穴的位置。因此，可以认为官修《明堂针灸图》实际上是对甄权《明堂人形图》的一种修订或再版。

4. 最早的彩色腧穴图

孙思邈在前人明堂图的基础上，结合自己的见解，绘制了彩色《明堂三人图》，该图共有 3 幅，分别为仰人图、背人图和侧人图。孙思邈在《千金要方》卷二十九中记载了《明堂三人图》的绘制情况："旧明堂图，年代久远，传写错误，不足指南。今一依甄权等新撰为定云耳……其十二经脉，五色作之，奇经八脉，以绿色为之，三人孔穴共六百五十穴，图之于后亦睹便令了然"。这段文字记述了孙思邈绘制《明堂三人图》是为了纠正旧明堂图的"传写错误"，并言明所绘的明堂图是以甄权明堂图为依据，还用五种颜色分别匹配对应十二条经脉，用绿色标记奇经八脉（如任脉、督脉等），统编的穴位总数为 650 个（双侧计数）。

孙思邈《明堂三人图》是一套彩色人体经脉腧穴图，这是历史上有记载的第一套彩色经脉腧穴图，该图的绘制年代应该是在《千金要方》成书时或之前（公元 652 年），也就是唐高宗永徽年间就已经绘制完成了。唐代的经络图谱记载多以仰、伏、侧三人图的方式呈现，只是四肢部腧穴按经排列，其他部位腧穴不按经排列，说明此时的明堂图中还没有出现完整的连接十二经或十四经穴的经穴连线。然而孙思邈的这种绘图体例对随后的医家王焘以及宋以后明堂图的演变产生了深远的影响，随着后世医家"明堂"专书的不断问世，明堂图的绘制也日臻丰富和完善。（图 4-2）

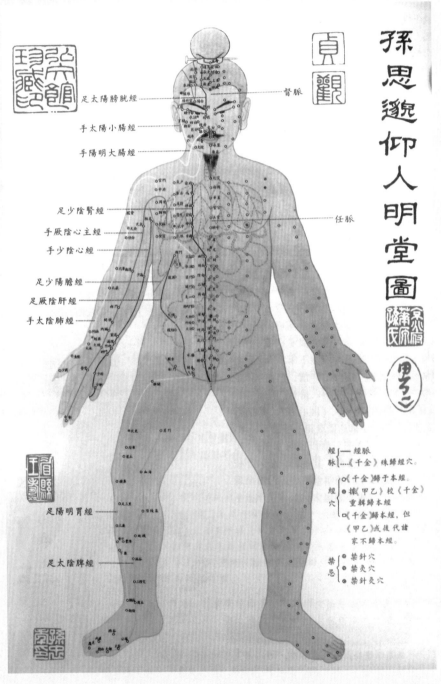

孫思邈仰人明堂圖

貞觀

足太陽膀胱經
手太陽小腸經
手陽明大腸經

督脈

足少陰腎經
手厥陰心主經
手少陰心經
足少陽膽經
足厥陰肝經
手太陰肺經

任脈

經{ ——經脈
脈{ …… 《千金》珠歸經穴。

經穴{ ○《千金》歸于本經。
　　　●據《甲乙》校《千金》
　　　　重輯歸本經
　　　◎《千金》歸本經，但
　　　　《甲乙》或後代諸
　　　　家不歸本經。

禁忌{ ○禁針穴
　　　●禁灸穴
　　　◎禁針灸穴

足陽明胃經

足太陰脾經

（a）

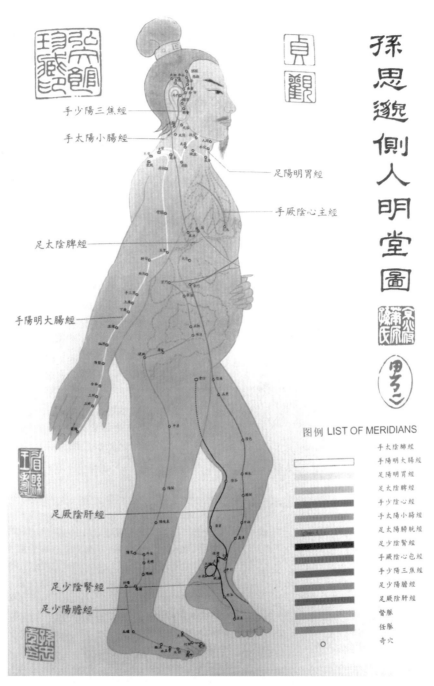

孫思邈側人明堂圖

手少陽三焦經
手太陽小腸經
足陽明胃經
手厥陰心主經
足太陰脾經
手陽明大腸經
足厥陰肝經
足少陰腎經
足少陽膽經

图例 LIST OF MERIDIANS

手太陰肺經
手陽明大腸經
足陽明胃經
足太陰脾經
手少陰心經
手太陽小腸經
足太陽膀胱經
足少陰腎經
手厥陰心包經
手少陽三焦經
足少陽膽經
足厥陰肝經
督脈
任脈
奇穴

（b）

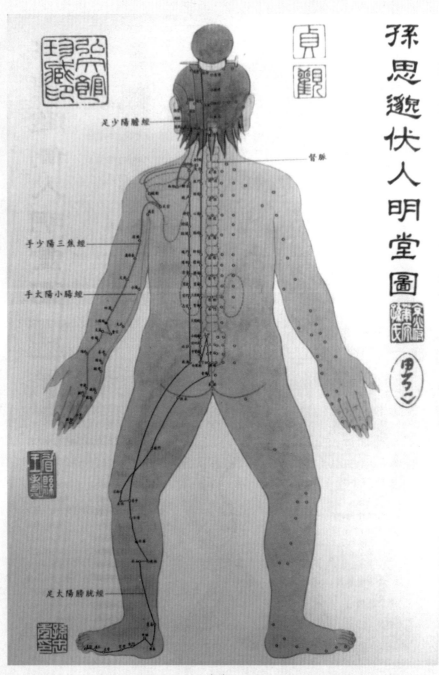

孫思邈伏人明堂圖

足少陽膽經

督脈

手少陽三焦經

手太陽小腸經

足太陽膀胱經

（c）

图 4-2　重绘孙思邈《明堂三人图》

5. 经脉十二图的先河

唐代医家王焘，今陕西眉县人，出身官宦世家，喜爱医学，在皇家图书馆任职的二十多年时间里，博览群书，采集诸家医方，于唐天宝十一年（公元752年）编撰《外台秘要》40卷，该书非常重视经脉腧穴与图的关系，在此前明堂图一般多为3幅图，而王焘则将十二经脉分别绘成12幅大型彩色挂图，也用不同的颜色标出十二经脉和奇经八脉。十二经脉图，是按十二经脉循行排列的，并且把经络腧穴统一起来，列腧穴于经脉之上，但穴位排列方式与现代不同，它均从五输穴起始，对于经过躯干的经络，则按顺序排列到四肢躯干相接处，再从头颈部向下排列，与躯干部的本经相接。唐代，以这种记录方式为代表，此后开启宋代图谱十二人图之源，即"多人图"。可惜的是后世已不得见其原图。

对于经脉图的重要性，王焘论述道："立经以言疾之所由，图形以表孔穴之名处。比来有经而无图则不能明脉腧之会合，有图而无经则不能言百疾之要也。由是观之，书之与图不可无也。"由此可见，经脉图谱在中医针灸学术传承发展中发挥了重要作用。

6. 经脉脏腑图的融合

宋代是针灸经络图绘制的一个重要时代，最大的特点是重视经络走行、腧穴定位与解剖之间的关系，其腧穴图形中融入了脏腑图的内容。十二经脉"内属于脏腑，外络于支节"，有的经脉不仅属络脏腑，还循行到某些脏腑，以增强关联。

《存真环中图》是宋代较为完整、典型的经脉图谱。在北宋政和二年（公元1112年），由杨介著成《存真图》1卷，之后又增加十二经脉图文内容，合为《存真环中图》一书，于公元1113年刊行（图4-3）。所谓"存真"是指五脏六腑图，"环中"是指十二经脉图。原书已佚，但十二经脉图通过日本医籍《万安方》的转

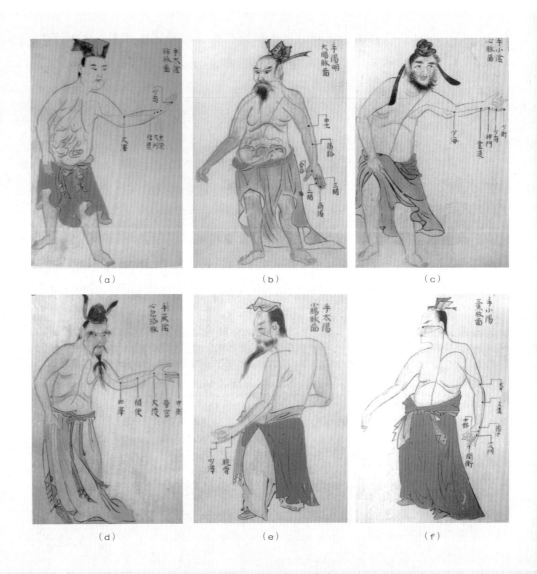

（a）　　　　　　　　　　（b）　　　　　　　　　　（c）

（d）　　　　　　　　　　（e）　　　　　　　　　　（f）

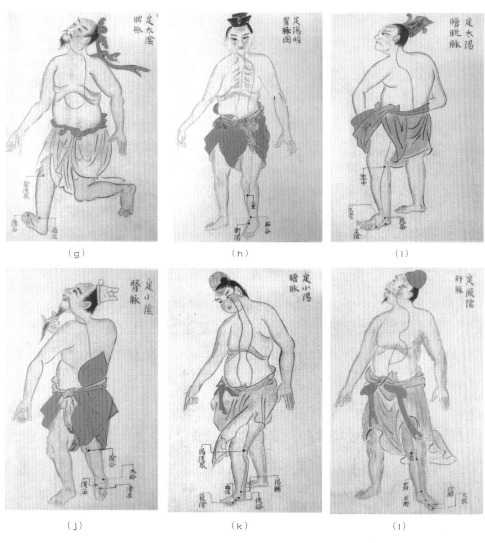

足太陰
脾脈

（g）

足陽明
胃脈圖

（h）

足太陽
膀胱脈

（i）

足少陰
腎脈

（j）

足少陽
膽脈

（k）

足厥陰
肝脈

（l）

图 4-3 《环中图》中的十二经脉图

/ 第四章　经穴的传承印迹 / 233

载而得以保存，均以文字说明经脉起止循行部位及络属脏腑。从中我们可以看出其所绘的经脉循行线，不仅有主干，也有相应的分支，除体表循行线外，还绘有经脉属络内脏的内行线，手阳明脉图等还绘有相应的内脏等。由此，经脉腧穴图由形成、发展演变至宋代时，已明显重视经络走行、腧穴定位与解剖之间的关系，其图形中已融入了脏腑图的内容。

北宋朱肱著有《南阳活人书》，卷一有经络图6幅，现存有宋刊本《重校正活人书》，藏于日本静嘉堂文库，其图均以文字说明经脉起止循行部位及络属脏腑、主要穴位，个别经有主治取穴，先列手六经，后列足六经，图中只绘出膝肘以下五输穴。

7. 经络腧穴分类图的出现

随着经脉、腧穴图的推广和经络腧穴理论的逐渐完善，古代医家们开始将经脉、腧穴图画得更加详细周密，甚至按照著作的体例、内容将腧穴进行归类排序介绍。如南宋王执中《针灸资生经》（1220年），卷1为腧穴部位及主治、针灸法，按头、面、肩、背俞、侧颈项、膺俞、侧腋、腹、侧胁及手足三阴、三阳分列诸穴，共收载360穴，附经穴图46幅，除了列出十二经脉图以外，还将各部穴位逐一作图介绍。

8. 十四经脉图的完善

元代滑寿《十四经发挥》附有16幅图，即十四经脉图加正背面骨度分寸图各一幅（图4-4，图4-5）。十四经脉图是一经一图，穴从经注，按经脉循行顺序排列，以后谈论经络多以此为主要参考，即按经脉流注方向排列穴位，从起始穴到终止穴，现代图谱也采取这种方式。

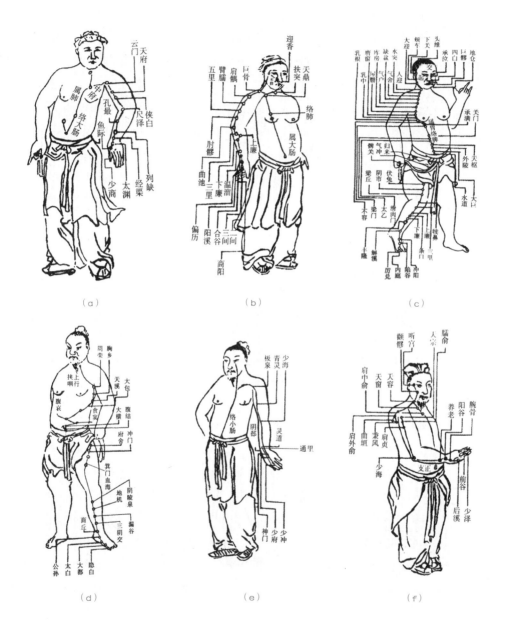

（a）　　　　　　　　（b）　　　　　　　　（c）

（d）　　　　　　　　（e）　　　　　　　　（f）

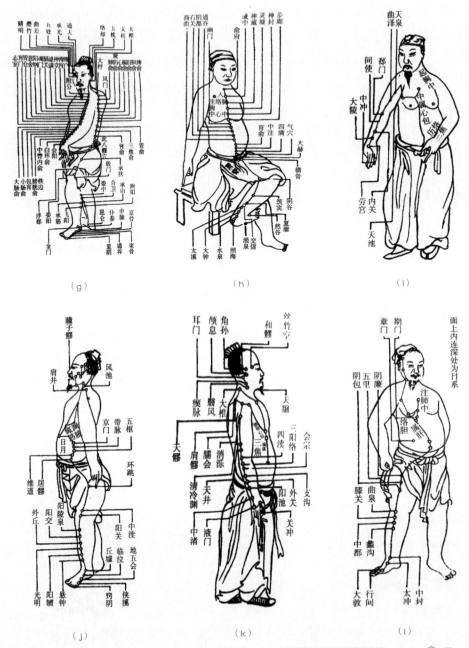

（g）　　　　　　　　　（h）　　　　　　　　　（i）

（j）　　　　　　　　　（k）　　　　　　　　　（l）

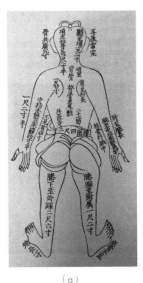

(a)

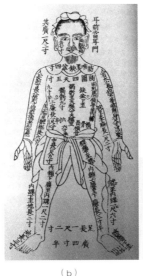

(b)

图 4-5　元·滑寿《十四经发挥》中的骨度图

9. 清代经脉图和经穴图的分离

乾隆四年（公元 1739 年），吴谦等奉敕编纂大型医学全书《医宗金鉴》，该书包括经络、腧穴、针灸证治及刺灸法部，并配有歌诀、注文和插图，首次将十四经的经脉与经穴这两种性质不同的图分开，置于相应经脉处，以便对照其异同（图 4-6），这对于正确认识经络与经穴连线图的区别有重要的作用，而在此之前，经络图与经穴图多为单行，或混作一图。

将经穴图和经脉图分开论述的代表作还有清代陈惠畴的《经脉图考》，此书记有十二经循行图，一经一图。十二经穴图，一经一经穴图，旁有说明，并增列了奇经八脉图，也是一循行图，一经穴图，共计 40 个图。经穴图是以分部描绘为主，分为前面颈穴总图、胸腹总图、后头顶穴总图、背部穴总图、侧头肩项穴总图、侧胁肋穴总图、阴手穴总图、阳手穴总图各 1 幅，阴足穴总图、阳足穴总图各 1 幅，共计 10 幅经穴图。并另绘制仰人全图、伏人全图各 1 幅。此 2 幅图采用同色绘制十四经脉，只标有各经起始穴、终止穴、八脉交会穴。

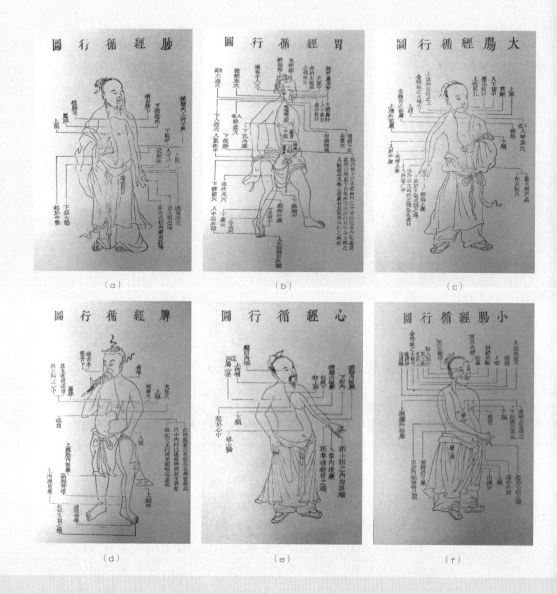

(a)　　　　　　　　　(b)　　　　　　　　　(c)

(d)　　　　　　　　　(e)　　　　　　　　　(f)

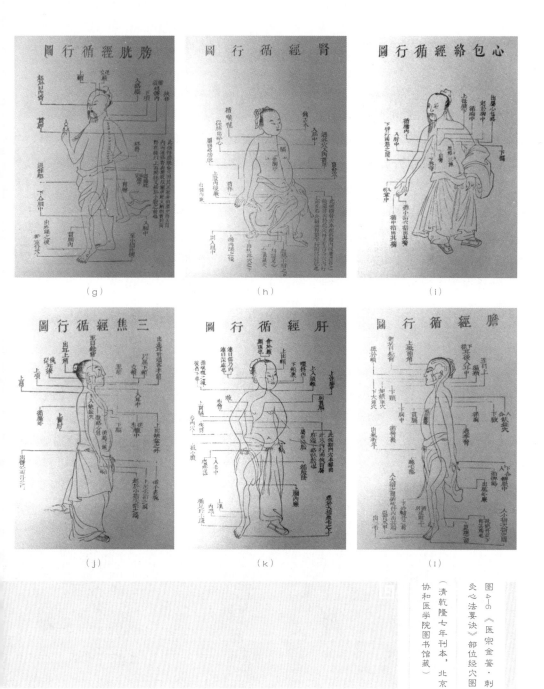

（g）　（h）　（i）

（j）　（k）　（l）

图4-0 《医宗金鉴·刺灸心法要诀》部位经穴图

（清乾隆七年刊本，北京协和医学院图书馆藏）

10. 现代丰富多彩的针灸经络腧穴图谱

古代明堂图演变至今，表现形式上发生了深刻的变化，为了体现腧穴定位的准确性，多描绘出骨骼、肌肉、神经等组织结构，名称上也不再称明堂图，而改称为"针灸穴位挂图"。1990年，第一套标准针灸经穴挂图，由中国中医研究院（现名中国中医科学院）针灸研究所依据国家标准《经穴部位》绘制。今天，现代穴位挂图的研究得到针灸界的重视，专家学者研制出多种穴位挂图，或单穴单图，或分经显示，或分部位显示；尤其是随着影像学的发展，或分层显示穴位结构，或动态显示经络的循行；随着中医针灸在国际上的广泛传播，针灸图谱也发展成多语种，或与医疗技术相结合，如人体艾灸穴位图谱、人体刮痧穴位图谱等，以满足针灸研究、教育和临床治疗的需要（图4-7）。

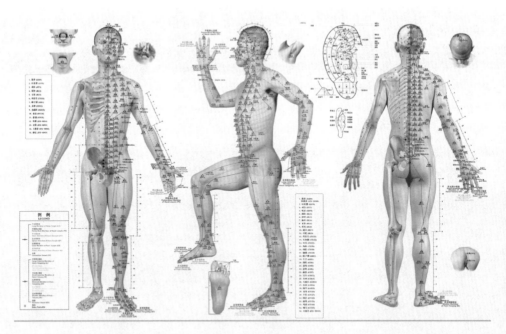

图4-7　现代针灸经穴挂图（图片由程凯提供）

二、针灸铜人

针灸铜人是中国古代医学家发明的供针灸教学用的青铜浇铸而成的人体经络腧穴模型，古人在人体铜像身上刻上经脉、穴位，用于针灸教学、医疗和考核，不仅是早期中医针灸标准化的先驱，也是中华医药传承和发展的活态载体，对中医学的传承发展起到了重要作用。2010 年 11 月 16 日，"中医针灸"成功入选 UNESCO 人类非物质文化遗产代表作名录。铜人，作为中医针灸的重要标识，是中医针灸几千年沉淀的传统、文化、认知、技艺的结晶，其流传演变史充分体现了中医针灸作为非物质文化遗产的原创性、传承性、活态流变性。正如在"中医针灸"申报 UNESCO 人类非物质文化遗产代表作名录时，我们在申报文本中所论述的："作为该遗产世代传承的见证，创制于宋代（公元 1026 年）铜质针灸穴位人体模型等，是传承习得中医针灸的重要参考，至今仍然为该遗产的存续与再创造发挥着重要作用。"

1. 早期的针灸模型

制作模型，用于学习和教育的传统早已有之，由于时间久远和材质等原因，流传下来的已属罕见，如考古发现的东汉针灸陶人等，被一些专家学者认为是古代的针灸模型。

1993 年，在四川绵阳双包山二号西汉墓出土了一件木人模型，也就是我们现在所说的西汉人体经脉漆雕（图 4-8）。该木人左手及右脚残缺，高 28.1 厘米，木胎，体表髹黑漆，裸体直立，手臂伸直，掌心向前，体表绘有纵形红色 19 条线。多数专家认为这些线条与经脉内容相关，说明早在汉代即已出现了与经脉相关的人体模型，它要比针灸铜人早千余年，可以称之为针灸铜人的早期印记。

1982 年，在河南南阳医圣祠里，出土了一具东汉晚期制作的女形陶人，被称之为"东汉针灸陶人"。该陶人为国家一级文物，身高 24 厘米，胸宽 7 厘米，四肢已残缺，造型质朴，浑身遍布排列成行的数十个小孔。有专家学者研究认为，这些小孔是针灸穴位，排列方式似按经络走行，但目前"东汉针灸陶人"的进一步研究很少，有待深入。

今天，针灸铜人不仅是人们获得身份认同和文化自信的途径，接受知识的主要方法，也是传承中医药文化的载体，凝聚情感的纽带。

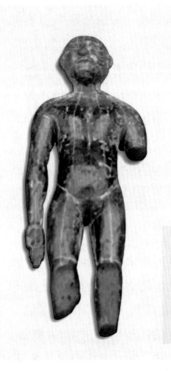

图 4-8　西汉人体经脉漆雕
（四川省绵阳市博物馆藏）

2. "宋天圣针灸铜人"

据中国古代文献记载，官方历史上最早的，用来描示人体解剖部位及经脉腧穴位置的针灸铜人是"宋天圣针灸铜人"，它由医官院铸造于宋仁宗天圣五年（公元 1027 年）十月，负责主持铸造的人是当时任职于医官院的医官王惟一。

王惟一熟悉方药和针灸，经过长达 3 年深入研究《内经》《难经》等医书中的针灸理论，并广泛收集各家对针灸医学的见解和临床经验，于宋天圣四年（公元 1026 年）撰成《铜人腧穴针灸图经》3 卷。《铜人腧穴针灸图经》载有穴位 354 个，明堂腧穴被重新考订，使腧穴的位置和所属经脉得以统一，并增补了腧穴的主治病症。

随后，宋政府将此书颁行全国作为教材。为了便于长期保存和流传，同时又令将其刻于石碑之上，以备观览，该石碑即为"宋天圣针经碑"。自 1965 年以来，北京从拆除的古城墙中陆续发现了数块"宋天圣针经碑"残碑，从而使我们今日有幸目睹镌刻有《铜人腧穴针灸图经》内容的"宋天圣针经碑"的原貌。

为了使针灸学习者和临床医生准确掌握《铜人腧穴针灸图经》规定的腧穴定位，宋政府又命王惟一主持铸造针灸铜人模型，以作为对腧穴定位内容的直观对照，形象地表达腧穴经络的相关知识，便于理解与记忆。这是中国官方历史上第一次铸造针灸铜人，即"宋天圣针灸铜人"。同时铸造了两具针灸铜人，一具铜人置于医官院，供医学生们研究学习参考；另一具置于大相国寺仁济殿供一般民众参观。

有关"宋天圣针灸铜人"的外形特征是什么样的，记载它的史料不多，黄龙祥研究员通过"宋天圣针经碑"残石、明正统石刻《铜人腧穴针灸图经》经脉图等相关资料，研究认为"宋天圣针灸铜人"有以下几个特征：①"宋天圣针灸铜人"是以青年男子为模特铸造，下身穿短裤及腰带，刻有头发及头冠；②铜人姿势为站立，两手平伸，掌心向前；③铜人体内有五脏六腑和骨骼；④铜人身上共刻有 354 个穴位。另外，当代学者吴元真等从古建筑学角度，考证宋大相国寺"宋天圣针经碑"和"宋天圣针灸铜人"的放置布局，估算"宋天圣针灸铜人"的身高约为 175 厘米。

据南宋·周密《齐东野语》记载，天圣针灸铜人有个最重要的功能，即为北宋测试医工针刺腧穴的准确性，因针灸铜人之上的腧穴是有孔的，当时还曾将铜人隔衣针刺，事先在其中注入水

（有版本作"汞"），然后用黄蜡封住腧穴，再让医工找到某一腧穴并针刺进去，如果找得准确的话，针刺入后便能自然地流出水（或汞），反之，针则不能刺入腧穴之内。

可以看出，"宋天圣针灸铜人"集针灸教学、考试与针灸临床用途于一身，而且宋以后历代王朝将其视为国宝级文物，从流传史中也可窥视其历史地位。靖康之变后，针灸铜人一具不知所终，另一具也成为宋金议和条件之一被金人掳走。蒙古灭金后将针灸铜人运回大都（北京），放在太医院三皇庙中的神机堂内供人们观赏。公元1260年，因"宋天圣针灸铜人"历经200多年，"岁久阙坏"急需修缮，元世祖忽必烈广召天下能工巧匠，最终诏命尼泊尔工匠阿尼哥修复"宋天圣针灸铜人"。阿尼哥经过4年的努力，终于修复如新，因此受到忽必烈的嘉奖并赐官。

3. 明代针灸铜人

至明初，"宋天圣针灸铜人"历经战火的洗礼，颠沛流离，四百多年之后已经"漫灭而不完，昏暗而难辨"，难以起到学术传承之效，铜人也不能用来测试、考验医生。明代正统八年（公元1443年）明英宗下令重新刻石、铸造针灸铜人，严格依照"宋天圣针灸铜人"复制一具新铜人，复制后的铜人被称为"明正统针灸铜人"。然而，就在"明正统针灸铜人"铸成后，"宋天圣针灸铜人"却没有了踪迹，此后均不见史籍有它的记载，时至今日，它仍旧是个谜。"明正统铜人"可以说是原天圣针灸铜人的原型传承，因此也是考察宋天圣铜人以及后世针灸铜人源流的重要依据。可惜此铜人同样命途多舛，近现代时期八国联军入侵北京，"明正统针灸铜人"被掳；幸运的是，其踪迹可寻于俄罗斯圣彼得堡国立艾尔米塔什博物馆（图4-9）。根据黄龙祥研究员考证，现藏于俄罗斯圣彼得堡冬宫的针灸铜人，即为"明正统针灸铜人"，该铜人具有很高的学术价值和文物价值，中国中医科学院针灸研究所对此铜人进行了复制。

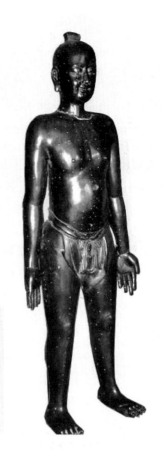

图4-9　明正统仿宋针灸铜人

明世宗嘉靖年间（公元 1522—1566 年），太医院还铸造了另一具针灸铜人，我们常称之为"明嘉靖针灸铜人"，现存于北京故宫博物院，它晚于"明正统针灸铜人"一百年左右。该铜人外形似一名男童，高 89 厘米，左手拇指与中指弯曲连成一环，表现古人穴位测量单位——将中指中节内侧横纹头间的距离规定为 1 寸，又称为"中指同身寸"，还出现了枕外粗隆、脊椎棘突等解剖标志及经络连线，表面有经络腧穴，腧穴无孔，穴名 358 个，由于它一直珍藏于宫中，故免于光绪庚子年的那场劫难。民国时期，明嘉靖铜人随宫中之物移于故宫（图 4-10）。

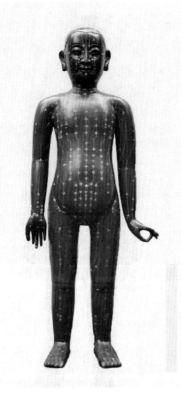

图 4-10　明嘉靖针灸铜人
复制品

4. 清代针灸铜人

清代乾隆十年（公元 1745 年）左右，铸造了一批为数较多的小型针灸铜人，这便是"乾隆针灸铜人"。原为奖励所用，现仅流传一樽，其特点是以老年女性为模型，十分罕见，现为上海中医药博物馆镇馆之宝。该铜人被放置于一个书形锦盒内，锦盒贴黄绸封面，在锦盒左右两侧门叶上书有文字，详细记载了铜人的来历。2016 年 11 月 23 日，世界卫生组织总干事陈冯富珍在上海出席第九届全球健康促进大会参观上海中医药博物馆时，对"乾隆御制针灸铜人"表现出浓厚的兴趣和关注。

光绪二十八年（公元 1902 年），为弥补八国联军掳走"明正统铜人"损失，清太医院仿明正统铜人重铸一具新铜人，我们称之为"光绪针灸铜人"（图 4-11）。该铜人外形为一名身材高大健壮的青年男子，上身袒裸，腰下佩带装饰，两臂自然下垂，赤足，立于长方形底座上，头顶上束有一小圆发髻，圆脸，大耳下垂，眉毛修长，略带羞涩的神态，给人以淳朴忠厚之感。"光绪针灸铜人"全身共标有357个白色穴名，无经络线，铸成后置于太医院"铜神殿"，1925年移交故宫，现藏于中国国家博物馆。

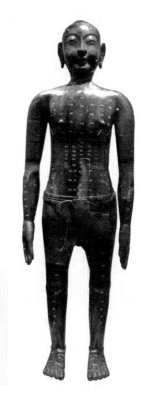

图4-11 清光绪针灸铜人（中国国家博物馆展出实景）

5. 现代针灸模型

近现代，随着铸造工艺的不断提高，针灸经穴模型在继承古代针灸铜人的基础上，有了很大的改进与提高，出现了形态各异、功能多样的针灸模型。材质上除铜质外，还有铁质、木质、锡质以及近代的石膏、玻璃、塑料等多种材质；在功能方面，将声、电技术以及现代解剖学知识引入模型制作，以不同的形式表现腧穴定位以及经脉循行。尤其是近年来为了学习、使用和携带的方便，针灸穴位模型大多采用塑料材质制造，作为一种身份认同，针灸模型成为针灸从业者的桌摆、中医诊所招徕顾客的摆饰，甚至被尊为"健康佛"而相互赠送。

当下，针灸铜人或针灸模型早已从"深宫大院"走入"寻常百姓家"，甚至漂洋过海，远渡异国他邦。2017 年 1 月 18 日，习近平主席在瑞士日内瓦将铜人作为中医药的国礼，向世界卫生组织赠送，此次赠送的铜人以现存于中国国家博物馆的"光绪针灸铜人"为原型设计制作。铜人高 1.80 米，全身标注 559 个穴位，其中 107 个穴位是一名二穴，共计 666 个针灸点。针灸铜人整体采用中国传统的青铜失蜡浇铸法，铸造表面采用创新的热着色技术，使雕塑耐腐蚀不变色，便于永久展示陈列（图 4-12）。将针灸铜人作为国礼送给世界卫生组织，这也寓意着把中华文明的智慧送给全球。

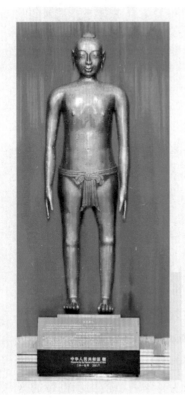

图 4-12　我国向世界卫生组织赠送的铜人

可以这样认为，针灸铜人不仅仅具有医学的实用价值，在某种程度上，针灸铜人已经如同阴阳鱼、仲景雕像一样成为中医针灸的文化象征和活态载体，对增强世界范围内中医针灸的凝聚性和认同感，对于中医针灸的发展和传播意义重大而深远（图4-13，图4-14）。

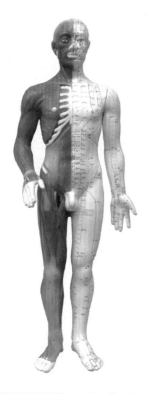

图4-13 钢化玻璃制针灸模型（英文版）

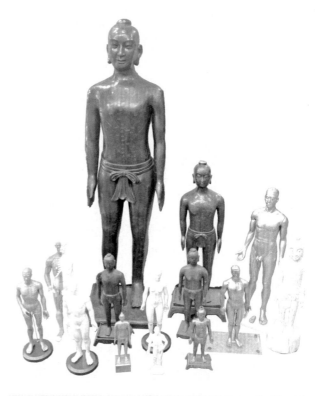

图4-14 现代丰富多彩的针灸铜人模型

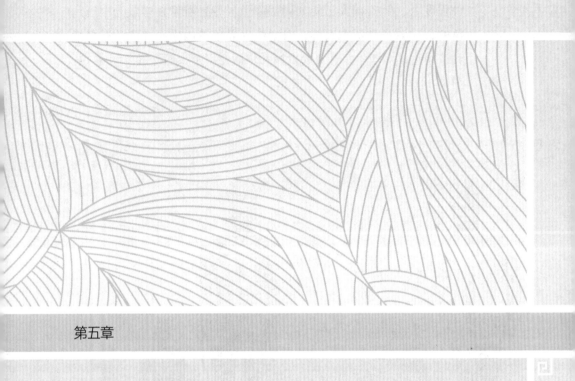

第五章

经穴的歌诀记忆

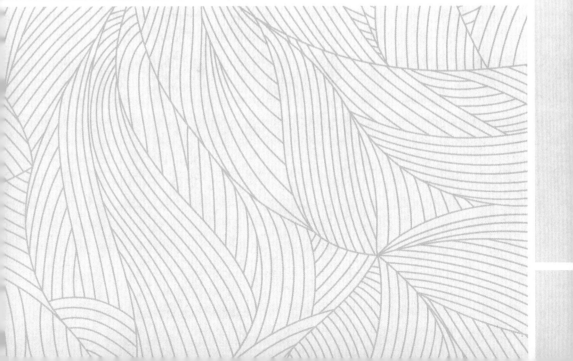

中医学知识体系丰富且庞杂，要学习传统医学，仅需记忆的内容就要花费大量时间，给学习者带来巨大的认知负荷。为了提高学习效率，古代医家尝试各种方法来提高学习效果，如编写便于记诵的医药歌赋。古代医家在传统医学知识传承中创造了大量助学助记的歌赋。歌赋是指以韵文或对仗语句形式编写的文字作品，具体形式包括诗、词、曲、辞、赋、歌诀、歌谣等；歌诀，是指为了便于记诵，按事物的内容要点编成的韵文或无韵但整齐的句子。中医歌赋萌芽于先秦、两汉、魏晋时期，发展于唐、宋、金、元，盛行于明清时。这些歌赋多是医家在医疗实践中取医术精华编辑而成，言简意赅，方便记诵，在中医学习中的作用不容小觑。医学歌赋基本覆盖了中医各领域，又以药物、方剂和临床针灸三个科类歌赋数量最为丰富，其中数量最为庞大的是针灸歌赋。针灸歌赋是针灸最流行和最普及的文体，涉及经络、穴位、治疗各个方面，是针灸学宝贵的历史文化遗产，亦是历代医家学术思想、临床经验的高度概括和总结。历经千百年流传下来，形成了丰富且独具特色的文献类别，以朗朗上口、文简意赅、易记易诵等特点被广大中医学者所喜爱。

一、经络歌诀

1. 手足十二经所属歌诀

五脏六腑共包络，手足所属三阴阳，
太阴足脾手肺脏，阳明足胃手大肠，
少阴足肾手心脏，太阳足膀手小肠，
厥阴足肝手包络，少阳足胆手焦当。

（《刺灸心法要诀》）

2. 经络总歌诀

手经太阳属小肠，膀胱经属足太阳；
肝足厥阴手包络，胃足阳明手大肠；
胆属少阳足经寻；三焦手内少阳临；
脾足太阴手经肺，肾足少阴手是心。

（《医学心源》）

3. 十二经分布规律歌诀

经脉十二属脏腑，手经属胸足在腹，
属脏为阴行肢内，六腑阳经在外主，
太阴在前少阴后，厥阴在中分明布，
阳明少太前中后，前后内外各所属，
犹有踝上八寸下，厥阴太阴交叉驻。

4. 十四经循行歌诀

肺经

手太阴肺中焦起，下络大肠胃口行，
上膈属肺从肺系，横出腋下腨内萦，
肘臂寸口上鱼际，大指内侧爪甲根，
支络还从腕后出，接次指交阳明经。

（明·高武《针灸聚英》）

大肠经

手阳明经属大肠，食指桡侧起商阳，
循指上廉出合谷，腕部两筋中间行，
循臂入肘上臑外，肩端前廉柱骨旁，
会此下入缺盆内，络肺下膈属大肠，
支从缺盆上入颈，斜贯两颊下齿当，
挟口人中交左右，上挟鼻孔尽迎香。

胃经

足阳明胃起鼻颏，上行目眦约太阳，
下循鼻外入上齿，挟口环唇交承浆，
颐后大迎颊车里，耳前发际至额颅，
支循喉咙入缺盆，下膈属胃络脾宫，
直者下乳挟脐冲，支从胃口腹里通，
下至气街中而合，遂下髀关伏兔逢，
膝膑之中循胫外，足跗中指内间同，
支者下膝三寸别，前出中指外间通，
又有支者别跗上，大指之端太阴接。

脾经

太阴脾起足大趾，循趾内侧白肉际，
核骨之后内踝前，上端循胫膝股里，
股内前廉入腹中，属脾络胃上膈通，
挟咽连舌散舌下，支络从胃注心宫，
外循腹胸三侧线，锁骨腋下大包止。

心经

手少阴脉起心中，下膈直络小肠呈，
支者挟咽系目系，直从心系上肺腾，
下腋循臑后廉出，太阴心主之后行，
下肘循臂抵掌后，锐骨之端小指停。

小肠经

手太阳经小肠脉，小指之端起少泽，
循手上腕出踝中，上出肘内两骨间，
上循臑外出后廉，直过肩解绕肩胛，
交肩之上入缺盆，直络心中循咽嗌，
下膈抵胃属小肠，支从缺盆上颈颊，
至目锐眦入耳中，支者别颊斜上䪼，
抵鼻至于目内眦，斜络于颧太阳接。

膀胱经

足太阳经膀胱脉，内眦上额交于巅，
支者从巅入耳角，直者从巅入脑间，
还出下项循肩膊，挟脊抵腰入循膂，
络肾正属膀胱腑，一支贯臀入腘传，
一支膊内左右别，贯胛挟脊腘中合，
贯踹踝后循京骨，小指外侧接至阴。

肾经

足经肾脉属少阴，斜从小指趋足心，
出于然谷内踝后，入跟上踹腘内寻，
股内后廉直贯脊，属肾下络膀胱深，
直者从肾贯肝膈，入肺挟舌喉咙循，
支者从肺络心上，注胸交于手厥阴。

心包经

手厥阴经心主标，心包下膈络三焦，
起自胸中支出胁，下腋三寸循臑内，
太阴少阴中间走，入肘下臂两筋招，
行掌心出中指末，支从小指次指交。

三焦经

手经少阳三焦脉，起于小指次指端，
两指之间循表腕，上出臂外两骨间，
肘后臑外循肩上，上肩交出少阳后，
下入缺盆膻中布，上络心包下膈从，
支者膻中缺盆上，上项耳后耳角旋，
下行耳颊至目下，支从耳后入耳中，
出走耳前交面颊，至目锐眦胆经接。

胆经

足少阳脉胆经传，起于两目锐眦边，
上抵头角下耳后，循颈行手少阳前，
至肩却出少阳后，阳明缺盆之外旋，

支者耳后入耳中，出走耳前锐眦逢，
支别锐眦下大迎，合手少阳抵项根，
下加颊车缺盆合，入胸贯膈络于肝，
属胆仍从胁里过，下出气街毛际萦，
横入髀厌环跳内，直者缺盆下腋胸，
季胁下合髀厌中，髀阳膝外至阳陵，
外辅绝骨踝前过，足跗小指次指循，
一支别从大指去，三毛之际接肝经。

肝经

足厥阴脉肝所终，起于大趾毛际丛，
循足跗上上内踝，踝前一寸入中封，
上踝交出太阴后，循腘内廉阴股冲，
环绕阴器抵小腹，挟胃属肝络胆逢，
上贯膈里布胁肋，挟喉颃颡目系连，
出额会督顶巅逢，支者还从目系出，
下行颊里内环唇，支者别从膈肺通。

督脉

督脉小腹胞中起，下出会阴经尾骶，
上行脊柱后正中，行至风府入属脑，
上巅至额连鼻尖，过唇止于龈交穴，
一支会阴向前行，循行同任系目下，
二支会阴别绕臀，合少阴巨阳中络，
三支太阳目内眦，上额交巅入络脑，
下项夹背抵腰中。

任脉

起于胞中出会阴，上行腹胸正中央，
行经喉唇颏承浆，上系两目之下方。

5. 十二经表里原络总歌

脏腑有病均宜刺，原络表里相随看，

肺原太渊大偏历，大肠合谷列缺端，
脾原太白胃丰隆，胃脾冲阳公孙间，
心原神门小支正，小心腕骨通里边，
肾原太溪傍飞阳，膀肾京骨大钟班，
三焦阳池包内关，包原大陆焦外关，
胆原丘墟肝蠡沟，肝胆太冲光明闲。

（《医宗金鉴》）

6. 十二经相传次序歌诀

肺大胃脾心小肠，膀肾包焦胆肝续，
手阴脏手阳手头，足阴足腹阳头足。

（《刺灸心法要诀》）

7. 十二经周流歌诀

中府为初注少商，少商别络注商阳，
商阳复向迎香走，香接头维至库房，
维下降兮趋厉兑，兑传隐白至胸乡，
隐白上升达大包，大包仍续极泉场，
泉贯少冲心部井，少泽相连即小肠，
泽会听宫睛明分，睛明下造至阴强，
至阴斜出涌泉底，泉穴还归腧腑脏，
腧腑天池横络截，池出中冲心主张，
中冲并与关冲合，关冲宛转丝竹傍，
丝竹更贯胴窌穴，瞳窌下入窍阴方，
窍阴横亘大敦井，敦上期门肝脉当，
期门历遍还中府，经络周流仔细详。

（《医宗金鉴》）

8. 十二经本一脉歌

中焦肺起脉之宗，出手大指之端冲。

大肠即起手次指，上行环口交鼻里。
胃经源又下鼻交，出足大指之端毛。
脾脉继起指端上，注于心中少阴向。
心经中之入掌循，手内端出小指行。
小肠从手小指起，上斜络颧目内眦。
膀胱经从目内生，至足小指外侧行。
肾脉功于小指下，起注胸中过腹膀。
心包出处又连胸，循手小指次指中。
三焦起手次指侧，环走耳前目锐息。
胆家接生目锐旁，走足大指三毛上。
足肝就起三毛际，注入肺中循不已。

（《针灸大全》）

9. 天干十二经表里歌诀

甲胆乙肝丙小肠，丁心戊胃己脾乡，
庚属大肠辛属肺，壬属膀胱癸肾脏，
三焦阳府须归丙，包络从阴丁火旁，
阳干为表阴干里，脏腑表里配阴阳。

（《刺灸心法要诀》）

10. 地支十二经流注歌诀

每日寅时从肺起，卯时流入大肠经，
辰胃巳脾午心火，未时应注小肠经，
申属膀胱酉属肾，戌走包络亥焦宫，
子胆丑肝寅又肺，十二经脉周环行。

（《刺灸心法要诀》）

11. 十二经起止歌诀

肺起中府止少商，大肠商阳止迎香，
胃起承泣终厉兑，脾起隐白大包乡，

心起极泉少冲止，小肠少泽止听宫，
膀胱睛明止至阴，肾起涌泉俞府终，
包络天池中冲止，三焦关冲止竹空，
胆起瞳子止窍阴，肝起大敦止期门。

（《刺灸心法要诀》）

12. 十二经气血多少歌诀

多气多血惟阳明，少气太阳厥阴同，
二少太阴常少血，六经气血要分明。

（《医宗金鉴》）

二、穴位歌诀

1. 骨度分寸歌诀

用针取穴必中的，全身骨度君宜悉，
前后发际一尺二，定骨之间九寸别，
天突下九到胸歧，歧至脐中八寸厘，
脐至横骨五等分，两乳之间八寸宜，
脊柱腧穴椎间取，腰背诸穴依此列，
横度悉依同身寸，胛边脊中三寸别，
腋肘横纹九寸设，肘腕之间尺二折，
横辅上廉一尺八，内辅内踝尺三达，
髀下尺九到膝中，膝至外踝十六从，
外踝尖至足底下，骨度折作三寸通。

2. 十四经穴歌诀

肺经穴歌

手太阴肺十一穴，中府云门天府诀，
侠白尺泽孔最存，列缺经渠太渊涉，

鱼际少商如韭叶，左右二十二孔穴。

大肠经穴歌

手阳明穴起商阳，二间三间合谷藏，
阳溪偏历温溜长，下廉上廉手三里，
曲池肘髎五里近，臂臑肩髃巨骨当，
天鼎扶突禾髎接，鼻旁五分号迎香。

胃经穴歌

足阳明经四五穴，承泣四白巨髎寻，
口旁地仓滚大迎，颊车下关上头维，
人迎下接水突穴，气舍缺盆与气户，
库房屋翳膺窗连，乳中乳根不容衔，
承满梁门连关门，太乙滑肉上腹寻，
天枢正在脐旁处，外陵大巨腹下求，
水道归来合气冲，髀关伏兔抵阴市，
梁丘犊鼻在三里，上下巨虚条口分，
丰隆解溪于冲阳，陷谷内庭趋厉兑。

脾经穴歌

脾经隐白大趾起，大都太白公孙应，
商丘踝上三阴交，漏谷地机阴陵泉，
血海箕门冲门开，府舍腹结大横来，
腹哀食窦天溪迎，胸乡周荣大包送。

心经穴歌

心经九穴极泉出，青灵少海灵道行，
通里阴郄神门开，少府少冲小指接。

小肠经穴歌

手太阳经十九穴，少泽前谷后溪腕，
阳谷养老支正络，合穴小海上肩贞，
膈俞天宗秉风跟，曲垣上有外中俞，
天窗天容曲颊后，颧髎听宫面上寻。

膀胱经穴歌

六十七穴足太阳，晴明内眦角处藏，
攒竹眉冲曲差当，五处承光通天络，
玉枕天柱发际上，大杼风门肺厥阴，
心俞督俞膈俞当，肝胆脾胃三焦肾，
气海大肠关元俞，小肠膀胱中膂白，
上次中下八髎穴，骶部八个骶孔藏，
会阳尾骨外边取，附魄膏神第二行，
譩譆膈关七椎旁，魂阳意胃肓志室，
胞肓秩边承扶臀，殷门浮郄委阳至，
委中合阳承筋山，飞扬跗阳昆仑仆，
申脉金门京束骨，通谷至阴小趾旁。

肾经穴歌

足少阴肾穴二七，涌泉然谷出太溪，
大钟水泉连照海，复溜交信筑宾立，
阴谷横骨趋大赫，气穴四满中注继，
肓俞商曲上石关，阴都通谷幽门系，
步廊神封出灵墟，神藏彧中俞府毕。

心包经穴歌

厥阴心包九穴净，天池天泉曲泽经，
郄门间使接内关，大陵劳宫中冲尽。

三焦经穴歌

二十三穴手少阳，关冲液门中渚旁，
阳池外关支沟正，会宗三阳四渎藏，
天井清冷渊消泺，臑会肩髎天髎上，
天牖翳风瘈脉青，颅息角孙耳门长，
耳前发际和髎穴，眉梢凹处丝竹藏。

胆经穴歌

胆经起于瞳子髎，四十四穴请记牢，
听会上关往上绕，颔厌悬颅悬厘分，

曲鬓率谷天冲孙，浮白窍阴完骨突，
本神阳白头临泣，目窗正营承灵扪，
脑空风池连肩井，渊液辄筋日月光，
京门带脉五枢道，居髎环跳风市间，
中渎阳关阳陵泉，阳交外丘光明宜，
阳辅悬钟丘墟外，临泣地五会侠溪，
四趾外端足窍阴，胆经经穴仔细寻。

肝经穴歌

厥阴肝经十四穴，大敦行间太冲连，
中封蠡沟中都是，膝关曲泉阴包逢，
五里阴廉急脉通，章门期门胁肋处。

任脉

会阴曲骨中极穴，关元石门气海接，
阴交神阙水分与，下脘建里中脘诀，
上脘巨阙与鸠尾，中庭膻中玉堂随，
紫宫华盖与璇玑，天突廉泉承浆追。

督脉

长强腰俞腰阳关，命门悬枢脊中央，
中枢筋缩至阳穴，灵台神道身陶大，
哑门风府脑户强，后顶百会接前顶，
百会上星际神庭，素髎水沟兑端交。

3. 井荥输原经合歌诀

少商鱼际与太渊，经渠尺泽肺相连，
商阳二三间合谷，阳溪曲池大肠牵。
隐白大都太白脾，商丘阴陵泉要知，
历兑内庭陷谷胃，冲阳解溪三里随。
少冲少府属于心，神门灵道少海寻，
少泽前谷后溪腕，阳谷小海小肠经。
涌泉然谷与太溪，复溜阴谷肾所宜，

至阴通谷束京骨，昆仑委中膀胱知。
中冲劳宫心包络，大陵间使传曲泽，
关冲液门中渚焦，阳池支沟天井索。
大敦行间太冲看，中封曲泉属于肝，
窍阴侠溪临泣胆，丘墟阳辅阳陵泉。

4. 十二原穴歌诀

肺渊包陵心神门，大肠合谷焦阳池，
小肠之原腕骨穴，足之三阴三原太，
胃原冲阳胆丘墟，膀胱之原京骨取。

5. 十五络穴歌诀

人身络穴一十五，我今逐一从头举，
手太阴络为列缺，手少阴络即通里，
手厥阴络为内关，手太阳络支正是，
手阳明络偏历当，手少阳络外关位，
足太阳络号飞扬，足阳明络丰隆记，
足少阳络为光明，足太阴络公孙寄，
足少阴络名大钟，足厥阴络蠡沟配，
阳督之络号长强，阴任之络号鸠尾，
脾之大络为大包，十五络脉君须知。

6. 十二背俞穴歌诀

三椎肺俞厥阴四，心五肝九十胆俞，
十一脾俞十二胃，十三三焦椎旁居，
肾俞却与命门平，十四椎外穴是真，
大肠十六小十八，膀胱俞与十九平。

7. 十二募穴歌诀

天枢大肠肺中府，关元小肠巨阙心，

中极膀胱京门肾，胆日月肝期门寻，
脾募章门胃中脘，气化三焦石门针，
心包募穴何处取？胸前膻中觅浅深。

8. 十六郄穴歌诀

郄穴即孔隙，本属气血集，
肺向孔最取，大肠温溜别，
胃经是梁丘，脾属地机穴，
心经取阴郄，小肠养老列，
膀胱金门守，肾向水泉施，
心包郄门刺，三焦会宗持，
胆郄在外丘，肝经中都立，
阳跷跗阳走，阴跷交信期，
阳维阳交穴，阴维筑宾知。

9. 八会穴歌诀

腑会中脘脏章门，髓会绝骨筋阳陵，
血会膈俞骨大杼，脉太渊气膻中存。

10. 八脉交会穴歌诀

公孙冲脉胃心胸，内关阴维下总同，
临泣胆经连带脉，阳维目锐外关逢，
后溪督脉内眦颈，申脉阳跷络亦通，
列缺任脉行肺系，阴跷照海膈喉咙。

11. 下合穴歌诀

胃经下合三里乡，上下巨虚大小肠，
膀胱当合委中穴，三焦下合属委阳，
胆经之合阳陵泉，腑病用之效必彰。

三、操作歌诀

1. 行针总要歌

黄帝金针法最奇，短长肥瘦在临时，
但将他手横纹处，分寸寻求审用之。
身体心胸或是短，身体心胸或是长，
求穴看纹还有理，医工此理要推详。
定穴行针须细认，瘦肥短小岂同群，
肥人针入三分半，瘦体须当用二分。
不肥不瘦不相同，如此之人但着中，
只在二三分内取，用之无失且收功。
大饥大饱宜避忌，大风大雨亦须容，
饥伤荣气饱伤腑，更看人神俱避之。
妙针之法世间稀，多少医工不得知，
寸寸人身皆是穴，但开筋骨莫狐疑。
有筋有骨傍针去，无骨无筋须透之，
见病行针须仔细，必明升降合开时，
邪入五脏须早遏，祟侵六脉浪翻飞，
乌乌稷稷空中堕，静意冥冥起发机。
先补真阳元气足，次泻余邪九度嘘，
同身逐穴歌中取，捷法昭然径不迷。
百会三阳顶之中，五会天满名相同，
前顶之上寸五取，百病能祛理中风，
灸后火燥冲双目，四畔刺血令宣通，
井泉要洗原针穴，针刺无如灸有功。
前顶寸五三阳前，甄权曾云一寸言，
棱针出血头风愈，盐油揩根病自痊。
囟会顶前寸五深，八岁儿童不可针，

囟门未合那堪灸，二者须当记在心。
上星会前一寸斟，神庭星前发际寻，
诸风灸庭为最妙，庭星宜灸不宜针。
印堂穴并两眉攒，素髎面正鼻柱端，
动脉之中定禁灸，若燃此穴鼻鼾酸。
水沟鼻下名人中，兑端张口上唇宫，
龈交二龈中间取，承浆下唇宛内踪。
炷艾分半悬浆灸，大则阳明脉不隆，
廉泉宛上定结喉，一名舌本立重楼，
同身捷法须当记，他日声名播九州。

（《针灸大成》）

2. 针法歌

先说平针法，含针口内温，
按揉令气散，掐穴故教深。
持针安穴上，令他嗽一声，
随嗽归天部，停针再至人。
再停归地部，待气候针沉，
气若不来至，指甲切其经。
次提针向病，针退天地人，
补必随经刺，令他吹气频。
随吹随左转，逐归天地人，
待气停针久，三弹更熨温。
出针口吸气，急急闭其门，
泻欲迎经取，吸则内其针。
吸时须右转，依次进天人，
转针仍复吸，依法要停针。
出针吹口气，摇动大其门。

（《针灸大成》）

3. 刺法起玄歌

八法神针妙，飞腾法最奇，
砭针行内外，水火就中推。
上下交经走，疾如应手驱，
往来依进退，补泻逐迎随。
用似船推舵，应如弩发机。
气聚时间散，身疼指下移。
这般玄妙诀，料得少人知。

（《针灸大成》）

4. 补泻雪心歌

行针补泻分寒热，泻寒补热须分别。
拈指向外泻之方，拈指向内补之诀。
泻左须当大指前，泻右大指当后曳。
补左次指向前搓，补右大指往上曳。
如何补泻有两般，盖是经从两边发。
补泻又要识迎随，随则为补迎为泻。
古人补泻左右分，今人乃为男女别。
男女经脉一般生，昼夜循环无暂歇。
两手阳经上走头，阴经胸走手指辍。
两足阳经头走足，阴经上走腹中结。
随则针头随经行，迎则针头迎经夺。
更为补泻定吸呼，吸泻呼补真奇绝。
补则呼出却入针，要知针用三飞法。
气至出针吸气入，疾而一退急扪穴。
泻则吸气方入针，要知阻气通身达。
气至出针呼气出，徐而三退穴开禁。
此诀出自梓桑君，我今授汝心已雪。

正是补泻玄中玄，莫向人前轻易说。

（《针灸聚英》）

四、主治歌诀

1. 四总穴歌

肚腹三里留，腰背委中求，
头项寻列缺，面口合谷收。

（《乾坤生意》）

2. 回阳九针歌

哑门劳宫三阴交，涌泉太溪中脘接，
环跳三里合谷并，此是回阳九针穴。

（《针灸聚英》）

3. 马丹阳天星十二穴歌诀

三里内庭穴，曲池合谷接，
委中配承山，太冲昆仑穴，
环跳与阳陵，通里并列缺。
合担用法担，合截用法截，
三百六十穴，不出十二诀。

4. 千金十穴歌诀

三里内庭穴，肚腹中妙诀。
曲池与合谷，头面病可彻。
腰背痛相连，委中昆仑穴。
胸项如有痛，后溪并列缺。
环跳与阳陵，膝前兼腋胁。

可补即留久，当泻即疏泄。

三百六十名，一十干金穴。

（《针灸歌赋》）

5. 十三鬼穴歌诀

百邪癫狂所为病，针有十三穴须认，

凡针之体先鬼宫，次针鬼信无不应，

一一从头逐一求，男从左起女从右，

一针人中鬼宫停，左边下针右出针，

第二手大指甲下，名鬼信刺三分深，

三针足大指甲下，名曰鬼垒入二分，

四针掌后大陵穴，入寸五分为鬼心，

五针申脉名鬼路，火针三下七锃锃，

第六却寻大椎上，入发一寸名鬼枕，

七刺耳垂下五分，名曰鬼床针要温，

八针承浆名鬼市，从左出右君须记，

九针间使鬼营上，十针上星名鬼堂，

十一阴下缝三壮，女玉门头为鬼藏，

十二曲池名鬼臣，火针仍要七锃锃，

十三舌头当舌中，此穴须名是鬼封，

手足两边相对刺，若逢孤穴只单通，

此是先师真口诀，狂猖恶鬼走无踪。

6. 行针指要歌

或针风，先向风府百会中；

或针水，水分夹脐上边取；

或针结，针着大肠泻水穴；

或针劳，须向膏肓及百劳；

或针虚，气海丹田委中奇；

或针气，膻中一穴分明记；

或针嗽，肺俞风门须用灸；

或针痰，先针中脘三里间；

或针吐，中脘气海膻中补；

翻胃吐食一般针，针中有妙少人知。

（《针灸聚英》）

7. 玉龙歌

扁鹊授我玉龙歌，玉龙一试绝沉疴，
玉龙之歌真罕得，流传千载无差讹。
我今歌此玉龙诀，玉龙一百二十穴，
医者行针殊妙绝，但恐时人自差别。
补泻分明指下施，金针一刺显明医，
伛者立伸偻者起，从此名扬天下知。
中风不语最难医，发际顶门穴要知，
更向百会明补泻，即时苏醒免灾危。
鼻流清涕名鼻渊，先泻后补疾可痊，
若是头风并眼痛，上星穴内刺无偏。
头风呕吐眼昏花，穴取神庭始不差，
孩子慢惊何可治，印堂刺入艾还加。

头项强痛难回顾，牙疼并作一般看，
先向承浆明补泻，后针风府即时安。
偏正头风痛难医，丝竹金针亦可施，
沿皮向后透率谷，一针两穴世间稀。
偏正头风有两般，有无痰饮细推观，
若然痰饮风池刺，倘无痰饮合谷安。
口眼㖞斜最可�磋，地仓妙穴连颊车，
㖞左泻右依师正，㖞右泻左莫令斜。

不闻香臭从何治，迎香二穴可堪攻，
先补后泻分明效，一针未出气先通。
耳聋气闭痛难言，需刺翳风穴始痊，
亦治项下生瘰疬，下针泻动即安然。
耳聋之症不闻声，痛痒蝉鸣不快情，
红肿生疮须用泻，宜从听会用针行。
偶尔失音言语难，哑门一穴两筋间，
若知浅针莫深刺，言语音和照旧安。
眉间疼痛苦难当，攒竹沿皮刺不妨，
若是眼昏皆可治，更针头维即安康。
两睛红肿痛难熬，怕日羞明心自焦，
只刺睛明鱼尾穴，太阳出血自然消。
眼痛忽然血贯睛，羞明更涩最难睁，
须得太阳针出血，不用金刀疾自平。
心血炎上两眼红，迎香穴内刺为通，
若将毒血搐出后，目内清凉始见功。

脊背强痛泻人中，挫闪腰疼亦可攻，
更有委中之一穴，腰间诸疾任君攻。
肾弱腰疼不可当，施为行止甚非常，
若知肾俞二穴处，艾火频加体自康。
环跳能治腿股风，居髎二穴认真攻，
委中毒血更出尽，愈见医科神圣功。
膝腿无力身立难，原因风湿致伤残，
倘知二市穴能灸，步履悠然渐自安。
髋骨能医两腿疼，膝头红肿不能行，
必针膝眼膝关穴，功效须臾病不生。
寒湿脚气不可熬，先针三里及阴交，
再将绝骨穴兼刺，肿痛顿时立见消。

肿红腿足草鞋风，须把昆仑二穴攻，
申脉太溪如再刺，神医妙诀起疲癃。
脚背疼起丘墟穴，斜针出血即时轻，
解溪再与商丘识，补泻行针要辨明。
行步艰难疾转加，太冲二穴效堪夸，
更针三里中封穴，去病如同用手拿。
膝盖红肿鹤膝风，阳陵二穴亦堪攻，
阴陵针透尤收效，红肿全消见异功。

腕中无力痛艰难，握物难移体不安，
腕骨一针虽见效，莫将补泻等闲看。
急疼两臂气攻胸，肩井分明穴可攻，
此穴原来真气聚，补多泻少应其中。
肩背风气连臂疼，背缝二穴用针明，
五枢亦治腰间痛，得穴方知疾顿轻。
两肘拘挛筋骨连，艰难动作欠安然，
只将曲池针泻动，尺泽兼行见圣传。
肩端红肿痛难当，寒湿相争气血狂，
若向肩髃明补泻，管君多灸自安康。
筋急不开手难伸，尺泽从来要认真，
头面纵有诸般症，一针合谷效通神。
腹中气块痛难当，穴法宜向内关防，
八法有名阴维穴，腹中之疾永安康。
腹中疼痛亦难当，大陵外关可消详，
若是胁疼并闭结，支沟奇妙效非常。
脾家之证最可怜，有寒有热两相煎，
间使二穴针泻动，热泻寒补病俱痊。
九种心痛及脾疼，上脘穴内用神针，
若还脾败中脘补，两针神效免灾侵。

痔漏之疾亦可憎，表里急重最难禁，
或痛或痒或下血，二白穴在掌后寻。
三焦热气壅上焦，口苦舌干岂易调，
针刺关冲出毒血，口生津液病俱消。
手臂红肿连腕疼，液门穴内用针明，
更将一穴名中渚，多泻中间疾自轻。
中风之症症非轻，中冲二穴可安宁，
先补后泻如无应，再刺人中立便轻。
胆寒心虚病如何，少冲二穴最功多，
刺入三分不着艾，金针用后自平和。
时行疟疾最难禁，穴法由来未审明，
若把后溪穴寻得，多加艾火即时轻。
牙疼阵阵苦相煎，穴在二间要得传，
若患翻胃并吐食，中魁奇穴莫教偏。
乳蛾之症少人医，必用金针疾始除，
如若少商出血后，即时安稳免灾危。
如今隐疹疾多般，好手医人治亦难，
天井二穴多着艾，纵生瘰疬灸皆安。
寒痰咳嗽更兼风，列缺二穴最可攻，
先把太渊一穴泻，多加艾火即收功。

痴呆之症不堪亲，不识尊卑枉骂人，
神门独治痴呆病，转手骨开得穴真。
连日虚烦面赤妆，心中惊悸亦难当，
若将通里穴寻得，一用金针体便康。
风眩目烂最堪怜，泪出汪汪不可言，
大小骨空皆妙穴，多加艾火疾应痊。
妇人吹乳痛难消，吐血风痰稠似胶，
少泽穴内明补泻，应时神效气能调。

满身发热痛为虚，盗汗淋淋渐损躯，
须得百劳椎骨穴，金针一刺疾俱除。
忽然咳嗽腰背疼，身柱由来灸便轻，
至阳亦治黄疸病，先补后泻效分明。
肾败腰虚小便频，夜间起止苦劳神，
命门若得金针助，肾俞艾灸起遭。
九般痔疾最伤人，必刺承山效若神，
更有长强一穴是，呻吟大痛穴为真。

伤风不解嗽频频，久不医时劳便成，
咳嗽须针肺俞穴，痰多宜向丰隆寻。
膏肓二穴治病强，此穴原来难度量，
斯穴禁针多着艾，二十一壮亦无妨。
腠理不密咳嗽频，鼻流清涕气昏沉，
须知喷嚏风门穴，咳嗽宜加艾火深。
胆寒由是怕惊心，遗精白浊实难禁，
夜梦鬼交心俞治，白环俞治一般针。
肝家血少目昏花，宜补肝俞力便加，
更把三里频泻动，还光益血自无差。
脾家之症有多般，致成翻胃吐食难，
黄疸亦须寻腕骨，金针必定夺中脘。

无汗伤寒泻复溜，汗多宜将合谷收，
若然六脉皆微细，金针一补脉还浮。
大便闭结不能通，照海分明在足中，
更把支沟来泻动，方知妙穴有神功。
小腹胀满气攻心，内庭二穴要先针，
两足有水临泣泻，无水方能病不侵。
七般疝气取大敦，穴法由来指侧间，

诸经俱载三毛处，不遇师传隔万山。

传尸劳病最难医，涌泉出血免灾危，

痰多须向丰隆泻，气喘丹田亦可施。

浑身疼痛疾非常，不定穴中细审详，

有筋有骨须浅刺，灼艾临时要度量。

劳宫穴在掌中寻，满手生疮痛不禁，

心胸之病大陵泻，气攻胸腹一般针。

哮喘之症最难当，夜间不睡气逞逞，

天突妙穴宜寻得，膻中着艾便安康。

鸠尾独治五般痫，此穴须当仔细观，

若然着艾宜七壮，多则伤人针亦难。

气喘急急不可眠，何当日夜苦忧煎，

若得璇玑针泻动，更取气海自安然。

肾强疝气发甚频，气上攻心似死人，

关元兼刺大敦穴，此法亲传始得真。

水病之疾最难熬，腹满虚胀不肯消，

先灸水分并水道，后针三里及阴交。

赤白妇人带下难，只因虚败不能安，

中极补多宜泻少，灼艾还须着意看。

吼喘之证嗽痰多，若用金针疾自和，

俞府乳根一样刺，气喘风痰渐渐磨。

伤寒过经犹未解，须向期门穴上针，

忽然气喘攻胸膈，三里泻多须用心。

脾泄之症别无他，天枢二穴刺休差，

此是五脏脾虚疾，艾火多添病不加。

口臭之疾最可憎，劳心只为苦多情，

大陵穴内人中泻，心得清凉气自平。

（《扁鹊神应针灸玉龙经》）

8. 杂病十一穴歌

攒竹丝空主头疼，偏正皆宜向此针，
更去大都徐泻动，风池针刺三分深；
曲池合谷先针泻，永与除疴病不侵，
依此下针无不应，管教随手便安宁。

头风头痛与牙疼，合谷三间两穴寻，
更向大都针眼痛，太渊穴内用针行；
牙疼三分针吕细，齿痛依前指上明，
更推大都左之右，交互相迎仔细寻。

听会兼之与听宫，七分针泻耳中聋，
耳门又泻三分许，更加七壮灸听宫；
大肠经内将针泻，曲池合谷七分中，
医者若能明此理，针下之时便见功。

肩背并和肩肘痛，曲池合谷七分深，
未愈尺泽加一寸，更于三间次第行；
各入七分于穴内，少风二府刺心经，
穴内深浅依法用，当时蠲疾两之轻。

咽喉以下至于脐，胃脘之中百病危，
心气痛时胸结硬，伤寒呕哕闷涎随；
列缺下针三分许，三分针泻到风池，
二指三间并三里，中冲还刺五分宜。
汗出难来到腕骨，五分针泻要君知，
鱼际经渠并通里，一分针泻汗漓漓；
二指三间及三里，大指各刺五分宜，

汗至如若通遍体，有人明此是良医。

四肢无力中邪风，眼涩难开百病攻，
精神昏倦多不语，风池合谷用针通；
两手三间随后泻，三里兼之与太冲，
各入五分于穴内，迎随得法有奇功。

风池手足指诸间，右瘓偏风左曰瘫，
各刺五分随后泻，更灸七壮便身安；
三里阴交行气泻，一寸三分量病看，
每穴又加三七壮，自然瘫瘓即时安。

肘痛将针刺曲池，经渠合谷共相宜，
五分针刺于两穴，疟病缠身便得离；
未愈更加三间刺，五分深刺莫犹疑，
又兼气痛憎寒热，间使行针莫用迟。

腿胯腰疼痞气攻，髋骨穴内七分穷，
更针风市兼三里，一寸三分补泻同；
又去阴交泻一寸，行间仍刺五分中，
刚柔进退随呼吸，去疾除病拈指功。

肘膝痛时刺曲池，进针一寸是相宜，
左病针右右针左，依此三分泻气奇；
膝痛二寸针犊鼻，三里阴交要七吹，
但能仔细寻其理，劫病之功在片时。

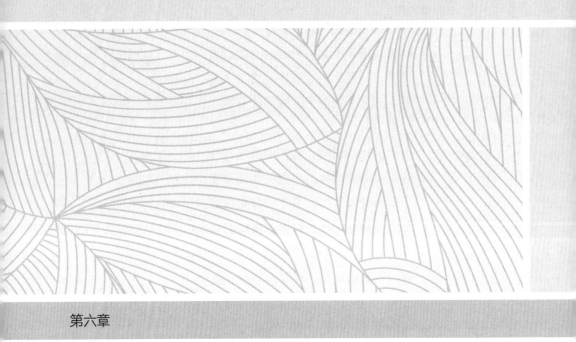

第六章

经穴的现代研究

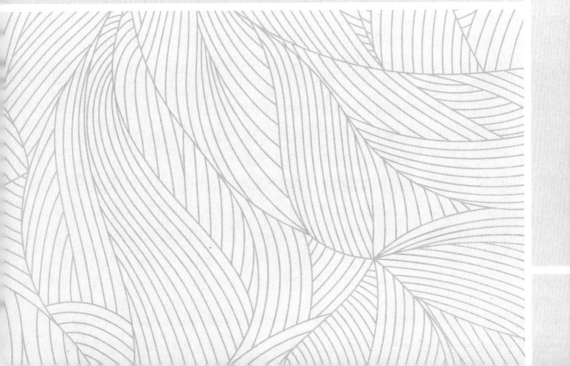

经络理论是中医学基本理论的一个重要核心。中医学认为经络是以十四经脉为主体，网络周布全身的一个复杂系统。它在内联络五脏六腑，在外分布于五官七窍、四肢百骸，沟通表里内外，将人体的各部分连接成一个有机的整体。经络学说以系统和整体的观点看待人体的生命活动，强调人体各部分之间的相互联系、相互制约，及其与外环境的统一平衡。中华人民共和国成立以来经络一直是我国科学研究的一项重大课题。1956年就被列为第一次全国自然科学研究规划的重点项目。之后，又相继被列为国家科委的重点攻关项目"七五"国家攀登计划、"八五"和"九五"以及国家科技部的"973"计划，使我国的经络研究在循经感传、经脉脏腑相关、经脉循行线理化特性三个方向不断发展，逐步深入。

一、循经感传

循经感传现象，是古人创立经络学说的一个重要依据，虽然在古代医籍中无专有名词，但对该现象的描绘却十分丰富，其中得气、气至病所是高频词。随着针灸研究的开展，循经感传现象不仅是临床现象，更是阐明经络实质与经络现象的一个研究方向。大量人群的调查和广泛的临床实践研究表明：循经感传是在人群之中较为普遍存在的一种正常生命现象。其指沿经脉出现的特殊感觉传导，即当患者接受针灸治疗时，常会在经脉路线上出现感觉传导或感觉异常现象，表现为酸、胀、麻、蚁走感等，并沿着经络路线扩散。对此现象有许多不同称呼，如"经络敏感现象""经络感应现象""针刺感传现象"等。1979年，全国第一届针灸针麻学术讨论会将其名称统一，称为"循经感传现象"，简称"循经感传"。

由于循经感传现象具有循经性、效应性和可阻滞性等特征，在针灸临床治病过程中应用激发感传，使之"气至病所"，往往产生更好的疗效，这些都为循经感传机理研究提供了一些宝贵的线索和良好的基础。从 20 世纪 50 年代至今，研究者对循经感传现象的客观存在进行了大量的研究，深入探讨了循经感传的发生条件、主要特征、生物学意义等内容，对揭示针灸作用原理具有重要意义。

福建省中医药研究院通过应用脑诱发电位地形图的技术，发现：①无论是循经感传显著者或是无感传者通过模拟感传，其感传路线与大脑皮层第一体觉区电地形图的空间分布是一致的；②对循经感传显著的志愿者观察结果表明，未加压阻滞循经感传时，在皮层体觉区的下肢和面部代表区同时出现了高电位反应，当以机械压迫阻滞感传，皮层体觉诱发电位地形图上只在下肢代表区出现一个反应，这一结果显示循经感传可被压迫所阻滞。为"外周动因激发"是产生循经感传的决定因素的设想提供了有力的实验证据。

经过研究探索发现，穴位的三维位置均处于各种"结缔组织结构"之中，这是一种十分复杂的特异性组织结构。其中的胶原纤维呈液态结构，具有高效传输红外光的功能和黏弹性；组织中富集有钙、磷等 8 种元素，穴位区域富集肥大细胞以及平行的毛细血管网络，后者的平行方向与经脉方向一致，从而发现了一种组织液沿着经脉作长程输运的通道；组织中的多糖水凝胶体系的流变力学特性，可以十分灵敏地将穴位处的各种物理刺激转换为各种电信号，有可能通过透明质酸的长链分子传至相关脏器的细胞膜上；肥大细胞膜受到力、热、红外光的刺激后，膜上钙离子通道上起开关作用的 TRPV 蛋白分子即行打开，钙离子进入膜内，随即诱发肥大细胞释放组胺，从而导致微血管的扩张和血流量的增加，使得该处的组织液的液量和液压也随之增加。

针灸刺激作用于针灸部位后，直接或间接地激活肥大细胞，肥大细胞释放 P 物质、5- 羟色胺、组织胺、缓激肽、趋化因子等化学物质，作用于神经—内分泌—免疫网络，转化为生物有效信息，生物有效信息通过神经—内分泌—免疫网络等复杂系统传导、整合，从而对靶器官发挥作用，产生针刺效应。不论刺激的是肥大细胞或是神经末梢，最终针刺的效应信息都会在肥大细胞与神经之间相互传递，在穴位注射钙离子络合剂后，针刺的效应降低，同时穴位处的肥大细胞脱颗粒率下降，提示钙离子与肥大细胞关系密切，是针刺有效信息启动的关键因素之一。

二、经脉脏腑相关

经络是经脉脏腑间运行气血的联络系统，结合古人治疗疾病的大量临床实践和对人体的解剖观察，早在《黄帝内经》时代就形成了系统的经络理论，提出了"心主血脉""肺主气"的论点。经脉脏腑相关理论则是经络理论的核心，经络和经脉脏腑相关研究体现了中医的整体观。

穴位是脏腑经脉之气输注于体表的部位，穴位的存在不是孤立、散乱的，而是与经脉、脏腑密切联系的。过去，在考虑提高针灸疗效时，常常将刺入穴位的准确性作为相关因素之一。近几年，有学者认为穴位是活动的。即当机体内脏功能出现异常时，穴位也从相应的沉寂状态转向敏化状态，从而使穴位的大小和功能发生改变，进而有可能通过穴位刺激对内脏活动产生明显的调节作用。研究认为，经穴与内脏的联系除存在躯体—背根节—内脏间神经"短反射"通路外，还存在通过中枢的"长反射"通路。实际上，后者在针刺对内脏功能活动的调节中发挥着至关重要的作用。

随着科学技术的进步和新技术、新方法的运用，经脉脏腑相关的研究从过去器官—细胞水平的研究深入到分析针刺对内脏细胞分子水平活动调节的机理水平。例如，针刺心包经内关等穴，可提高动物缺血—再灌注心脏心肌细胞肌浆网相关基因的表达，从而减轻心脏损伤的程度。电针胃经可降低胃黏膜损伤指数，显著提高胃黏膜损伤大鼠胃黏膜组织相关基因水平，并明显优于电针胆经。电针足阳明经四白、足三里穴可能通过对胃窦及延髓生长抑素含量的改变，调节胃黏膜血流量，促进胃黏膜损伤的修复。用电生理学结合形态学示踪技术研究的结果提示心包经与心脏之间的联系主要通过 C7-T2 段的背根和腹根，心经与心脏的双标神经细胞的峰值在 C6-7。针刺溃疡性结肠炎大鼠的气海穴和天枢穴，可上调结肠黏膜和脾脏的抗炎细胞因子 IL-1ramRNA 表达，降低 IL-1β mRNA、IL-6mRNA 及 iNOSmRNA 表达，从而有效地控制溃疡性结肠炎已启动的炎症和免疫级联反应。这些结果表明，体内免疫调节网络参与针刺经穴对胃肠活动的调节过程。

三、穴区理论

人体是一个有机的整体，其内脏和体表各组织存在着一定的对应关系。内脏的疾病，可以通过经络感传等途径，将其病理信息输送到体表的相应，而穴区治疗方法正是这一理论的体现。以头针和腕踝针为例。

头针，又称为头皮针，是指针刺头皮一定刺激区以达到治病的目的。该法是中医针灸方法与现代医学大脑皮层功能定位头皮投射相结合的产物。头皮针法早在 20 世纪 50 年代就有人提出，但真正在临床上推广则在 20 世纪 70 年代以后。目前主要有头皮针穴名标准化方案、焦顺发头皮针穴名体系和方云鹏头皮针穴名体系。其中头皮针穴名标准化方案为目前国际上通用的标准；而临床实际运用中，则以取穴简便、便于记忆的山西焦顺发所提出的头皮针穴位影响较大。

腕踝针疗法始见于张心曙撰写的《腕踝针》一书，于 1975 年正式定名为"腕踝针疗法"，该法是在应用电刺激治疗疾病的基础上，将中医经络学说理论和现代神经理论相结合的产物。腕踝针疗法以人体前后正中线为标线，将身体两侧由前向后划分为 6 个纵区，并在双侧腕踝部各设 6 个进针点，通过针刺点刺激皮下以治疗全身的疾病。从经络学说来看，人体十二正经中，手六经皆通过腕部，足六经皆通过踝部，腕踝区域中比较集中地分布着六条经脉，同时该部位的穴位具有较好的远端治疗效果，因此在此处针刺可以达到远端治疗目的。从现代医学角度来看，腕踝针疗法通过针刺，可以兴奋游离的神经末梢、毛囊感受器、各种特殊结构的环层小体等，然后由C类神经纤维将兴奋传至大脑，再由大脑进一步整合，最后给病变部位发出良性信息，从而产生治疗作用。

四、全息理论

全息是指整体上的任何一部分或母系统中的任何一个子系统，都包含着整体或母系统的全部信息。这一现象早在先秦时期就已为人们所认识并运用到养生实践之中。如《灵枢·五色》的面部色诊理论，但当时并无全息这一概念。直至1848年，德国物理学家盖伯和罗杰斯发明光学全息术，据此提出全息概念，随着全息概念的引申、发展与完善，全息理论应运而生。目前广泛应用于治疗和养生的耳穴、足底反射等均是基于全息理论。

耳穴疗法是指用特定的针具或其他特定的物质刺激耳郭穴位的一种方法。中医认为人体的十二经脉与耳有着密切的联系，当人体内部发生疾病时，在耳郭相对应的部位就会出现阳性反应，此时通过对耳部相应区域的刺激即可对人体内的机能变化进行相应的调整，从而起到疏通经络、调整气血的作用。现代医学认为耳郭与神经系统同源于外胚层，许多内脏器官、肌肉与耳的软骨肌皮同源于中胚层。因此，从组织胚胎学的观点看，耳郭与大脑、神经系统、脑垂体以及内脏、躯干等各组织器官之间具有密切相关性。1957年法国医学博士诺吉尔发表了通过自己实践绘制出的第一幅载有42个耳穴、形如倒置胎儿的《耳针治疗点图》，是当时世界认可度最高的耳穴图。在诺吉尔耳穴图的基础上，到20世纪60年代，中国耳穴发展到近100个，目前广泛应用于临床多个系统疾病的诊断与治疗。

古人很早就对足的重要性有了一定的认识，其历史可追溯到两千多年前。《灵枢·根结》中记载"人体的足六经根于足，是足六经经气的根部所在"。《黄帝内经》中就已认识到将足部作为治疗点的重要性，连脉诊中都涉及足部的穴位，如太冲脉（肝气）、冲阳脉（胃气）、太溪脉（肾气）等。《太清导引养生经》中记载"竖足五趾，愈腰脊痛不能反顾者"即是通过刺激足底起到治病养生的作用。1913年美国医生威廉·菲兹杰拉德出版了 Reflexology for good health（《反射区健康疗法》）一书，书中首次提出了足底反射区疗法。认为在人体纵向排列着10条可传递刺激的线，且引起这一刺激的起始部位就在足底，足底还存在横向的线，可将刺激传递到人体的横断面，因此足底的纵横交叉点就是特定脏器的刺激点和反射点，并在美国各地掀起足底反射区疗法热。现代传统中医理论认为双足是人体的"第二心脏"，关联着五脏六腑和各个器官，通过对足底部相应区域的刺激，可以调节人体脏腑气血功能紊乱和阴阳平衡失调状态，最终达到祛除疾病、强壮身体的目的。

五、敏化学说

穴位与经络、脏腑相关联，是疾病的反应点和治疗的刺激点。经过研究发现，穴位并不是一成不变的，而是动态变化着的，其具有敏化特性。穴位敏化则是指穴位的状态、性质和功能在生理、心理和外界环境的刺激作用下快速发生的应对变化而形成的新的状态、性质和功能。

穴位敏化主要具有形态敏化、痛敏化、热敏化、电敏化等方面。①穴位形态敏化，指当机体病变时，穴位以及局部皮肤的色泽和形态会发生改变，出现诸如皮肤的松弛、凹陷、斑丘疹、脱屑、皮下结节、瘀点、瘀斑、白斑等，临床上可通过触诊探查穴位形态敏化的存在，来协助诊断和治疗；②穴位痛敏化，指疾病发生时，相关经络或部位的穴位表现出对刺激敏感的痛阈值降低，对疼痛敏感性显著增强，也称为"反应点""阿是穴"或"压痛点",对临床治疗有着较好的指导意义;③穴位热敏化,指在疾病发生的情况下,相关的经络穴位部位对艾灸产生的热十分敏感,热刺激后会产生一系列明显的特殊反应,包括出现一个或多个局部不热远部热、表面不热深部热的热感,甚至非热感(酸、胀、压、重、痛、麻等),而其他未热敏的穴位对艾灸热仅产生局部和表面的热感,临床治疗中会选择这些敏化点进行艾灸治疗,效果理想;④穴位电敏化,是指疾病发生时,穴位的皮肤电位、电阻、电势差、导电量值等发生改变(增大、减小、失衡等)的状态。当患者生病时,穴位电敏的特性则可以检测出病变的脏腑和部位,从而采取针对性的治疗措施。随着疾病的发生发展和变化,穴位敏化的形式和程度也会有着不同的变化,可以有一种或几种穴位敏化现象的出现,各种敏化现象的程度也会有不同,但都会对应不同疾病的不同状态。

穴位敏化可以出现在身体的各个部位,敏化穴位分布与疾病、脏腑组织相关,遵循经络辨证、脏腑辨证、阿是穴等规律;与相应病变脏腑和部位有一定的对应关系,如胃病患者的疾病反应多出现在胃俞穴及其局部;与脏腑疾病的变化密切相关,即敏化穴位的性质、数量、敏化程度的强弱等均与疾病的变化相关,当病变轻、发病缓,集体的敏化穴位则数量少或没有,敏化程度也轻;当疾病程度加重时,则敏化穴位的数量会骤增,敏化程度较重;这一规律的发现对临床疾病的诊断和治疗具有积极的指导意义。

六、激活学说

穴位特异性研究是目前针灸研究领域的热点与难点,穴位特异性研究包括两个方面,一是结构特异性,即穴位具有特定的组织结构和物理生物属性;二是功能特异性,即穴位的效应特异性。随着20世纪90年代出现的可以研究活体脑神经细胞活动的新技术——脑功能磁共振成像的出现,极大地促进了"穴位功能特异性"的研究。发现刺激某个穴位或穴组,可在脑功能成像上观察到具有显著意义的脑功能激活区域；研究者认为穴位对应的脑结构具有区域特异性，这些脑结构区与其支配的脏腑器官有着直接或间接的联系，针刺穴位通过激活脑部特定功能区进而发挥治疗疾病的作用。

例如，针刺足三里穴后，中央前回、左侧岛叶激活，出现脑功能活动增加，而这些脑区与肢体的感觉和运动相关，为临床针刺足三里治疗肢体运动障碍提供了证据。针刺左侧合谷穴后，可同时激活中央后回初级感觉皮质的手部投射区和面口投射区，而且同时激活了面口部的运动皮质，在一定程度上为临床"面口合谷收"理论提供了客观证据。同时，穴位的不同刺激方法、刺激强度的差异均会引起激活脑区在部位或强度上的差异。如对内关穴进行手针与电针不同刺激方法比较时，虽然两者有共同激活的脑区，但在激活区域的体积、强度方面二者表现出差异。

虽然目前诸多研究者利用脑功能磁共振成像技术做了大量工作，无论单个穴位研究还是不同穴位研究，均认为穴位通过激活相应脑功能区域发挥作用，初步探讨了穴位功能特异性的存在；但穴位与经络是复杂的结构与系统，其产生作用的过程与途径亦复杂难解，且中枢功能的复杂及脑区间的协调作用也是一个复杂的系统，目前的激活研究尚停留在针刺单一或组合穴位对脑功能区域影响的阶段，仍处于探索阶段，如何充分地运用脑成像解释穴位功能有待更深入研究的开展。

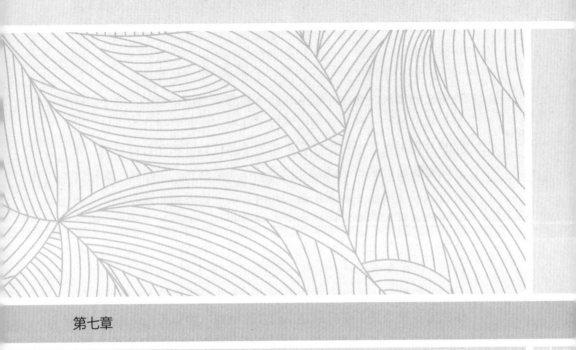

第七章

经穴的转化应用

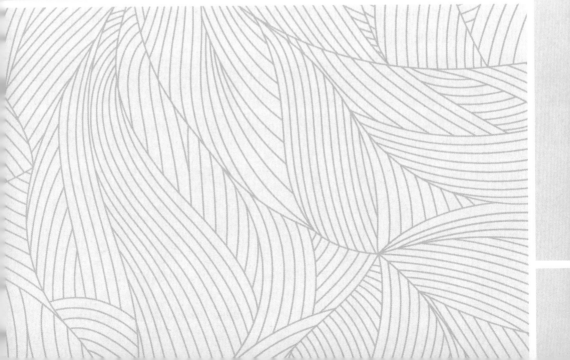

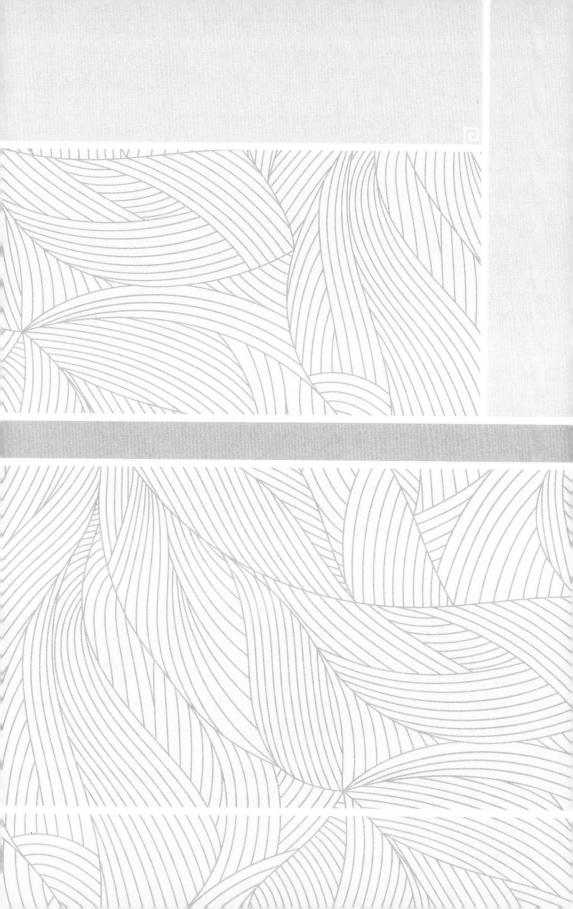

现代针灸诊疗仪器的研制作为中医工程学科的一个分支，在针灸学发展的基础上吸取了现代电子技术、医学工程、医疗仪器的理论，经过临床实践逐渐产生。半个世纪以来针灸诊疗仪器得到了广泛的运用，在提高针灸疗效中发挥着重要作用，已经成为国内外针灸临床不可缺少的医疗器械。为了满足临床治疗的需要，各种针灸诊疗仪器应运而生，使针灸治疗器材在提高针灸疗效、简化操作、治疗的定量化等方面取得了一定的成绩。近10年来，电针仪的研制更多地采用了新的技术，功能方面更趋于多样化、智能化，促进了电针在临床中的应用。

一、经络调理类

经络导通治疗仪，是一种新概念的经络穴位治疗仪，根据生物电子运动平衡理论研制而成，它使用低频率、弱电流的高电压，通过电极作用于经络穴位。该仪器针对偏瘫康复治疗中针灸治疗的实际要求，旨在通过调理经络运动平衡来实现偏瘫患者运动神经恢复而设计，具有多刺激电极、刺激参数可调，可以根据经穴匹配关系制定刺激程序，形成治疗方案存储于内部存储器中等诸多特点，它既可以作为一种针灸治疗产品，也可以作为一台实验仪器。

便携式电脑音乐治疗仪是根据人体对电流刺激的适应性而设计的，并取得了一定的研究进展，使用者在听音乐的同时得到治疗，从而达到防治疾病和康复机体的目的。音乐电治疗仪采用87C552作为CPU，可由PWM产生20多种不同的输出波形，这些不同的波形是根据不同的处方由不同的软件生成的，用于各种疾病的治疗和保健，它既适用于医院临床，也便于家庭、个人使用。

采用电生理脉冲和远红外温热功能相结合的"医用数码电针治疗仪"，以毫针或皮肤电极将其导入穴位或体表组织，可通过神经传导或"经络感传"作用于处于病理状态的器官及功能失调的脏腑，促使神经－内分泌功能重新调整，可改善心肺及消化系统功能，促进血液循环与细胞代谢，增强免疫功能，有利于组织修复以及器官功能恢复正常。

二、穴位刺激类

相对于经络调理，穴位刺激类仪器的种类更为繁多。应用最为广泛的当属电针治疗仪，该仪器是毫针与脉冲电技术相结合并用于临床的一种治疗方法，由于在止痛、镇静、促进气血运行、调整肌张力等方面具有一定的优势，可替代人做较长时间的持续运针，能节省大量人力劳动，尤其是电针治疗仪的刺激量可以量化和规范化，目前已成为临床普遍使用的针灸治疗设备。电针治疗仪从原始的直流电针机到现在的各种新型治疗仪，经历了几十年的变革。

目前的电针治疗仪几乎都采用集成电路技术或单片机控制技术，其优点是电路简化，稳定可靠，可调范围大。由于不同病种有着不同的病理机制，电脉冲治疗的参数各有特点，经临床反复验证后各种单病种电针治疗仪已问世并用于临床，如颈椎病治疗仪、降压治疗仪、鼻炎治疗仪、心绞痛治疗仪、糖尿病治疗仪、哮喘治疗仪等都是针对不同病种而设计的。电针镇痛的实验研究表明，频率不同的脉冲刺激可使脊髓释放不同的镇痛物质，研究表明临床应用的电针治疗仪要具有不同频率、波形等的变化，因此产生了调制波电针仪。

基于针刺基本补泻法，科研工作者根据提插时用力轻重和速度快慢变化，与电刺激中刺激的脉冲波形、频率、强度变化和持续时间等的关系，将那些传统手法特征映射到电信号参数中，建立起一一对应的关系，以传统针法作为电针波形设计的根据，通过不同电针脉冲电刺激的输出达到传统针法的特点，从而实现模拟传统提插补泻手法的作用。手法治疗仪实现了传统中医针灸手法向电气参数域的映射，解决了在现代信号发生器平台上实现针刺手法治疗的问题。针刺手法针疗仪，将12种常用针刺手法的群组编码生物信息作为电脉冲信号源，经过放大输出至针疗仪的电极，按照生物信息反馈疗法原理使仪器能针对不同病人个体准确表达和量化针刺手法作用方式与强度。将电刺激疗法与针刺手法完美结合研制而成的针刺手法针疗仪是电针仪发展过程中的一个重大创新，为今后针刺效应及机理研究、电针疗法的发展开辟了新思路。

电热针治疗仪的研制进一步拓展了治疗仪的治疗功能。电热针的主要特点是能提高并控制针体的温度，起到针刺、灸疗、温针灸、火针等综合治疗效应。电热针的外观和普通针灸针基本相同，但电热针通过特种电阻材料处理，在针柄上安有一个针柄电极，在针刺入人体后，接通热针仪，电流通过针内的电阻，转变为热能，针体即可均衡发热，仪器面板上直接由数字显示出热针温度，热针温度可在 $30 \sim 80\,℃$ 范围内任意调节，并保持恒定的温度。

研究发现灸法并不单纯是温热效应，而是温热、灸药、光谱辐射三者综合作用的结果。因此，科研人员将传统中医灸疗理论与现代科学技术相结合，应用光学技术的红外线热灸仪，仿真技术的仿艾灸疗仪，红外线和药物结合的电热熨药灸仪等都在应运而生。这些利用远红外线或近红外线照射人体穴位，能产生热效应或热外效应，起到温经通络、活血化瘀的作用，达到传统灸疗的效果，而且输出剂量可调、无烟，患者易于接受。单片微处理器控制的八道自动控温灸疗仪，由灸头、加热单元、测温单元和显示单元等部分构成，其灸头由加热元件、测温元件组成，可外置药垫，仪器能模拟温灸、药灸、雀啄灸和温针灸等基本灸法，能对8个灸头独立加热和控温，具有温度和时间设定，温度和时间显示，以及异常报警和保护功能。BME-504型中医灸疗仪是在对传统中医灸法的治疗条件与机理、穴位热物理过程、温度场分布、人体对不同温度热刺激的敏感程度和耐受时间等多方面研究的基础上，开发的一种全新的由微计算机控制，能自动测温和控温的新型灸疗仪。其临床疗效肯定，可替代传统灸法，既保证了疗效，又继承了传统灸法，并且具有无痛、无菌、无环境污染等诸多优点。

随着针灸治疗仪的不断创新和发展，国内外又出现了激光针灸仪。因为激光具有高亮度、单色性好、相干性好、指向性好的特性，以及具有热效应、机械效应、光化效应、电磁效应等生物作用，所以，激光在针灸治疗中就有了更加广泛的应用：一方面出现了一机可输出多种波长的激光，可以获得红外激光、可见光等多种特性，使不同的激光在临床应用上得到互补，提高治疗效果；另一方面，半导体激光针灸仪器的研制使其在针灸临床上呈现出较明显的优势，特别在低功率激光治疗中占有越来越重要的地位。

激光针灸疗法是用小功率输出的激光束来代替传统的金属针，对穴位（或患处）进行照射以产生生物刺激作用来达到治疗目的的一种治疗方法。它既可以起到传统灸疗的作用，也可以在穴位内产生一定的针感，起到类似针刺治疗的作用，故称为激光针灸。就一般情况而言，小剂量激光起兴奋作用，大剂量起抑制作用。激光剂量的大小主要取决于入射光的波长、功率、照射时间和生物组织对它的吸收。目前，我国最为常用的 He-Ne 激光，就是采用连续型 He-Ne 气体激光器作为激光源，能穿透 $10 \sim 15mm$ 深的组织，可代替银针来刺激穴位，由于 He-Ne 激光穴位治疗仪输出功率较小，故仅能用于浅刺穴位弱刺激时使用。小剂量的 He-Ne 激光能刺激各种酶的活性变化，提高血液中的红细胞和血红蛋白的含量，加速血管的生长和发育等。目前常见的激光针灸仪有 CO_2 激光针灸仪、He-Ne 激光针灸仪、智能激光针灸仪、半导体激光针灸治疗仪、微机控制的激光针灸仪、多光束中医信息治疗仪等。

附录　按经索引

参考文献

［1］周楣声．针灸穴名释义［M］.合肥：安徽科学技术出版社，1984.

［2］高式国．针灸穴名解［M］.北京：人民军医出版社，2012.

［3］张晟星，戚淦．经穴释义汇解［M］.上海：上海翻译出版公司，1984.

［4］岳含珍.经穴解［M］.北京：人民卫生出版社，1990.

［5］陆瘦燕.概述腧穴的命名［J］.中医杂志，1962（11）：24–27.

［6］中国针灸学会穴位研究委员会．十四经穴名释义［M］.［出版者不详］，
　　1983.

［7］黄龙祥，黄幼民．针灸腧穴通考［M］.北京：人民卫生出版社．2011.

［8］黄龙祥.中国针灸学术史大纲［M］.北京：华夏出版社，2001.

［9］许慎.说文解字［M］.北京：中华书局，1963.

［10］程玮.经穴探源［M］.北京：学苑出版社，2008.

［11］孙学忠，孙曙霞，高希言.人体经穴的数目演变［J］.中医函授通讯，
　　1990.7.

［12］张效霞.医海探骊中国医学史研究新视野［M］.北京：中医古籍出版
　　社，2012.

［13］张维波.经络与健康［M］.北京：人民卫生出版社，2012.

［14］张威.经络穴位按摩速查全书［M］.天津：天津科学技术出版社，
　　2013.

［15］梁繁荣.针灸学［M］.北京：中国中医药出版社，2005.

［16］陆瘦燕，朱汝功.陆瘦燕朱汝功论腧穴［M］.上海：上海科学技术出版
　　社，2014.

［17］李鼎.高等医药院校试用教材经络学（供针灸专业用）［M］.上海：上
　　海科学技术出版社，1984.

［18］廖育群，重构秦汉医学图像［M］.上海：上海交通大学出版社，2012.

［19］丘观森，陆毅，手掌脚板按摩自疗功［M］.南宁：广西民族出版社，
　　1993.

［20］王民集，朱江，杨永清.中国针灸全书［M］.郑州：河南科学技术出版社，2012.

［21］杨宗保.针灸穴位治疗常见病一本通：肿瘤［M］.北京：中国医药科技出版社，2012.

［22］韩祖濂.针灸心语［M］.北京：中国中医药出版社，2016.

［23］李平华，黄先学，刘现景.腰椎间盘突出症的非手术疗法［M］.2版，北京：中国医药科技出版社，2015.

［24］杨祥全.中国传统养生学［M］.太原：山西科学技术出版社，2015.

［25］《中医堂》编委会.中医按摩全书［M］.哈尔滨：黑龙江科学技术出版社，2015.

［26］宋群先，刘学伟.当代中医皮肤科临床家丛书［M］.北京：中国医药科技出版社，2015.

［27］韩增虎.中药复方贴服足底反射区对消除运动型疲劳的实验研究［D］西安：陕西师范大学，2010.

［28］万敏，周玉梅，周洁，等.穴位敏化现象和规律探究的分析［J］.针灸临床杂志，2017，33（3）：74–77.

［29］史清钊，杨翼.针灸学［M］.北京：人民体育出版社，2011.

［30］毛兵.针灸学［M］.成都：四川大学出版社，2013.

［31］王学民，温奇，马舜尧.基于偏瘫康复治疗的针灸电刺激仪的设计［J］.医疗卫生装备，2006，27（3）：26–28.

［32］周铁明，皇甫正贤.便携式微电脑音乐治疗仪［J］.现代电子技术，2002，133（2）：32–33.

［33］黄大勉，徐学奎.智能电针治疗仪原理与实现［J］.电子技术，2006，12（2）：68–70.

［34］张红星，张唐法.BME-504型中医灸疗仪临床应用体会［J］.中国针灸，1999（9）：567–568.

［35］张海生，王云琳，高光华.智能型呼吸补泻仪研究报告［J］.中国针灸，2004，24（1）：56–58.

［36］中国科学技术协会，中国针灸学会.针灸学科发展报告［M］.北京：中国科学技术出版社，2012.

［37］许金森. 经络研究的现状与展望［J］. 中华中医药杂志，2016，31（11）：
4355-4360.

［38］林驰，郑美凤，黄涛，等. "循经感传"的源流考证［J］. 中华中医药
杂志，2017，32（12）：5435-5438.

［39］陈东晓，杨骏，李传富. 穴位功能特异性的功能性磁共振成像研究现状
［J］. 安徽中医学院学报，2013，32（2）：88-91.

［40］陈雪楼. 中国历代名医图录［M］. 南京：江苏科学技术出版社，1987.

［41］王雪苔. 针灸史图录［M］. 北京：中国医药科技出版社，1987.

［42］高忻洙，胡玲. 中国针灸学词典［M］. 南京：江苏科学技术出版社，
2010.

［43］李经纬，余瀛鳌，蔡景峰等. 中医大词典［M］. 2版. 北京：人民卫生
出版社，2004.

［44］中医药学名词审定委员会. 中医药基本名词（2004）［M］. 北京：科学
出版社，2005.

［45］杨继洲. 针灸大成［M］. 北京. 人民卫生出版社，1973.

［46］柴铁劬. 针灸穴名解［M］. 北京：科学技术文献出版社，2009.

［47］张善忱. 穴名释义（七）［J］. 山东中医学院学报，1984，8（4）：
48-52.

［48］李经纬，余瀛鳌，蔡景峰. 中医名词术语精华辞典［M］. 天津：天津科
学技术出版社.1996.

［49］高希言. 中国针灸辞典［M］. 郑州：河南科学技术出版社.2002.

［50］杨甲三. 针灸腧穴学［M］. 上海：上海科学技术出版社，1989.

［51］朱燕中. 穴之道［M］. 北京：中国医药科技出版社，2018.

［52］王德深. 中国针灸穴位通鉴（下卷）［M］. 青岛：青岛出版社，2004.

［53］李俊华，刘海静. 经络腧穴歌诀［M］. 昆明：云南大学出版社，2010.

［54］乔模. 针灸歌诀［M］. 太原：山西科学技术出版社，2003.

图书在版编目（CIP）数据

经穴内涵 / 陈滢如，程凯，杨金生主编 .—北京：
中国中医药出版社，2020.1（2021.2 重印）
（中医针灸传承保护丛书）
ISBN 978 – 7 – 5132 – 5823 – 4

Ⅰ . ①经… Ⅱ . ①陈… ②程… ③杨… Ⅲ . ①针灸疗
法 Ⅳ . ① R245

中国版本图书馆 CIP 数据核字（2019）第 239200 号

中国中医药出版社出版

北京经济技术开发区科创十三街 31 号院二区 8 号楼
邮政编码 100176
传真 010-64405721
河北省武强县画业有限责任公司印刷
各地新华书店经销

开本 710×1000 1/16 印张 21 字数 281 千字
2020 年 1 月第 1 版 2021 年 2 月第 2 次印刷
书号 ISBN 978 – 7 – 5132 – 5823 – 4

定价 150.00 元
网址 www.cptcm.com

社 长 热 线 010-64405720
购 书 热 线 010-89535836
维 权 打 假 010-64405753

微信服务号 zgzyycbs
微商城网址 https://kdt.im/LIdUGr
官 方 微 博 http://e.weibo.com/cptcm
天猫旗舰店网址 https://zgzyycbs.tmall.com

如有印装质量问题请与本社出版部联系（010-64405510）